R. Zenk, G. Sinnecker

Kinder- und Jugendpsychosomatik in Klinik und Praxis

Reinhild Zenk, Gernot H. G. Sinnecker

Kinder- und Jugendpsychosomatik in Klinik und Praxis

Unter Mitarbeit von Maren Albes

1. Auflage

ELSEVIER

Elsevier GmbH, Bernhard-Wicki-Str. 5, 80636 München, Deutschland
Wir freuen uns über Ihr Feedback und Ihre Anregungen an kundendienst@elsevier.com

ISBN 978-3-437-21312-0
eISBN 978-3-437-06000-7

1. Auflage 2023

Wichtiger Hinweis
Die medizinischen Wissenschaften unterliegen einem sehr schnellen Wissenszuwachs. Der stetige Wandel von Methoden, Wirkstoffen und Erkenntnissen ist allen an diesem Werk Beteiligten bewusst. Sowohl der Verlag als auch die Autorinnen und Autoren und alle, die an der Entstehung dieses Werkes beteiligt waren, haben große Sorgfalt darauf verwandt, dass die Angaben zu Methoden, Anweisungen, Produkten, Anwendungen oder Konzepten dem aktuellen Wissensstand zum Zeitpunkt der Fertigstellung des Werkes entsprechen.
Der Verlag kann jedoch keine Gewähr für Angaben zu Dosierung und Applikationsformen übernehmen. Es sollte stets eine unabhängige und sorgfältige Überprüfung von Diagnosen und Arzneimitteldosierungen sowie möglicher Kontraindikationen erfolgen. Jede Dosierung oder Applikation liegt in der Verantwortung der Anwenderin oder des Anwenders. Die Elsevier GmbH, die Autorinnen und Autoren und alle, die an der Entstehung des Werkes mitgewirkt haben, können keinerlei Haftung in Bezug auf jegliche Verletzung und/oder Schäden an Personen oder Eigentum, im Rahmen von Produkthaftung, Fahrlässigkeit oder anderweitig übernehmen.

Für die Vollständigkeit und Auswahl der aufgeführten Medikamente übernimmt der Verlag keine Gewähr.
Geschützte Warennamen (Warenzeichen) werden in der Regel besonders kenntlich gemacht (®). Aus dem Fehlen eines solchen Hinweises kann jedoch nicht automatisch geschlossen werden, dass es sich um einen freien Warennamen handelt.

Bibliografische Information der Deutschen Nationalbibliothek
Die Deutsche Nationalbibliothek verzeichnet diese Publikation in der Deutschen Nationalbibliografie; detaillierte bibliografische Daten sind im Internet über https://www.dnb.de abrufbar.

23 24 25 26 27 5 4 3 2 1

In ihren Veröffentlichungen verfolgt die Elsevier GmbH das Ziel, genderneutrale Formulierungen für Personengruppen zu verwenden. Um jedoch den Textfluss nicht zu stören sowie die gestalterische Freiheit nicht einzuschränken, wurden bisweilen Kompromisse eingegangen. Selbstverständlich sind **immer alle Geschlechter** gemeint.

Planung: Ursula Jahn
Projektmanagement: Sabine Hennhöfer
Herstellung: Kadja Gericke, Dürnau
Satz: Straive, Puducherry/Indien
Druck und Bindung: Drukarnia Dimograf Sp. z o. o., Bielsko-Biała/Polen
Umschlaggestaltung: SpieszDesign, Neu-Ulm

Aktuelle Informationen finden Sie im Internet unter www.elsevier.de.

Erklärung zum Titelbild

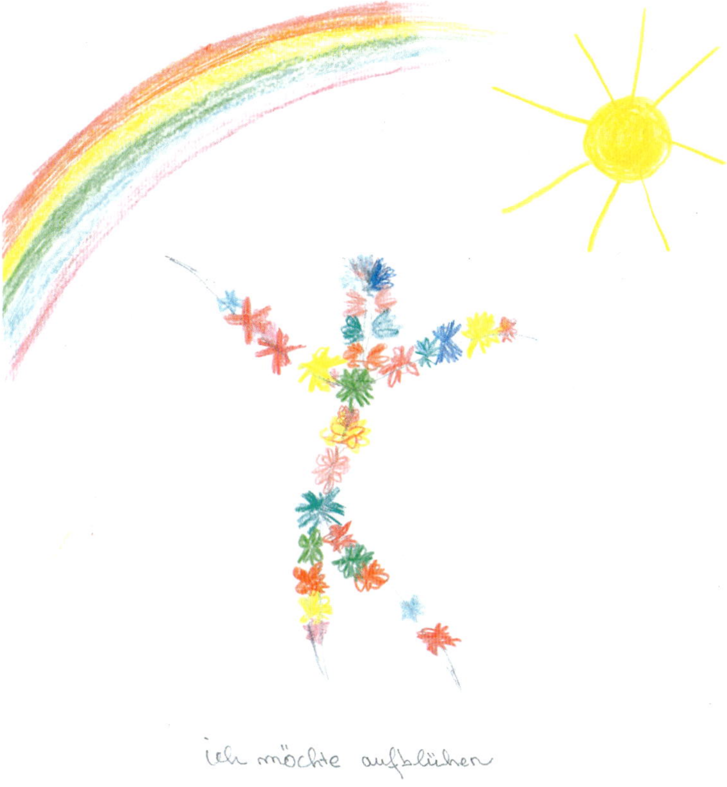

Eine Jugendliche wurde im Aufnahmegespräch gebeten, ihren Wunschzustand zur Entlassung in einem Bild zu beschreiben. Nach kurzem Überlegen verglich sie ihr Befinden mit einem trockenen Ast, der eigentlich aufblühen möchte. Auf die Bitte hin, diesen Prozess aufzumalen, entstand das analoge Bild „Ich möchte aufblühen". Ein Leitbild für die ganze Therapie – und für die in diesem Buch dargestellte therapeutische Arbeit [P1308].

Vorworte des Autorenteams

Sollte ein Handbuch so praktisch sein, wie eine „To do“-Liste? Für alles, was man hintereinander machen kann, eignen sich „To do“-Listen sehr gut. Für die Gestaltung eines therapeutischen Zusammenhangs und die Leitung einer psychosomatischen Therapie, welche nur durch das gute Zusammenwirken eines multidisziplinären Teams durchgeführt wird, braucht es mehr als „To do“. Es braucht einen übergreifenden, Orientierung gebenden Leitgedanken, einen Leitstern, nach dem Richtungen eingeschlagen und die vielen alltäglichen kleinen und großen Entscheidungen getroffen werden. Weder eine psychotherapeutische Schule, noch ein medizinisches Konzept bieten dazu einen Bezugsrahmen, der das Ganze umfasst – die Gestaltung des therapeutischen Raums, Bildung eines guten Gewebes an therapeutischer Struktur, an gemeinsamer Haltung und Möglichkeiten in der therapeutischen Teamarbeit – und in einem kohärenten Konzept zusammenfügt. Hier wird erstmals ein ganzheitliches Konzept für die stationäre psychosomatische Therapie vorgestellt, welches mit 20 Jahren Anwendungserfahrung in der pädiatrischen Kinder- und Jugendpsychosomatik erprobt ist. Es skizziert übergreifende Leitgedanken und deren pragmatische Umsetzung in der Praxis an vielen Beispielen. Die gesamte Komposition der Zusammenarbeit, der therapeutischen Haltung und der Bildung eines therapeutischen Raumes in der psychosomatischen Therapie basiert auf dem Konzept Integrativer Methodik.

Reinhild Zenk
Wolfsburg, Januar 2023

Warum wir dieses Buch geschrieben haben…
Die Psychosomatik hat schon eine lange Tradition in der Pädiatrie. Meine eigene Weiterbildung zum Kinderarzt war geprägt worden von der engen Zusammenarbeit mit Psychologen und Psychotherapeutinnen der Abteilung für Pädiatrische Psychosomatik an der Klinik und Poliklinik für Kinderheilkunde am UKE in Hamburg. Deren Begleitung und Unterstützung war wichtiger und fester Bestandteil der Versorgung von Kindern mit Besonderheiten der Sexualdifferenzierung, die damals ein Schwerpunkt an dieser Klinik war. Die Abteilungsdirektorin Frau Prof. Hedwig Wallis interessierte sich mit ihrem Team für die psychosozialen Auswirkungen hormoneller Störungen und deren Verarbeitung und ergänzte und komplettierte damit die somatische Forschung der Kinderendokrinologen auf wunderbare Weise. Die Abteilung für Kinderpsychosomatik des UKE gehörte zwar zur Kinderklinik, hatte aber keine eigenen Betten. Eine psychosomatische Therapie in dem Sinne, wie wir Sie in dem vorliegenden Buch beschreiben, gab es damals noch nicht. Die Patienten lagen auf einer der Kinderstationen, wenn die Symptome so ausgeprägt waren, dass eine stationäre Behandlung als notwendig erachtet wurde. Nicht ganz selten lagen diese Patienten auf der neuropädiatrischen Station, die unter der Ärztlichen Leitung des damaligen Klinikdirektors Prof. Dr. F.-J. Schulte lag, der ein hervorragender Diagnostiker war. Mit großem Engagement und mit großer Begeisterung lehrte er die sorgfältige, differenzierte neuropädiatrische Untersuchungstechnik, die direkt zur Eingrenzung der Krankheitsentität führen musste. Was aber war mit diesem 16-jährigen Mädchen los, das querschnittsgelähmt auf die Station kam? Sie war zusammengebrochen, weil ihre Beine sie nicht mehr tragen konnten. Keinerlei Kraft in den Beinen, komplett gelähmt. Keinerlei Sensibilität, keine Reaktion auf Nadelstiche, keinerlei aktive Beweglichkeit der Beine. Die Reflexe waren aber normal. Sie hatte weder eine Verletzung noch einen Tumor und auch keine entzündliche Erkrankung des Zentralnerven-

systems. Durch kortikale Magnetstimulation ließen sich aktive Bewegungen beider Beine auslösen. Die Bahnen mussten also intakt sein. Die sorgfältige Evaluation durch eine Psychologin, die konsiliarisch hinzugezogen worden war, deckte die Konflikte im Leben dieser Patientin auf. Letztlich handelte es sich um eine dissoziative Lähmung als Folge einer Posttraumatischen Belastungsstörung (PTBS). Nach einigen Wochen intensiver Psychotherapie, in die neben der Patientin auch ihre Bezugspersonen eingeschlossen waren, konnte das junge Mädchen die Station sicher auf ihren beiden Beinen gehend wieder verlassen.

Die Zeit meiner Weiterbildung auf der neuropädiatrischen Station war sehr bereichert worden durch die Zusammenarbeit mit einem jungen Kollegen aus der Kinder- und Jugendpsychiatrie, der gerade sein pädiatrisches Jahr absolvierte. Die gemeinsamen Visiten mit diesem Kollegen waren unglaublich spannend. Er hatte einen anderen Blick auf die Probleme der Patientinnen und Patienten als ich es gewohnt war. Tatsächlich brachte er bei fast allen Patienten Beobachtungen und Überlegungen mit ein, die wichtig waren. Möglicherweise konnte ich ihm einige Grundlagen und Kenntnisse der neurologischen Untersuchungstechnik und der Klassifikation von Stoffwechselerkrankungen und heredodegenerativen Erkrankungen des Zentralnervensystems vermitteln. Ganz sicher hat er mir aber buchstäblich die Augen geöffnet, wahrzunehmen, welche Ängste Eltern und Kinder teilweise hatten, deren schwere, invalidisierende Symptome sie zur Untersuchung und Behandlung auf diese Station geführt hatten. Welche Probleme die Kinder und Jugendlichen in ihren Familien und mit ihren weiteren Bezugspersonen hatten. Welche Auswirkungen die Krankheitssymptome auf das Selbstbild der Patienten haben konnten und wie wichtig die Reaktion der Bezugspersonen sein konnte. Es gab kaum ein Kind, zu dem dieser angehende Kinder- und Jugendpsychiater nicht Substanzielles beisteuern konnte.

Als ich später an die Klinik für Pädiatrie der Medizinischen Universität zu Lübeck wechseln durfte, lernte ich die psychosomatische Station, die unter der Leitung von Frau Dr. Schnittker stand, kennen und schätzen. Sie war Fachärztin für Kinder- und Jugendpsychiatrie und Psychotherapie und für Kinder- und Jugendmedizin. Die Station hatte schon ein milieutherapeutisches Konzept, ein multiprofessionelles Team, und sie war ein selbstverständlicher und wichtiger Teil der Kinderklinik (Direktor Prof. Dr. Klaus Kruse). Die Psychosomatik war damit auch fester Bestandteil der kinderärztlichen Weiterbildung in Lübeck, so wie es in der Weiterbildungsordnung der Ärztekammer mindestens seit den 50er-Jahren vorgesehen ist.

Als ich 1997 die Leitung der Kinderklinik in Wolfsburg übernommen hatte, fühlte ich mich in mancher Hinsicht wie ein Chirurg ohne Tisch. Es gab unzählige Patienten, denen mit der bisher vorhandenen, rein somatisch ausgerichteten Medizin nicht angemessen geholfen werden konnte. Die ganze Region war eine psychosoziale Wüste. Gleichzeitig gab es aber eine Aufbruchsstimmung, eine Bereitschaft zum Wandel. Die Stadt als Träger des Klinikums unterstützte das Vorhaben, eine Psychosomatik an der Kinderklinik zu etablieren ebenso wie die lokalen Krankenkassen, die damals noch ein grundsätzliches Interesse daran hatten, eine notwendige Versorgung ihren Versicherten nicht vorzuenthalten. Zumindest war die Bereitschaft da, Verträge über die Vergütung einer begrenzten Anzahl von Pflegetagen für diesen Zweck abzuschließen, obwohl es für die Krankenkassenvertreter schwer zu verstehen war, wo diese Patienten dann vorher behandelt worden sind. Es war und ist für sie schwer zu verstehen, dass diese Patienten ganz einfach nicht oder nicht richtig behandelt werden, wenn kein geeignetes Behandlungsangebot zur Verfügung steht. Sie können sich nicht vorstellen, dass diese Patienten dann still leiden, sich zurückziehen, die Schule nicht mehr besuchen, weil sie es nicht können. Diese Patienten und ihre Eltern wissen in der Regel ja selbst nicht, dass sie psychosomatisch krank sind und ihnen geholfen werden könnte. Nein, sie haben das Gefühl, ihnen könnte nicht geholfen werden, nicht selten suchen sie die Schuld bei sich selbst. Ganz gewiss werden diese Patienten und ihre Eltern ihren Anspruch auf Therapie aber niemals laut äußern. Schon gar nicht den Vertretern der Krankenkassen gegenüber oder gegenüber den Vertretern der Politik. Nein, psychosomatische Patienten haben keine Lobby. Sie werden in der Öffentlichkeit noch immer als „eingebildete Kranke“ oder gar als „Simulanten“ missverstanden. Selbst Eltern haben nicht selten Schwierigkeiten, zu verstehen, dass ihre Kinder ihre psychosomatischen Symptome nicht durch

„sich zusammenreißen" loswerden können. Wie viel schwerer muss es doch für die medizinischen Laien sein, dies zu verstehen, die als Krankenkassenvertreter über die Verteilung der Gelder zu entscheiden haben.

Immerhin ist es der Psychiatrie ein wenig besser gelungen, sich in der Politik Gehör zu verschaffen. Zeitgleich mit der Gründung der Psychosomatik an der Kinderklinik Wolfsburg war damals vom Land Niedersachsen ein „Sozialpsychiatrischer Plan" aufgestellt worden, der zum Ziel hatte, die psychiatrische Versorgung im Land transparenter zu machen und weiterzuentwickeln. Unser Vorhaben lag also durchaus in einem politischen Trend, der es sehr erleichterte, die notwendigen Ampeln auf „grün" zu schalten.

Was dann folgte, war eine Erfolgsgeschichte. Frühzeitig gelang es, die Psychologische Psychotherapeutin Reinhild Zenk für diese Aufgabe zu gewinnen. Frau Zenk hatte damals schon viele Jahre Erfahrung in verschiedenen psychiatrischen Kliniken gesammelt. Sie hat inzwischen die Ausbildungsbefugnis für Psychotherapeuten, Kinder- und Jugendpsychiater und Kinder- und Jugendärzte in der tiefenpsychologisch fundierten und behavioralen Psychotherapie und sie ist ein ganz besonderer Mensch. Geprägt durch das Aufwachsen in der Großfamilie eines SOS-Kinderdorfes gemeinsam mit ihren Eltern und ihren Kinderdorfgeschwistern ist ihr nichts Menschliches fremd. Sie findet in jedem Menschen das Gute, und sei es auch noch so tief verborgen. Sie schätzt jeden Menschen und ganz besonders die ihr anvertrauten Kinder und Jugendlichen. Mit ihrer Ruhe und Besonnenheit und mit ihrer liebevollen Umgangsart kann sie in psychosozialen Krisen Ruhe, Besonnenheit und Zuversicht stärken. Frau Zenk ist es gelungen, diese guten Eigenschaften auch in den Mitarbeiterinnen und Mitarbeitern unseres therapeutischen Teams zu wecken und zu entwickeln. Es ist großartig, in den Visiten den Schilderungen der Therapeuten zuzuhören. Über jedes Kind werden erst einmal die ganz positiven Aspekte berichtet, ehe dann über die Probleme gesprochen wird. Und über diese Probleme wird in der Regel nur dann gesprochen, wenn es das Ziel ist, die Probleme zu lösen. Ich habe kein einziges Mal eine herabwürdigende, diskreditierende Äußerung eines Mitarbeiters oder einer Mitarbeiterin über unsere Patientinnen und Patienten gehört. Der Umgang mit den Patientinnen und Patienten ist stets ausgesprochen liebevoll, annehmend, stärkend und berechenbar. Diese Grundhaltung ist die Basis für den Erfolg. Die Kinder, die meist jahrelang das schwarze Schaf in ihrer Familie waren, die täglich Beschimpfungen und Herabwürdigungen ertragen mussten, kommen auf die Station und erfahren dort von Anfang an Vertrauen und Wertschätzung, möglicherweise zum ersten Mal in ihrem Leben. Sie werden plötzlich ernst genommen und sie werden in die Gruppe einbezogen. Sie werden nicht bewertet und benotet, sondern wertschätzend und liebevoll angesprochen. Plötzlich erfahren ältere Patienten, dass sie den Jüngeren Schutz und Anlehnung geben können. Manche von ihnen erleben zum ersten Mal, dass sie für eine andere Person wichtig sind. Sie übernehmen diese Rolle und machen zwischenmenschliche Erfahrungen, die ihnen so guttun und die natürlich ihr Selbstwertgefühl aufbauen helfen. Die Jüngeren genießen es, um ihrer selbst willen gemocht und beschützt zu werden. Auch diese Erfahrung ist für nicht wenige unter ihnen neu. Durch die Haltung des therapeutischen Teams und die Beziehungen der Patientinnen und Patienten untereinander, die Ähnlichkeit mit den Beziehungen in einer intakten großen Familie haben, durch diesen milieutherapeutischen Effekt sind die Kinder und Jugendlichen nicht selten schon nach kurzer Zeit entlastet und verhalten sich wie ausgewechselt. Dann fällt es ihnen auch leichter, sich in den Strukturen der Station zurechtzufinden und mit den Regeln der Station zurechtzukommen. Nicht selten führt diese neue, positive Lebenserfahrung unserer Patientinnen und Patienten auch dazu, dass das führende Symptom schon nach kurzer Zeit deutlich schwächer wird, oder sogar ganz verschwindet. Das therapeutische Milieu ist geprägt von dem freundlichen und wertschätzenden Umgang miteinander, der Berechenbarkeit und Verständlichkeit von Regeln und Strukturen und von der Nächstenliebe der Mitarbeiterinnen und Mitarbeiter, die sie unseren Kindern und Jugendlichen schenken.

Selbstverständlich basiert die Psychotherapie auf der Station auf der klassischen Verhaltenstherapie, der tiefenpsychologisch fundierten Psychotherapie und der Familientherapie entsprechend den Leitlinien der medizinischen Fachgesellschaften. Diese Methoden allein sind aber nur Werkzeuge. Sie würden in der Regel nicht ausreichen, den Patientinnen und Patienten, die teilweise schon monate- oder jahrelange Therapie hinter sich haben, angemessen helfen zu können. Der Mehrwert der stationären Therapie speist sich zu großen Anteilen aus der Milieutherapie und der therapeutischen Haltung des Teams.

Über die Richtlinientherapie (verhaltens- und tiefenpsychologisch fundiert) gibt es reichlich Literatur und auch die Leitlinien kann und sollte jeder, der psychisch oder psychosomatisch kranke Kinder und Jugendliche behandelt, sorgfältig gelesen haben. Deshalb verzichten wir auf die Darstellung dieser Grundlagen in diesem Buch nahezu vollständig. Unser Anliegen ist es vielmehr, die therapeutische Haltung und die notwendige Bildung eines therapeutischen Raums deutlich zu machen und ganz konkret darzustellen, wie die Patientinnen und Patienten über die klassischen psychotherapeutischen Methoden hinaus mit den Mitteln des Konzepts der Integrativen Methodik Hilfen und Wege finden können, die sie zu neuem Selbstvertrauen, Mut und Lebenswillen führen.

Die Kombination der Anwendung klassischer Psychotherapie und Milieutherapie mit dem Konzept der Integrativen Methodik ist von der Leitenden Psychotherapeutin der Station (Reinhild Zenk) maßgeblich entwickelt, vom Team übernommen und vom Leitenden Arzt (Gernot Sinnecker) gefördert und unterstützt worden. Diese Kombination ist die Grundlage für die Erfolgsgeschichte.

Gernot Sinnecker
Timmendorfer Strand, Januar 2023

Autorinnen und Autoren

Reinhild Zenk
Leitende Psychologische Psychotherapeutin
Diplom-Psychologin, Diplom-Sozialpädagogin
ausgebildete Supervisorin
Klinikum Wolfsburg
Klinik für Kinder- und Jugendmedizin und Psychosomatik
Sauerbruchstr. 7
38440 Wolfsburg

Maren Albes
Psychologin M.Sc.
Supervisorin und
Trainerin im Konzept Integrativer Methodik
In Weiterbildung zur Systemischen Kinder- und Jugendlichentherapeutin
Klinikum Wolfsburg
Klinik für Kinder- und Jugendmedizin und Psychosomatik
Sauerbruchstr. 7
38440 Wolfsburg

Prof. Dr. med. Gernot H.G. Sinnecker
ehemaliger Chefarzt der Klinik für Kinder- und Jugendmedizin und Psychosomatik
Facharzt für Kinder- und Jugendmedizin
Psychotherapie
Kinder- und Jugend-Hämatologie und -Onkologie
Kinder- und Jugend-Endokrinologie und -Diabetologie
Die Kinderärzte in der Lübecker Bucht
Praxis für Kinder- und Jugendmedizin und Psychosomatik
Standort Neustadt:
Königstr. 2–4
23730 Neustadt in Holstein
Standort Timmendorfer Strand:
Strandstraße 63
23669 Timmendorfer Strand

Abbildungsnachweis

Der Verweis auf die jeweilige Abbildungsquelle befindet sich bei den Abbildungen im Werk am Ende des Legendentextes in eckigen Klammern.

L253 Dr. Wolfgang Zettlmeier, Barbing
O1114 Astrid Sudbrink, Wolfsburg
O1115 Wiebke Nissen, Wolfsburg
O1116 Ayla Bulut, Wolfsburg
O1117 Natalie Jasmin Seibt, Wolfsburg
O1118 Henriette Uwera, Herford
O1119 Stefanie Büscher, Wolfsburg
P1308 Dipl. Psych. Reinhild Zenk, Klinikum Wolfsburg
T1293 Klinikum Wolfsburg, Kinder- und Jugendklinik und Psychosomatik, Wolfsburg
V1009 Peter Hammer Verlag GmbH, Wuppertal
W798 World Health Organization (WHO), Genf (Zitat aus ICD-10)

Fehler gefunden?

https://else4.de/978-3-437-21312-0

An unsere Inhalte haben wir sehr hohe Ansprüche. Trotz aller Sorgfalt kann es jedoch passieren, dass sich ein Fehler einschleicht oder fachlich-inhaltliche Aktualisierungen notwendig geworden sind.

Sobald ein relevanter Fehler entdeckt wird, stellen wir eine Korrektur zur Verfügung. Mit diesem QR-Code gelingt der schnelle Zugriff.

Wir sind dankbar für jeden Hinweis, der uns hilft, dieses Werk zu verbessern. Bitte richten Sie Ihre Anregungen, Lob und Kritik an folgende E-Mail-Adresse: kundendienst@elsevier.com

Inhaltsverzeichnis

KAPITEL

1 Psychosomatik in der Pädiatrie

Ausgangslage: Vertrauter Ort Kinderklinik

Die Kinderklinik ist für Kinder und Jugendliche und ihre Eltern in der Regel ein recht vertrauter Ort – nicht selten von Geburt an. Schwere Erkrankungen und operative Eingriffe führen in die Kinderklinik, unabhängig von deren Ursachen. Viele der in der Kinderklinik behandelten Krankheiten sind im Wesentlichen körperlich bedingt (= somatisch). Diese Krankheiten wirken sich aber immer auch auf die seelische Konstitution (= Psyche) des Kindes oder des Jugendlichen und meist auch der Eltern aus. Je schwerer die Erkrankung, je unsicherer der Ausgang und je belastender der Alltag durch die Krankheit wird, umso größer sind die Auswirkungen der primär körperlichen Erkrankung auf die Psyche von Patient und Familie.

MERKE

Jede körperliche Erkrankung hat auch eine psychische Komponente!

Psychische Auffälligkeiten werden bei Kindern und Jugendlichen auf der Basis internationaler bevölkerungsbezogener Stichproben mit einer Häufigkeit von 10–20 % angegeben (Petermann, 2005). Die KiGGS-Studie kommt für Deutschland auf eine Prävalenz von 20,2 % (Hölling, Schlack und Petermann, 2014).

Im Jahr 2013 wurden in Deutschland insgesamt 18,7 Millionen Erwachsene und Kinder vollstationär behandelt. Davon entfallen über 1,2 Millionen Fälle (6,4 %) auf die Behandlung psychischer Erkrankungen (ICD-10: F00-F99). Daher ist davon auszugehen, dass von den 1,76 Millionen Kindern und Jugendlichen unter 15 Jahren, die in 2013 in Kinder- und Jugendkliniken behandelt worden sind (Gesundheit in Deutschland 2015), mehr als 100 000 Kinder und Jugendliche aufgrund von psychischen Erkrankungen oder psychischer Komorbidität stationär versorgt werden mussten.

Die Kinder- und Jugendmedizin vertritt ein **ganzheitliches medizinisches Konzept,** in dem körperliche und seelische Ursachen für Krankheit gleichrangig betrachtet und in differenzialdiagnostische Überlegungen einbezogen werden. Daraus ergibt sich ein diagnostisches und therapeutisches Angebot, das beispielhaft dargestellt werden soll: Die psychischen Auswirkungen körperlicher Erkrankungen werden ebenso beachtet, wie die Analyse psychosozialer Umstände fester Bestandteil der Diagnostik ist. Patienten mit schweren körperlichen Erkrankungen werden durch das psychosoziale Team der Kinderklinik mitbetreut. Wenn dabei deutliche psychosoziale Probleme im Vordergrund stehen, vermittelt das psychosoziale Team flankierende Hilfen.

In der Regel hoffen jede Familie und jeder Patient, bald die Klinik gesund verlassen zu dürfen, nur einige wenige wünschen sich insgeheim, dort bleiben zu können. Sie bieten den Ärztinnen und Ärzten immer wieder neue Symptome, manche sprechen ihren Wunsch auch deutlich aus. Die Patienten sind da, aber was kann mit ihnen geschehen? Interdisziplinär wird ein psychologisches Konsil eingeholt, die Befunde gemeinsam mit allen Behandlern besprochen und ein Konsens gebildet. Eltern und Kind erhalten eine Empfehlung. Ist eine Anmeldung und Vorstellung auf der Psychosomatischen Station in der Kinderklinik indiziert oder die Aufnahme einer ambulanten Therapie oder die Vorstellung in der Psychiatrie? Vieles ist mit Wartezeiten verbunden. Wartezeiten sind aber bei akuten psychosomatischen Erkrankungen schwer zu ertragen. Die Beschwerden, z. B. akute Luftnot mit Globusgefühl, anhaltende starke Schmerzen, Krampfanfälle oder Lähmungen, können eine Teilhabe am Leben unmöglich machen.

Wenn die körperlichen Beschwerden mit einer erkennbaren psychischen Belastung einhergehen, die so schwerwiegend ist, dass das Kind nicht entlassen werden will, dass das Kind nicht am Leben teilhaben kann, ist eine psychosomatische Diagnostik und ggf. eine stationäre oder teilstationäre psychosomatische oder psychiatrische Therapie notwendig. Die Fachlichkeit zur Behandlung der körperlichen Symptome wird durch das Team der Kinderklinik sichergestellt, das multiprofessionelle Team der Psychosomatik ist darauf vorbereitet, den komplexen Anforderungen psychosomatischer Interventionen gerecht zu werden. Die Klinik stellt durch ein multiprofessionelles Team und entsprechende räumliche Ausstattung eine tragende Struktur für die psychosomatische Therapie her.

Synergieeffekte durch das psychosoziale Team für die ganze Kinderklinik

Das multiprofessionelle Team der Kinder- und Jugendpsychosomatik kann in der Klinik an verschiedenen Diagnostik- und Behandlungsaufgaben mitwirken.

- Psychologinnen, Psychotherapeuten, Ärztinnen und Ärzte:
  - Durchführung psychologischer Konsile in der gesamten Kinderklinik zur Diagnostik
  - Kriseninterventionen und Notfallbetreuung
- Psychologinnen und Sozialarbeiter:
  - Begleitung von Eltern bei der Diagnoseeröffnung sehr schwerer Erkrankungen oder lebenslimitierender Befunde
  - Beratung von Eltern in der Neonatologie
- Psychologinnen/Psychotherapeuten und Sozialarbeiter:
  - Beratung und psychosoziale Begleitung von Familien mit onkologisch erkrankten Kindern
- Erzieher und Ergotherapeutinnen, Kunst- und Musiktherapeutinnen:
  - Pädagogische und psychosoziale Begleitung von Patienten mit erhöhtem Betreuungsbedarf
  - Gegebenenfalls Übernahme von Betreuung in einem spiel- und freizeitpädagogischen Gemeinschaftsraum für Patienten

Versorgungslage – Pflichtversorgung in Pädiatrie und Psychiatrie für psychosomatisch erkrankte Kinder- und Jugendliche

Ein einschränkender psychosomatischer Symptomkomplex gilt in der Anwendungspraxis der Kinder- und Jugendpsychiatrie nicht als Notfall. Sie sieht ihren staatlichen Pflichtversorgungsauftrag zur Behandlung psychisch kranker Kinder und Jugendlicher ausschließlich im Fall akuter Selbst- und Fremdgefährdung, die dann eine sofortige Aufnahme auf der geschlossenen Station ermöglicht. Notaufnahmen von psychosomatischen Patienten ohne Selbst- oder Fremdgefährdung sind nicht vorgesehen. Notaufnahmen erfolgen auch vielerorts nur auf der geschlossenen Station, was für psychosomatisch erkrankte Kinder nicht indiziert ist und eine zusätzliche schwere Belastung darstellt. Daher ist eine zeitnahe Hilfe für akut und chronisch psychosomatisch erkrankte Kinder dort aussichtslos, es wird in der Regel auf eine Anmeldung zum Vorgespräch und eine Warteliste verwiesen. Die Kinder- und Jugendpsychiatrie kann den Anforderungen allein quantitativ gar nicht nachkommen. Allerorten gehören monatelange Wartezeiten auf eine stationäre Therapie zur Realität. Zudem erfordern die komplexen Krankheitsbilder eine interdisziplinäre Diagnostik und Therapie.

Vorteile der stationären Behandlung in der Kinder- und Jugendpsychosomatik in der Kinderklinik

So ist die niedrigschwellige Weiterbehandlung in der Kinderklinik mit Verlegung oder Anmeldung bei der interdisziplinären psychosomatischen Station in der Pädiatrie oft notwendig und wird auch gut angenommen. Dort befindet sich ein multidisziplinäres, sowohl pädiatrisches als auch psychologisch/psychotherapeutisches und psychiatrisches Team.

In aller Regel sind die Kinder und Eltern sehr froh, in dieser unsicheren und bedrohlichen Lebenssituation zunächst ein Therapieangebot in der Kinderklinik zu erhalten. Die Therapie in der Kinderklinik lässt das Kind und die Eltern im Rahmen der „gewohnten

Welt" bleiben und führt nicht zur Stigmatisierung, „verrückt" zu sein. Dieses Stereotyp ist auch bei den betroffenen Kindern und Jugendlichen unglücklicherweise immer noch vorhanden und schafft eine hohe Schwelle, sich auf eine psychiatrische Behandlung einzulassen. Das Angebot der Behandlung psychosomatischer Erkrankungen in der Pädiatrie hat drei wesentliche Stärken:

1. Niederschwelliges Angebot ohne Stigmatisierung
2. Umfassende Möglichkeiten zur Diagnostik und Behandlung körperlicher Symptome und Komorbiditäten
3. Geringere Konfrontation mit schweren Verhaltensstörungen von Mitpatienten und damit einhergehendem Nachahmen unerwünschter Symptome und Verhaltensmuster, als dies in einer psychiatrischen Klinik der Fall wäre.

Behandlung psychosomatischer Störungen in der Pädiatrie nach Leitlinien

Die Psychotherapie ist nach evidenzbasierten Leitlinien das zentrale Behandlungselement für somatoforme Störungen, für Essstörungen und für die Posttraumatische Belastungsstörung. Viele Patienten sind von diesen Erkrankungen betroffen, die mit erheblicher psychosomatischer Symptomatik einhergehen. Psychotherapeuten sind den Fachärzten gleichstellt. Sie sind befugt, eigenständig psychische Erkrankungen zu diagnostizieren und zu behandeln. Das Fach Psychotherapie bildet damit die dritte Kraft zwischen den Fächern Pädiatrie und Psychiatrie. Sie kann sowohl in den Fachabteilungen Kinder- und Jugendpsychosomatik in der Pädiatrie wie auch in der Kinder- und Jugendpsychiatrie durchgeführt werden.

Jede Klinik könnte die notwendigen personellen und räumlichen Strukturen für die Behandlung dieser Krankheitsbilder schaffen. So ergibt sich mit der entsprechenden Personalstruktur eine interdisziplinäre Zusammenarbeit mit Psychotherapeuten und Psychologen sowie multidisziplinären therapeutischen Berufen. Damit bietet die Pädiatrie ein gutes und breites Behandlungsfeld, in dem die Symptomatik weder organfixiert noch psychiatrisiert aufgefasst wird.

Psychiatrisierung beschreibt in diesem Zusammenhang die Pathologisierung, die durch die zunehmende Einforderung von psychiatrischen Diagnosen entsteht. Die Jugendhilfe und das Sozialsystem haben sich dahin entwickelt, dass Hilfen weitgehend nur aufgrund einer psychiatrischen Diagnose erfolgen können. Dabei werden der diagnoseunabhängige Hilfebedarf und der Entwicklungsstand des Kindes, der auch von Sozialpädagogen, Sozialarbeitern, Psychologen und Psychotherapeuten festgestellt werden kann, nur unzureichend berücksichtigt. Mit der Diagnosestellung das Nadelöhr für notwendige Hilfen zu sein, wurde den Kinder- und Jugendpsychiatern aufgebürdet. Hilfebedürftige müssen erst eine psychiatrische Diagnose erhalten, bevor sie Hilfsmaßnahmen bekommen können. Dies führt bei den betroffenen Kindern zu einem veränderten Selbstverständnis als psychisch Kranker. Dadurch wird die Identitätsentwicklung negativ beeinflusst. In diesem Kontext geht es vielmehr darum, ein Kind nicht durch eine Diagnose zu stigmatisieren. Robert Whitaker (2005) beschreibt dieses Problem auch im amerikanischen Raum kritisch: „Man geht also hin, betrachtet kindliches Verhalten und fängt an, unerwünschtes Verhalten als krank zu definieren. Man definiert zunächst unangenehme Gefühle als pathologisch. Wir pathologisieren die Schwächen unserer Kinder." (zit. nach Epstein, 2011, S. 25). Die Erfahrung in der Stationsarbeit ähnelt der von Whitaker beschriebenen. Psychische Diagnosen im Kindes- und Jugendalter nehmen zu. Dies beeinflusst jedoch nicht nur die Heilung der Störung, sondern unserer Erfahrung nach häufig auch massiv das Selbstbild der Kinder. Insbesondere in Zeiten der Identitätsfindung kann eine Diagnose daher schädlicher wirken, als dass sie hilfreich ist (Schiffer, 2001, S. 86). Die Arbeit der Psychosomatik setzt sich daher zum Ziel, den schädlichen Einfluss von Diagnosen als Statuszuschreibung zu minimieren und Störungen primär im Entwicklungskontext als prozesshafte Erscheinung zu begreifen.

Die pädiatrische Kinder- und Jugendpsychosomatik hat die Fachlichkeit, die Erkrankung mit einem breiten professionellen Blickwinkel in der biopsychosozialen Ebene zu erfassen und als Teil einer kindlichen und/oder elterlichen Entwicklungskrise zu verstehen.

Die Ansicht, die Psychiatrie sei grundsätzlich das kompetenteste Behandlungsfeld psychischer und psychosomatischer Störungen und die Psychosomatik in der Kinderklinik eher so etwas wie eine milde Vorstufe, ist häufiger zu hören. Auch manchen Fachleuten erscheinen die mit „Psych…" beginnenden Begriffe einzig und allein mit der Psychiatrie zusammenzuhängen. Deshalb kann eine Betrachtung der Wissenschaftsgeschichte zum Verständnis hilfreich sein: Die Psychologie ist eine junge Wissenschaft, die nicht aus der Psychiatrie hervorging, sondern aus der Philosophie, Völkerpsychologie und der empirischen Sinnesphysiologie. Ebenso die **Psychotherapie,** die in Deutschland erst seit 1999 als eigenständiger Heilberuf gesetzlich verankert ist. Die Psychotherapie entwickelte sich parallel zur Psychologie und entstand – mit Ausnahme der Verhaltenstherapie – vor allem aus der Anwendungspraxis psychotherapeutisch tätiger Psychologen und Ärzte, deren Verfahren erst im Nachhinein durch Forschung validiert wurden. Der Verhaltenstherapie liegen primär Laborexperimente von Psychologen zugrunde. Die Psychotherapien ergänzten die psychiatrische Behandlung, die im Wesentlichen auf einem biologischen Modell basierte, um die psychologischen und psychodynamischen Aspekte. Dieser Erfolg der Psychotherapie führte 1972 zur Ergänzung der Gebietsbezeichnung der Psychiater zum Facharzt für Psychiatrie und Psychotherapie.

Die Psychologie vereint geisteswissenschaftliche, biologische, verhaltens- und sozialwissenschaftliche Konzepte und Methoden. Als Wissenschaft vom Erleben und Verhalten des Menschen einschließlich der biologischen bzw. neurowissenschaftlichen Grundlagen ist die Psychologie interdisziplinär ausgerichtet. Dieser umfassende Blick auf den Menschen bezieht sich einerseits auf die Vielfalt menschlicher Fähigkeiten in allgemeiner, kognitiver und differenzieller Psychologie sowie Entwicklungspsychologie und andererseits auf die Störungen in Psychopathologie, Neuropsychologie und Psychotherapie. So sieht die psychologische Perspektive die drei Ebenen Entwicklung, Gesundheit/Fähigkeiten und Erkrankung in Bezug zueinander. Das erweitert und ergänzt die psychiatrische und pädiatrische Perspektive. Die Psychotherapie gilt als eigenständiger Heilberuf. Voraussetzung zur Erlangung der Qualifikation „Psychotherapeut" war bisher das Studium der Psychologie und anschließend eine zusätzliche 5-jährige Psychotherapieausbildung. Für die Qualifikation „Kinder- und Jugendpsychotherapeut" war auch ein Studium der Sozialarbeit und Pädagogik oder verwandter Fächer an Stelle der Psychologie zugelassen, dem sich die 5-jährige Psychotherapieausbildung anschloss. Im Rahmen der seit 2020 gültigen, reformierten Approbationsordnung für Psychotherapeuten wird dieser überlange Ausbildungsweg durch ein dreijähriges Bachelor- und zweijähriges Masterstudium ersetzt, das ohne über die Erlangung der Hochschulreife hinausgehende Qualifikationen begonnen werden kann. In der vertragsärztlichen Versorgung führt der approbierte Psychotherapeut die Therapie eigenverantwortlich durch und hat damit einen dem Vertragsarzt vergleichbaren Status.

Fachlich ergänzen sich die Bereiche Pädiatrie, Psychologie, Psychotherapie und Psychiatrie bezüglich der Behandlung psychosomatischer Erkrankungen hervorragend (➤ Abb. 1.1). Psychosomatische Erkrankungen bei Kindern und Jugendlichen benötigen eine interdisziplinäre ganzheitliche Diagnostik und Behandlung. Diese kann sowohl in der Kinderklinik als auch in der Psychiatrie stattfinden. In einer Stellungnahme der medizinischen Fachverbände zur entwicklungsadäquaten psychosomatischen Versorgung von Kindern und Jugendlichen vom November 2016 besteht darüber Konsens.

Entwicklung und Störung

Viele Entwicklungsphasen ähneln Symptomen psychischer Erkrankungen und sind doch weitgehend Teil einer im Grunde normalen Entwicklung. Entwicklung bedeutet Veränderung. Veränderungen

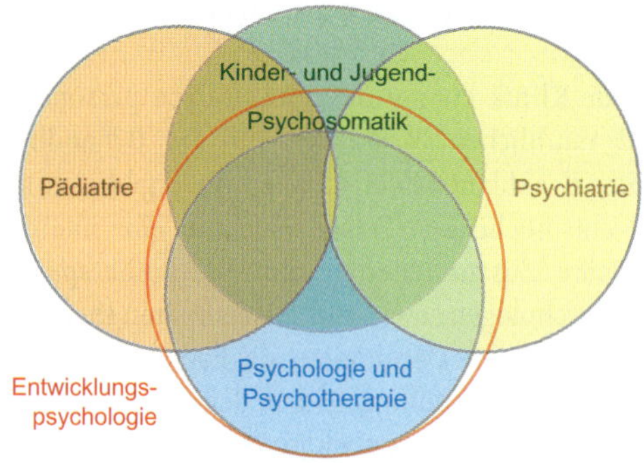

Abb. 1.1 Kleeblatt der interdisziplinären Schnittmengen in Kinder- und Jugendpsychosomatik [L253/P1308]

werden nicht immer positiv erlebt. Oft gehen sie mit emotionaler Unausgeglichenheit und Ängsten einher. Die Veränderung löst die alte Stabilität zu neuer Unsicherheit. In diesem Übergang entstehen nicht selten Entwicklungskrisen mit psychosomatischen Symptomen. Daher ist es wichtig, bereits in der Kinderklinik die Symptome im entwicklungspsychologischen Zusammenhang zu sehen (Schiffer 2001, S. 70). In einer interdisziplinären Zusammenarbeit zwischen Pädiatrie, Psychotherapie, Psychologie und Psychiatrie lassen sich die oft komplexen psychosomatischen Erkrankungen gut behandeln (➤ Kap. 7).

Rechtsposition der Kinder- und Jugendpsychosomatik in der Pädiatrie

Gebietsdefinition in der Ärztlichen Weiterbildungsordnung

Die ganzheitliche Betrachtung des Kindes in seinem Entwicklungstand verbunden mit seiner emotionalen Stimmung und dem Beziehungsverhalten sowie Einflüssen des häuslichen Umfeldes ist für Kinderärzte und -ärztinnen in der Tradition des Fachs üblich und notwendig. Die (Muster-)Weiterbildungsordnung der Bundesärztekammer von 2018 in ihrer Fassung vom 25.6.2022 definiert den Versorgungsauftrag für das Fachgebiet Pädiatrie wie folgt:

Das Gebiet Kinder- und Jugendmedizin umfasst die Prävention, Diagnostik, Therapie, Rehabilitation und Nachsorge aller körperlichen, psychischen und psychosomatischen Erkrankungen, Verhaltensauffälligkeiten, Entwicklungsstörungen und Behinderungen des Säuglings, Kleinkindes, Kindes, Jugendlichen und Heranwachsenden in seinem sozialen Umfeld von der pränatalen Periode bis zur Transition in eine Weiterbetreuung.

Behandlungsprozeduren

Gesetzlich vereinbart dürfen die psychosomatischen Erkrankungen in der Pädiatrie und in der Psychiatrie behandelt werden. Behandlungsleistungen sind speziell für Krankenhäuser nach § 17b KHG, also allgemeine Krankenhäuser und Kinderklinken, vorgesehen. Sie sind im systematischen Verzeichnis der Operationen- und Prozedurenschlüssel in der Internationalen Klassifikation der Prozeduren in der Medizin **(OPS-Katalog)** vom Deutschen Institut für Medizinische Dokumentation und Information DIMDI definiert und abrechenbar. Die für die Kinder- und Jugendpsychosomatik relevanten OPS fordern in ihren Kriterien die Zusammenarbeit in der Therapie mit Psychologen, Psychotherapeuten und einem multidisziplinären Team aus Erziehern, Heilpädagogen, Musik- und Kunsttherapeuten – mit Angabe von Minutenwerten pro Patient.

Zu Qualitätskriterien und Abrechnung der stationären psychosomatischen Behandlung gab die Deutsche Gesellschaft für Pädiatrische Psychosomatik (DGPSS) richtungsweisende Empfehlungen. In dem Artikel „Strukturqualität in der stationären pädiatrischen Psychosomatik“ gibt sie Orientierungspunkte als Grundlage für die Leistungsvereinbarung von Pflegesätzen mit den Krankenkassen für die speziell und nur für die Pädiatrie vorgesehenen Operationen- und Prozedurenschlüssel (OPS).

KAPITEL

2 Versorgungsfunktion

Etwa 20 % aller Erkrankungen von Kindern und Jugendlichen in Deutschland sind psychosomatisch bedingt. Ihre Symptome bedürfen einer ganzheitlichen medizinischen und psychotherapeutischen Intervention. Aufgrund der erheblichen Einschränkung des psychosozialen Funktionsniveaus, der Teilnahme an Gemeinschaft, am Spiel mit anderen Kindern, am Schulbesuch erscheint eine stationäre Therapie im Verlauf geboten, wenn ambulante und tagestationäre Angebote ausgeschöpft sind oder aufgrund der Einschränkungen nicht mehr wahrgenommen werden können. Die psychosomatischen Patienten durchlaufen in der Regel viele vergebliche Behandlungsversuche, bis die psychosomatische Genese erkannt wird. Häufig gehen ambulante Hilfen bei Jugendhilfeeinrichtungen und Beratungsstellen, Psychologen/Psychotherapeuten sowie Behandlungen bei einer Vielzahl von Ärzten und Kliniken voraus, ohne dass eine nachhaltige Besserung der Krankheitssymptome erreicht wird. Eine kombinierte Diagnostik und Behandlung der stationär behandlungsbedürftigen psychosomatischen Erkrankung ist jedoch weder in der ambulanten Beratung oder Psychotherapie noch im somatischen Bereich der Klinik allein möglich. An dieser Stelle füllt die stationäre psychosomatische Diagnostik und Therapie eine Versorgungslücke.

Der Behandlungsbedarf im Bereich der Kinder- und Jugendpsychosomatik ist beträchtlich und ansteigend. In der Regel beträgt die Wartezeit an unserer Psychosomatik 3–6 Monate.

In dieser Funktion stellt die pädiatrische Psychosomatik eine wesentliche Schnittstelle zwischen pädiatrischer Somatik und Kinder- und Jugendpsychiatrie dar. In dieser „Scharnierfunktion" geschieht somit Prophylaxe und Rückführung zwischen beiden Behandlungsformen mithilfe der Psychotherapie. Die pädiatrische Psychosomatik ermöglicht Kindern und Jugendlichen eine niedrigschwellige, umfassende Hilfe bei psychosomatischen Erkrankungen. Ihre Bedeutung für die ganzheitliche körperliche und seelische Gesundheit von Kindern und Jugendlichen begründet in besonderem Maße sozialpolitische Verantwortung.

KAPITEL

3 Erkrankungsbilder in der Kinder- und Jugendpsychosomatik

„Körper und Seele sind nicht zwei Substanzen, sondern eine. Sie sind der Mensch, der sich in verschiedener Weise kennenlernt."

Victor von Weizsäcker

Meist besteht bei den sehr unterschiedlichen Erkrankungen eine Kombination aus emotionalen Störungen, Ängsten, Störungen des Sozialverhaltens und einem angespannten und erschöpften Beziehungssystem von Familie oder Beziehungsgruppe. Das Spektrum umfasst auch Kinder mit Lernstörungen, Autismus-Spektrum-Störungen und schwerwiegenden körperlichen Erkrankungen mit konsekutiver seelischer Belastung (z. B. Diabetes mellitus).

- **Körperliche Beschwerden:** Bauch-, Kopfschmerzen, Übelkeit, Schwindel, Angst (z. B. vor Synkopen), Luftnot, Schluckbeschwerden, zeitweilige Lähmungserscheinungen, Krampfanfälle; auditive Verarbeitungs- und Wahrnehmungsstörungen
- **Ausscheidungsstörungen:** chronische Obstipation, Enuresis und Enkopresis
- **Begleitende Behandlung chronischer körperlicher Erkrankungen:** Diabetes mellitus, Asthma, Neurodermitis, chronisch-entzündliche Darmerkrankungen, Wachstums- und Gedeihstörungen mit psychischer Komorbidität und Copingstörungen, auditive Verarbeitungs- und Wahrnehmungsstörungen
- **Psychosomatische Reaktionen:** kombiniert mit dissoziativen Anteilen wie auch nach Trauma (z. B. sexuelle oder körperliche Misshandlung, Unfall, Folgen von politischer Verfolgung, Flucht, Abschiebung etc.) und Trauerfall oder im Zusammenhang mit sozialen und diffusen phobischen Ängsten, psychogenen Epilepsien, Vocal Cord Dysfunction u. v. a.
- **Formen von Ess- und Ernährungsstörungen:** Anorexia nervosa, Adipositas, Bulimia nervosa, Binge-Eating, Essattacken; Fütterstörungen in früher Kindheit mit Aufnahme der Bezugsperson, z. B. bei Gewichtsverlust nach Sondenentwöhnung im Rahmen belasteter Eltern-Kind-Interaktion
- **Transgender Problematik:** Probleme mit der Akzeptanz des eigenen Geschlechts

Aufnahme – Indikation und Kontraindikation

Indikation Die Aufnahmeindikation für eine stationäre Behandlung ist abhängig erstens vom Krankheitsbild und der Schwere der Erkrankung, zweitens vom Verlauf vorausgegangener ambulanter oder stationärer Therapien und drittens von der Dringlichkeit der Behandlung in Krisensituationen.

Die stationäre Behandlung sollte entweder die letzte Option nach ambulanter oder tagesklinischer Behandlung sein oder die einzige aktuell mögliche. In die Kinderklinik werden stationär behandlungsdürftige Kinder eingewiesen, die sich mitunter in der Diagnostik als psychosomatische Notfälle herausstellen.

Kontraindikation Mangelnde Freiwilligkeit, Selbst- und Fremdgefährdung, wahnhafte Krankheitsbilder, schwere Störungen des Sozialverhaltens. Sind diese Diagnosen bekannt, wird zur Kinder- und Jugendpsychiatrie verwiesen. Stellen sie sich erst während der Therapie heraus, erfolgt eine Verlegung in die Kinder- und Jugendpsychiatrie.

Mitaufnahme von Bezugspersonen und Miteinbezug in die Therapie Bei Familien mit erheblich belastenden Beziehungen und psychosozialen Umständen, die eng mit der psychosomatischen Symptomatik verbunden sind, sollte idealerweise eine Mitaufnahme und/oder Mitbehandlung der Eltern/Bezugspersonen erfolgen. Wie diese Zusammenarbeit gut gelingen kann, wird unter dem Thema Interaktionelle integrative Familienbehandlung ausgeführt.

Altersgruppe

Das Alter der Kinder und Jugendlichen mit psychosomatischem Behandlungsbedarf beginnt bei ca. 6 Monaten und reicht bis ins Erwachsenenalter. In der stationären Kinder- und Jugendpsychosomatik werden vorwiegend Kinder und Jugendliche im Alter zwischen 11 und 16 Jahren behandelt.

3

Psychosoziales Funktionsniveau und Gesundheit

Psychosomatische Erkrankungen führen häufig zu einer erheblichen Einschränkung des psychosozialen Funktionsniveaus, die sozialen Kontakte reißen ab bis hin zum totalen Rückzug, schließlich wird der Patient zum Pflegefall (➤ Tab. 3.1).

Es gibt keine einheitlichen **Definitionen der psychischen Gesundheit.** Der Psychiater Andreas Heinz (2016) setzte sich in seinem Buch „Psychische Gesundheit" mit verschiedenen Ansätzen kritisch auseinander. Er kritisiert, dass Gesundheit in vorherrschenden Konzepten als Funktionsfähigkeit des Menschen im Sinne der Aufgabenerfüllung im gesellschaftlichen System gesehen wird. Er postuliert hingegen, dass Nichtfunktionieren eine sehr gesunde Reaktion auf krankmachende Kontexte sein kann. Bei Kindern sei zum Beispiel die Angst vor der Schule bei erlebten Bedrohungen oder Ausgrenzungen, und sei es als mitfühlender Augenzeuge, als gesunde Reaktion zu sehen. Dies gilt auch für Erwachsene in bestimmten Kontexten, wo das Leiden an sehr schwierigen Zuständen der Welt als normale Reaktion aufgefasst werden kann und das Nichtleiden als ein Mangel an gesunder Reaktion. Drei Faktoren kennzeichnen psychische Gesundheit, die für ein gutes soziales Eingebundensein und ein gutes psychosoziales Funktionsniveau (MAS) notwendig sind (Heinz 2016, S. 92–119):

1. Vielfältiges und flexibles Verhalten
2. Selbstvertrauen versus Entfremdung
3. Einfühlendes Verstehen – Nachempfinden – Akzeptanz

Nach dieser Definition ist psychische Gesundheit auch mit einer chronischen Erkrankung möglich.

Multifaktorielle Genese und Komorbidität

Die allgemein bekannte Aussage: „Erst die Diagnose, dann die Behandlung" wird meist so verstanden, dass die Diagnose die Erkrankung erklärt und somit auch begründet. Für die Eltern und Behandler beginnt die Suche nach der Ursache. Je nachdem, bei welchem Spezialisten des Gesundheitswesens das Kind vorgestellt wurde, entsteht ein Fokus auf eine bestimmte Störung, die manchmal im Sinne eines eindimensionalen kausalen Denkens der Eltern und gelegentlich auch des Behandlers als der fachlich verbriefte Grund für die Erkrankung gesehen wird.

FALLBEISPIEL

Exemplarischer Fallverlauf für einen langen Weg zur Gesundheit

Sven, 16 Jahre, Schüler der 10. Klasse, hat zunehmende Schmerzen im HWS-Bereich, Kopfschmerzen und Schwindel. Nach einigen Untersuchungen, wie HNO-Untersuchung, Schellong-Test, MRT des Schädels ohne erklärenden Befund, wurde der Zahnarzt aufgesucht. Die dort festgestellten Ursachen für die Beschwerden führen in eine längere Behandlung. Sven fühlt sich jetzt mit gutem Grund eingeschränkt. Während der längeren Behandlungszeit ergibt sich eine Verschlechterung des Befindens. Die Schmerzen und auch der Schwindel nehmen zu, werden intensiver und häufiger. Daher wird Sven beim Orthopäden vorgestellt, der bestimmte Blockaden im Skelettsystem findet. Da trotz der Behandlung der Blockaden keine Besserung eintritt, wird Sven bei einem Kinesiologen vorgestellt. Es ergeben sich dabei Themen, die nicht gelöst werden können.

Während des langen Verlaufs schränkte sich Svens psychosoziales Funktionsniveau ein. Er entwickelte psychische Symptome: depressive Stimmung, Angst vor dem Schwindel und eine Mischung aus resignierter Haltung und aggressiver Anspannung. Schließlich wird Sven in einer Sozialpsychiatrischen Facharztpraxis vorgestellt. Dort durchläuft er regulär den viermonatigen Diagnostikprozess mit anschließender Befundbesprechung. Sven erfährt weitere Diagnosen: Somatisierungsstörung, Depression, niedriges Selbstbewusstsein. Er erhält Ergotherapie und kommt auf die Warteliste für Psychotherapie. Nach einem weiteren halben Jahr geht Sven auch nicht mehr zur Schule. Er fühlt sich den Anforderungen des Lebens nicht mehr gewachsen. Er kennt viele Gründe, warum er die Schule gar nicht schaffen kann. Sein Selbstbewusstsein hat sich in den letzten 1,5 Jahren ständig verringert, er glaubt sehr krank und gestört zu sein. Die Schulvermeidung löst in der Familie eine tiefe Krise aus, die nun zwangsweise zu stationärer Behandlung führt.

Tab. 3.1 Achse 6, psychosoziales Funktionsniveau der MAS

	Stufen der Ausprägung
0.	Herausragende/gute soziale Funktionen: Herausragende/gute soziale Funktionen in allen sozialen Bereichen. Gute zwischenmenschliche Beziehung mit Familie, Gleichaltrigen und Erwachsenen außerhalb der Familie; kann sich mit allen üblichen sozialen Situationen effektiv auseinandersetzen und verfügt über ein gutes Spektrum an Freizeitaktivitäten und Interessen.
1.	Mäßige soziale Funktion: Insgesamt mäßige soziale Funktion, aber mit vorübergehenden oder geringeren Schwierigkeiten in nur ein oder zwei Bereichen (das Funktionsniveau kann – aber muss nicht – in ein oder zwei Bereichen hervorragend sein).
2.	Leichte soziale Beeinträchtigung: Adäquates Funktionsniveau in den meisten Bereichen, aber leichte Schwierigkeiten in mindestens ein oder zwei Bereichen (wie z. B. Schwierigkeiten mit Freundschaften, gehemmte soziale Aktivitäten/Interessen, Schwierigkeiten mit innerfamiliären Beziehungen, wenig effektiv soziale Coping-Mechanismen oder Schwierigkeiten in den Beziehungen zu Erwachsenen außerhalb der Familie).
3.	Mäßige soziale Beeinträchtigung: Mäßige Beeinträchtigung in mindestens ein oder zwei Bereichen.
4.	Ernsthafte soziale Beeinträchtigung: Ernsthafte soziale Beeinträchtigung in mindestens ein oder zwei Bereichen (wie z. B. erheblicher Mangel an Freunden, Unfähigkeit, mit neuen sozialen Situationen zurechtzukommen oder Schulbesuch nicht mehr möglich).
5.	Ernsthafte und durchgängige soziale Beeinträchtigung: Ernsthafte Beeinträchtigung in den meisten Bereichen.
6.	Funktionsunfähig in den meisten Bereichen: Benötigt ständige Aufsicht oder Betreuung zur basalen Alltagsbewältigung; ist nicht in der Lage, für sich selbst zu sorgen.
7.	Schwere und durchgängige soziale Beeinträchtigung: Manchmal unfähig für eine minimale Körperhygiene zu sorgen, oder braucht zeitweise strenge Beaufsichtigung um Gefahrensituationen für sich selbst oder andere zu verhüten, oder schwere Beeinträchtigung in allen Bereichen der Kommunikation.
8.	Tiefe und durchgängige soziale Beeinträchtigung: Ständige Unfähigkeit für die eigene Körperhygiene zu sorgen, oder ständige Gefahr, sich selbst oder Andere zu verletzen oder völliges Fehlen von Kommunikation.
9.	Nicht zutreffend/nicht einschätzbar.

Ein adäquater interdisziplinärer psychosomatischer Therapieansatz, der die Familie miteinbezieht und zeitnah einsetzt, kann lange Irrwege vermeiden. Psychosomatische Erkrankungen sind multifaktoriell. Sie lassen sich in der Regel am besten in einem Kanon verschiedener Disziplinen feststellen und behandeln. Das kausale Vorgehen der Ausschlussdiagnostik, im Sinne eines entweder organischen oder psychischen Krankheitsverständnisses, führt zu meist unnötig langen Prozessen, die dem behandlungsbedürftigen Kind die notwendige Hilfe zur richtigen Zeit vorenthalten. Alle Fachbereiche könnten die multifaktorielle Kultur des „sowohl als auch" – sowohl körperlich als auch psychisch – umsetzen (Karpinski, 2016).

Nebenwirkungen von langen Diagnostik- und Behandlungszeiten

Was bedeutet oft monate- und jahrelange Erkrankung und Therapie im entwicklungsintensivsten Abschnitt des Lebens? So wie nach Nebenwirkungen von Medikamenten gefragt wird, sollten wir auch bei mitunter jahrelang andauernder Krankenbehandlung nach unerwünschten Wirkungen der Behandlung selbst auf das sich in Entwicklung befindende Kind fragen.

Während der ganzen Behandlungszeit läuft das – eingeschränkte – Leben weiter. Das Kind lernt zwangsläufig über sich, dass es ein „Kranker" ist. Nicht selten verachtet es sich wegen seiner Symptomatik und für die Belastung, die dadurch für die Familie entsteht. Daraus kann sich ein Schuldgefühl entwickeln, das sich nicht selten in einer depressiven Stimmung und schließlich auch in Selbstverachtung ausdrückt. Die Interaktionen mit seiner Umgebung – Familie, Freunde, Schule – beziehen sich auch zunehmend auf die störende Symptomatik des Kindes, da durch die mangelnde psychosoziale Erreichbarkeit des Kindes wiederholt Grenzen entstehen. Somit wird die Identitätsfixierung auf das „kranke Kind" von der interpersonalen Außenwelt aufrechterhalten und stützt das fortschreitende intrapersonale Identitätserleben des Kindes als „Kranker". Diese Fixierung steht einer gesunden Entwicklung entgegen. Wie soll ein Kind gesund werden, das sich nur als Kranker kennt? Nach G.H. Mead (Jörissen, 2010) braucht es dazu ein Erfahrungsfeld mit Spiel, Sprache und Auseinandersetzung, in dem es sich in seiner einzigartigen Persönlichkeit neu entdeckt und kompetent erlebt. Das Kind entwickelt ein Bewusstsein über sich selbst.

MERKE

Wir bilden Identität – die innere Konsistenz – aus unseren Lebenserfahrungen, die sich jeder auf seine eigene einzigartige Weise zu eigen macht, sie integriert oder ablehnt, im Wandel der Erlebnisreichweite und Erlebnisvielfalt.

Entwicklung geschieht im Kontext von Lebenserfahrungen und sozialen Beziehungen, auch in Krankheitszeiten. Gerade in den durch Krankheit begrenzten Erfahrungsräumen ist die Frage umso wichtiger: Welche Erfahrungen bieten wir dem Kind für seine gute Identitätsentwicklung auch in den Zeiten der Behandlung?

Dazu bedarf es auch vielfältiger Erfahrungsfelder und Erfahrungsbegleiter, die sich aus allen ihren jeweils unterschiedlichen beruflichen Perspektiven auf das Kind mit seinen Fähigkeiten und individuellen Facetten beziehen und die Störung somit als nur einen Aspekt der Persönlichkeit behandeln. Diesen Entwicklungsraum bietet unsere stationäre psychosomatische Therapie.

KAPITEL

4 Räumlichkeiten und Ausstattung am Beispiel der Wolfsburger Kinder- und Jugendpsychosomatik

Die Einrichtung der Psychosomatik besteht in einem eigenen freistehenden Gebäude mit Außenanlagen als Teil der Klinik für Kinder- und Jugendmedizin und Psychosomatik am Klinikum Wolfsburg (➤ Abb. 4.1) mit zwei psychosomatischen Stationen.

Im Erdgeschoss befinden sich die Anmeldung und die Therapiebereiche für Einzel- und Gruppentherapie (➤ Abb. 4.2).

Hier sind ein Musikraum, ein großzügiger Bewegungsraum sowie diverse Ergotherapieräumlichkeiten (Nassspielraum, Werkraum, Mehrzweckraum) mit Terrasse untergebracht (➤ Abb. 4.3, ➤ Abb. 4.4).

Pro Station werden vier Einzel- und zwei Zweibettzimmer vorgehalten. Alle Räumlichkeiten sind barrierefrei (➤ Abb. 4.5).

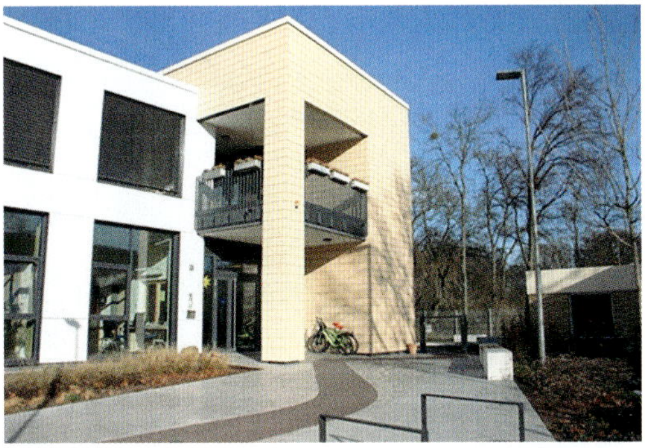

Abb. 4.1 Gebäude der pädiatrischen Psychosomatik Wolfsburg [O1114]

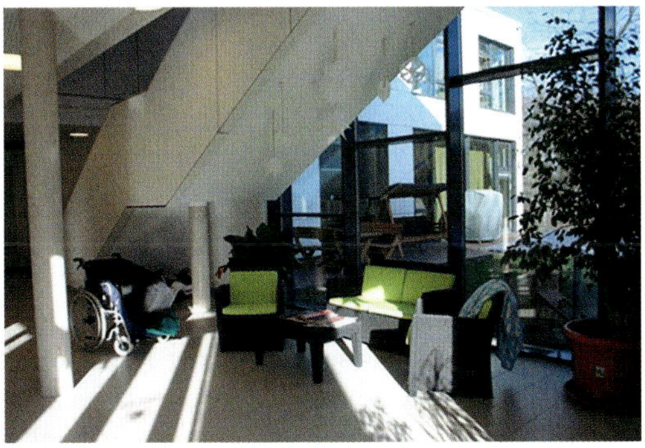

Abb. 4.2 Eingangs- und Wartebereich [O1114]

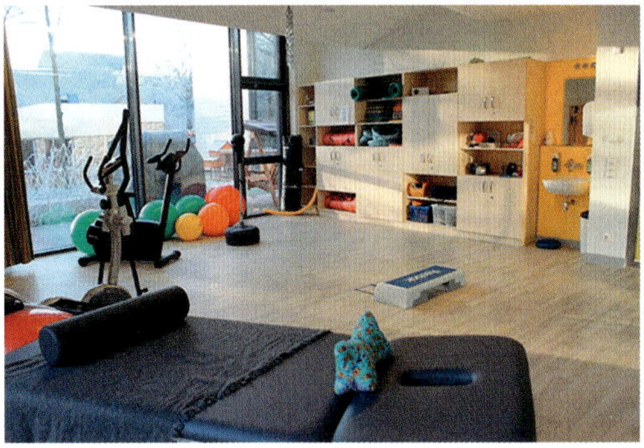

Abb. 4.3 Bewegungsraum [O1114]

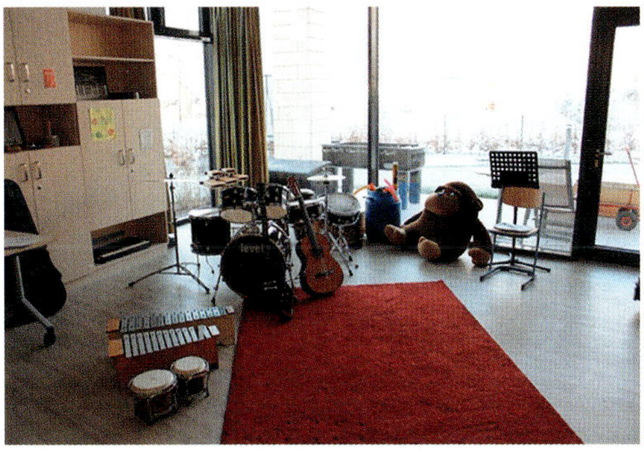

Abb. 4.4 Musikraum [O1114]

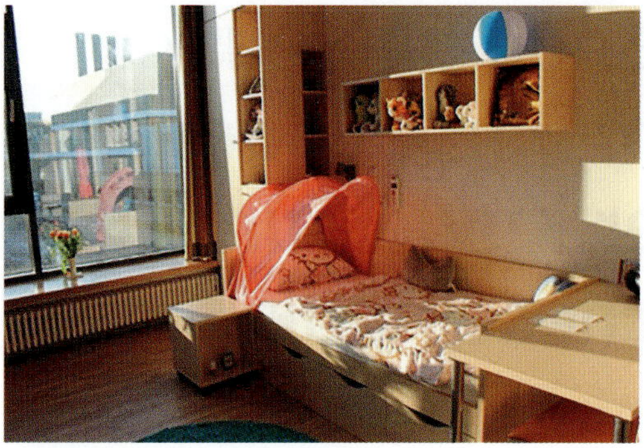

Abb. 4.5 Patientenzimmer [O1114]

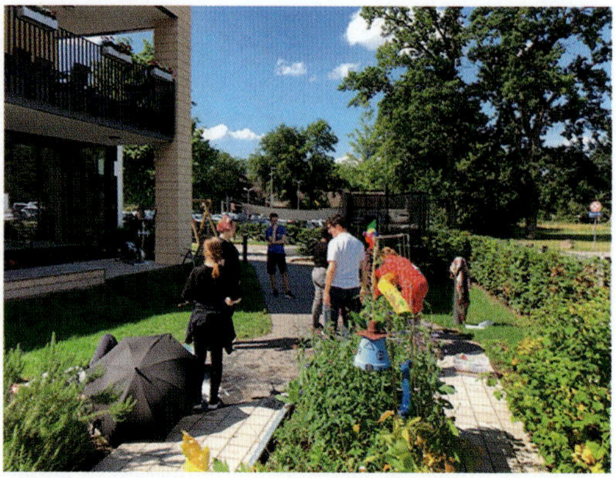

Abb. 4.7 Außenbereich mit Kräuterbeet [O1114]

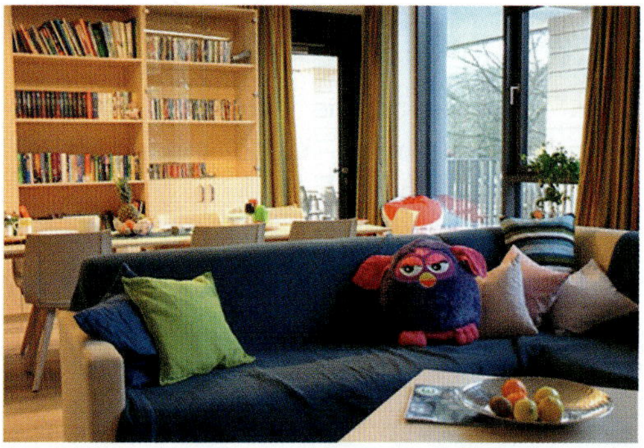

Abb. 4.6 Wohnbereich [O1114]

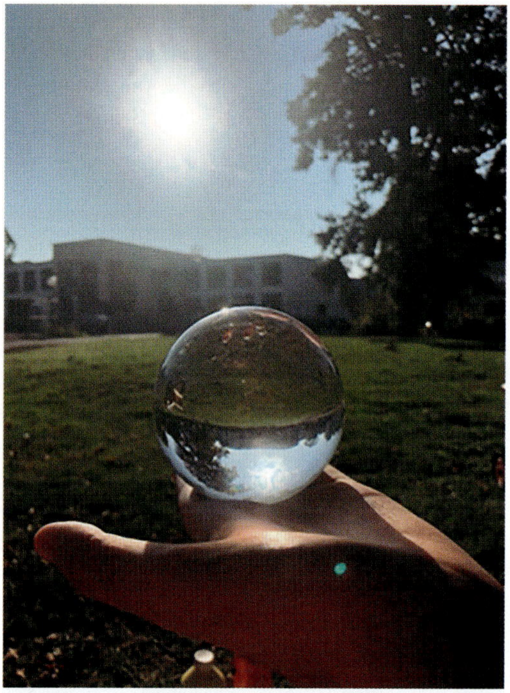

Abb. 4.8 Fotoprojekt [O1114]

Im Obergeschoss befinden sich zwei Stationen. Pro Station gibt es acht Behandlungsplätze für insgesamt 16 Kinder und Jugendliche im Alter von in der Regel 3–17 Jahren. Jede Station hat einen eigenen Wohn- und Küchenbereich (➤ Abb. 4.6) sowie Rückzugsmöglichkeiten im integrierten Snoozel-Raum.

Ein **großzügiger Außenbereich** mit Balkon und direkt erreichbarem Spielplatz in Ruf- und Sichtweite, Nähe zu Wald und Tiergehege sowie eigenem Fahrradpark bietet den Kindern und Jugendlichen den notwendigen und vielfältigen Erfahrungsraum (➤ Abb. 4.7, ➤ Abb. 4.8, ➤ Abb. 4.9).

4.1 Die Aufnahme

Regulär wird telefonisch ein Termin zu einem Vorgespräch vereinbart. Bereits bei der **telefonischen Anmeldung** wird die Problemlage genauer erfragt, um Fehlindikationen für das meist zeitintensive Vorgespräch von 1–1,5 Stunden in der Kinder- und Jugendpsychosomatik zu vermeiden. Den Eltern wird mitgeteilt, dass sie eine Einweisung auf die Kinder- und Jugendpsychosomatik in der Kinderklinik mitbringen müssen, dazu Versichertenkarte und, falls vorhanden, Vorberichte zur Symptomatik von anderen Ärzten.

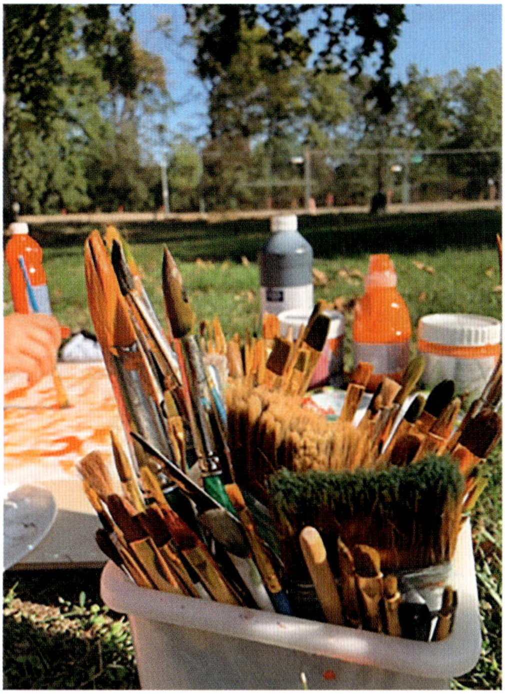

Abb. 4.9 Malen im Freien [O1114]

Das **Vorgespräch** findet mit Kind und Eltern teils allein, teils gemeinsam statt und wird von einem Mitarbeiter oder einer Mitarbeiterin des therapeutischen Teams geführt. In dem Gespräch wird die Anamnese erhoben, die Symptomatik besprochen, die psychosoziale Situation von Kind und Familie beleuchtet und ggf. die bisherige ambulante und/ oder stationäre Therapie gewürdigt. Anhand dieser Informationen wird die Aufnahmeindikation in die Psychosomatik überprüft.

Falls niederschwelligere Behandlungsangebote verfügbar sind, z. B. im Rahmen einer ambulanten Psychotherapie oder Beratung, werden Kind und Eltern an diese Einrichtungen verwiesen (z. B. spezielle Beratungsstellen, Gesundheitsdienste, Psychotherapeuten, Kinder- und Jugendpsychiater, die psychiatrische Tagesklinik). Möglicherweise ist aber auch, je nach Krankheitsbild, die Behandlung in einer kinder- und jugendpsychiatrischen Klinik vorzuziehen. Derartige Fehlallokationen kommen aber in weniger als 5 % der Fälle vor. In der Regel schätzen die Zuweiser gut ein, welche Patienten sie zur Behandlung einweisen.

Besteht die Indikation für die psychosomatische Behandlung, richtet sich der Gesprächsfokus auf die **Motivation des Kindes** und die Bereitschaft seiner Bezugspersonen, eine psychosomatische Therapie zu beginnen. Die Zustimmung von beiden sorgeberechtigten Eltern ist erforderlich, auch wenn sie getrennt leben.

Es wird auf die Resonanz des Kindes bei der ermutigenden Darstellung des Behandlungsmodells in einer altersadäquaten Sprache geachtet. Die Besichtigung der Station hilft, Vertrauen und Beziehung aufzubauen. Unterstützt werden wir dabei ganz besonders von unseren Therapiekaninchen. Sie sprechen gerade die Kinder gut an, die noch nicht oder nur sehr wenig mit Erwachsenen sprechen können.

Für die im Vorgespräch meist doch eher ängstlich und misstrauisch gestimmten Kinder und ihre besorgten Eltern bedeutet es eine große Leistung, sich in eine im Durchschnitt 6–8 Wochen dauernde Behandlung zu wagen. Das Vorgespräch sollte die Grundlage für das Vertrauen aufbauen und so eine Entscheidung des Kindes und der Eltern begünstigen. Insofern darf sich das Gespräch nicht im reinen Abfragen von Informationen erschöpfen, sondern muss mit liebevollem, einladendem Gesprächston eine Atmosphäre vermitteln, der sich ein Kind, eine Jugendliche, eine Familie anvertrauen kann.

Die Entscheidung zur Behandlung kann nach dem Gespräch zuhause in der Familie in Ruhe reifen. In der Regel wird um eine Rückmeldung innerhalb von 14 Tagen gebeten. Manchmal ist die Symptomatik aber auch so akut, dass das Kind gleich aufgenommen werden muss und auch sofort aufgenommen werden will.

Die **Mitaufnahme der Bezugsperson** erfolgt bei speziellen Indikationen zur Behandlung im Mehrpersonen-Interaktionsprozess. Dazu gehört insbesondere die große Trennungsangst, aber auch die Notwendigkeit einer intensiven Versorgung durch die Bezugsperson oder die Behandlung von Interaktionsstörungen zwischen Kind und Elternteil. Auch die Möglichkeit der Mitaufnahme wird im Vorgespräch besprochen.

MERKE

Eine Aufnahme ist nur nach einem Vorgespräch möglich. Die Therapeuten müssen das Kind einschätzen können, das Kind muss die Behandler und die Klinik einschätzen können. Das „Ja" des Kindes oder des Jugendlichen zur Behandlung in diesem Team ist der Beginn des ersten gemeinsamen Arbeitsbündnisses.

Das gilt auch für die Eltern, deren Bereitschaft zur Mitarbeit in der Therapie und zur Teilnahme an der Elterngruppe zu den Aufnahmebedingungen gehört.

Eine Aufnahme ist auch möglich durch Verlegungen aus anderen Kliniken. Auch in diesen Fällen ist ein Vorgespräch notwendig, um die Aufnahme passend zu gestalten und auf die Mitwirkung des Kindes zählen zu können. Bei Verlegungen aus der eigenen Kinderklinik in die Kinder- und Jugendpsychosomatik ist immer bereits ein konsiliarisches Gespräch durch das Team der Psychosomatik, in aller Regel auch mit Stationsbesichtigung, vorausgegangen.

Jedes Vorgespräch, bei dem die Aufnahmeindikation bestätigt wird, endet mit **konkreten Informationen** für Kind und Eltern bezüglich sinnvoller Gepäckliste, Handy- und Besuchszeiten, Zubettgehzeiten und wöchentlichem Taschengeld. Diese Informationen können in einem Flyer zusammengestellt werden, der mitgegeben oder später zugeschickt wird.

Es gibt eine **Warteliste** für alle Patienten, die nicht direkt aufgenommen werden können. Das Team gewichtet bei freiwerdenden Plätzen nicht allein die Wartelistennummer, sondern priorisiert auch unter Berücksichtigung gruppendynamischer Aspekte, welche Patienten hinsichtlich Alter, Geschlecht und Aufnahmegrund am besten zu der aktuellen Patientengruppe der jeweiligen Station passen. Dieses Konzept hat sich außerordentlich bewährt, selbst wenn die Wartezeiten einzelner Patienten sich dadurch auch einmal verlängern.

Aufnahmevorbereitung: Etwa 2–4 Tage vor der Aufnahme rufen die Mitarbeiter bei der Familie an. Zur Aufnahme sind Versichertenkarte, Vorberichte, soweit sie noch nicht zum Vorgespräch mitgebracht wurden, und das Gepäck mit Schwimm-, Schul- und Sportzeug sowie geeignete Kleidung für „Draußenaktivitäten" mitzubringen.

Am **Aufnahmetag** wird das Kind von einem Paten, einem Kind aus der Gruppe der Patienten, empfangen und durch die Räume geführt. In dem Aufnahmegespräch mit Wünschen und Zielen für die Behandlung wird auch verabredet, wann das Kind seine Eltern das erste Mal wiedersieht. Der **Abschied** von den Eltern wird aufmerksam von den Mitarbeiterinnen und Mitarbeitern begleitet, um ein gutes Gelingen zu gewährleisten.

4.2 Klinikschule

„Wo keine Freude herrscht, war keine oder die falsche Bildung."

Hartmut von Hentig

In der **Klinikschule** kann in kleinen Gruppen mit höchst individueller Betreuung der Unterricht während der Therapie fortgesetzt werden. Wichtig ist eine vertrauensvolle Atmosphäre, in der die Schüler sich akzeptiert fühlen und angstfrei lernen können. Die Lehrkraft ermutigt und motiviert das Kind und dokumentiert seine Fortschritte. Hausaufgaben sind freiwillig, Klausuren und Noten gibt es nicht. Mitunter werden die Patienten im Unterricht durch Mitarbeiterinnen und Mitarbeiter aus dem multidisziplinären Team begleitet.

Die Schüler und Schülerinnen werden in Kleingruppen von max. vier Kindern in zwei Klassenräumen unterrichtet. Jedes Kind wird nach den Vorgaben des Curriculums und nach Absprache mit den jeweiligen Klassenlehrern der Heimatschule in den Hauptfächern, nach Wunsch und Bedarf aber auch in Nebenfächern, gefördert und gefordert.

Die **Wochenstundenzahl** ist abhängig von der Belastbarkeit der Schülerinnen. Im Klinikum haben die Kinder täglich in der Regel zwei Stunden Unterricht, eine davon kann Musik oder Sport sein. Besonderer Wert wird auf den selbstwertstärkenden Musikunterricht gelegt. Am Ende des Aufenthalts bekommt das Kind als Würdigung seiner Arbeit einen Bericht über sein Arbeits- und Lernverhalten, eine Kopie davon kommt in die Akte des Kindes (➤ Abb. 4.10).

Die **Erprobung des Schulbesuchs in einer öffentlichen Schule** ist für manche Kinder eine notwendige Übung in der Phase der Entlassungsvorbereitung, um ihr Selbstbewusstsein für einen normalen Schulbesuch zu Hause zu stärken. Eine enge Kooperation mit den Mitarbeitern der Station ist unerlässlich. Vor und nach dem Unterricht findet ein Austausch über

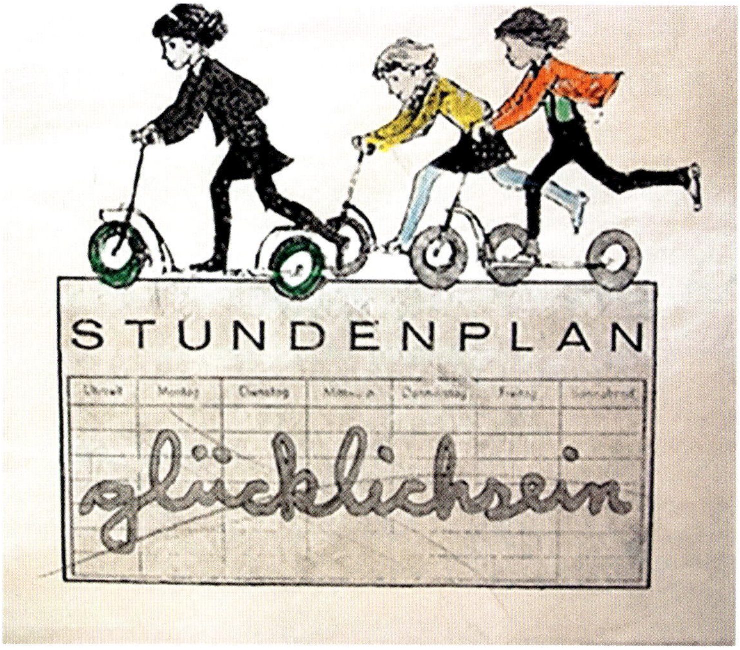

Abb. 4.10 Stundenplan [O1114]

besondere Vorkommnisse statt. Beide Lehrkräfte nehmen einmal wöchentlich an der Übergabe teil, außerdem an Supervisionen und Fortbildungen.

4.3 Fachliche Zusammenarbeit

Da sehr viele Störungen auch im Zusammenhang mit der Schule stehen, soll die schulische Lage möglichst weitgehend aufgeklärt und bereinigt werden. Dazu gehören der Besuch von Schulen und die Einladung von Lehrkräften auf die Station zur gemeinsamen Lösungssuche. Die fachlich-konstruktive Auseinandersetzung mit Schul- und Jugendhilfe sowie Förderzentren muss zur zielführenden Förderung und Stabilisierung des Kindes für einen adäquaten schulischen und sozialen Rahmen geführt werden.

Die Pflege einer flüssigen und kommunikativen Zusammenarbeit mit unseren mitbehandelnden und weiterbehandelnden Kollegen, den niedergelassenen Fachärzten der Region sowie den Institutionen des Gesundheitswesens und der Jugendhilfe zum Wohle unserer Patienten ist Grundlage für eine kompetente Anbindung und Unterstützung unserer Patienten nach der Entlassung.

KAPITEL

5 Psychosomatische Diagnostik in der Pädiatrie

Die Diagnostik erfolgt nach dem aktuellen Wissensstand der Kinder- und Jugendmedizin. Um die Komplexität psychosomatischer Erkrankungen in der Diagnose abbilden zu können, wird die mehrdimensionale Bereichsdiagnostik der Sozialpädiatrie (MBS; Hollmann, Kretzschmar und Schmidt, 2014) verwendet.

Ausgehend von der **biografischen Anamnese** mit vertiefender **Exploration von krankheits- und störungsbildspezifischen anamnestischen Daten** werden gemäß MBS fünf Bereiche erfasst:

- **E**ntwicklung und Intelligenz
- **K**örperlich-neurologischer Befund
- **P**sychischer Befund und Verhalten
- **S**oziale Kontextfaktoren
- **A**bklärung der Ätiologie

Die Diagnostik in der Pädiatrie umfasst neben der somatischen Abklärung immer auch die Berücksichtigung psychosozialer Komponenten. Dieser ganzheitliche Ansatz der Kinder- und Jugendärztinnen und -ärzte gewährleistet im Idealfall die primäre differenzialdiagnostische Bewertung psychosozialer krankheitsauslösender Faktoren und einer dementsprechend zielgerichteten Diagnostik. Zu dieser Diagnostik gehören die sehr differenzierte Bewertung klinischer Symptome und das Identifizieren psychosozialer Belastungsfaktoren. Begründet sich dadurch der Verdacht auf eine Somatisierungsstörung, dann wird die psychologische Diagnostik frühzeitig durch Konsile in den diagnostischen Prozess integriert. Dies ist der sinnvolle und notwendige Gegenentwurf gegenüber der Vorstellung, dass eine psychologische Diagnostik erst dann indiziert sei, wenn keine somatische Ursache für die Beschwerden des Patienten gefunden werden kann.

Vor oder am Anfang einer psychosomatischen Therapie steht jedoch immer der sichere Ausschluss rein somatischer Ursachen für die Symptomatik. Dafür steht der Psychosomatik in Wolfsburg das gesamte Wissen des Kinderklinik-Teams, ggf. auch von Spezialisten anderer Fachbereiche, sowie das komplette Spektrum an Labordiagnostik, apparativen und bildgebenden Untersuchungen zur Verfügung. Alle Patienten der Psychosomatik werden im Rahmen kinder- und jugendpsychiatrischer Visiten mitbeurteilt, um auch im Grenzbereich zur Kinder- und Jugendpsychiatrie die erforderliche Kompetenz vorzuhalten und eventuelle Fehlallokationen zu vermeiden. Die enge Verzahnung von psychologischer und somatischer Kompetenz unter einem Dach ermöglicht eine symptomorientierte, ganzheitliche und zielgerichtete Diagnostik und Therapie.

Somatische Diagnostik

Die Beschwerdebilder psychosomatischer Erkrankungen sind ausgesprochen vielfältig. Die Symptome können unspezifisch sein, z. B. Kopf- oder Bauchschmerzen, sie können komplex sein, z. B. Kopf- und Bauchschmerzen mit Erbrechen, Schlafstörung und allgemeiner Schwäche, neurologische Symptome können eine Encephalomyelitis disseminata mit Sensibilitätsstörungen, Lähmungen und Krampfanfällen vortäuschen. Zweifellos können die zahlreichen Erscheinungsbilder mit raschem Wechsel von Symptom und Lokalisation ebenso hinweisend auf eine psychosomatische Genese sein, wie die psychische Verfassung des Patienten oder die Anamnese, die Hinweise auf eine schwere Konfliktsituation, Trennung der Eltern oder Verlust eines nahen Angehörigen oder z. B. der geliebten Katze ergibt. Jeder vorschnelle Verdacht birgt eine große Irrtumswahrscheinlichkeit.

FALLBEISPIEL

Mario, 8 Jahre, Kopfschmerzen und Essstörung: Mario hatte seit Monaten keinen Appetit mehr, aß nur noch Schokolade. Außerdem hatte er fast täglich Kopfschmerzen. Die Eltern hatten sich vor 3 Monaten getrennt, es bestand ein Loyalitätskonflikt infolge der Instrumentalisierung des Jungen in der Auseinandersetzung der Eltern. Bei der internistisch-pädiatrischen und neuropädiatrischen Untersuchung ergaben sich keinerlei Auffälligkeiten. Im Rahmen der psychosomatischen Therapie besserte sich der Zustand des Jungen erfreulich schnell, sein Essverhalten normalisierte sich, er nahm an Gewicht zu und die Kopfschmerzen traten nur noch sporadisch auf. Sein Vater drängte auf Entlassung, sodass der Junge schon nach 3 Wochen wieder nach Hause entlassen wurde. Drei Monate später wurde er in einer anderen Klinik aufgrund eines Tumors der hinteren Schädelgrube (Medulloblastom) operiert. Ausgerechnet bei diesem Patienten wurde angesichts der überzeugenden Symptombesserung auf das kraniale MRT verzichtet, das üblicherweise bei Kopfschmerzpatienten vor oder am Beginn der psychosomatischen Therapie angefertigt wird. Ein positiver Befund hätte natürlich ein völlig anderes Vorgehen nach sich gezogen, ein negativer Befund hätte gar nicht den Gedanken aufkommen lassen, ein Tumor sei möglicherweise nicht erkannt worden.

5

FALLBEISPIEL

Sonja, 14 Jahre, Krampfanfälle: Sonja hatte erstmals auf der Heimfahrt von einer Klassenreise einen großen Krampfanfall erlitten. Es folgten kleine Anfälle mit Aura und gelegentlich sekundärer Generalisierung zum großen Anfall mit tonisch-klonischen Muskelzuckungen und Bewusstseinsverlust. Sonja entwickelte eine lähmende Angst vor dem nächsten Anfall, zumal die medikamentöse Therapie nicht ausreichend wirksam war. Zur weiteren Abklärung war sie in unsere Kinderklinik aufgenommen worden und dann wegen der dominierenden Angstproblematik in die Psychosomatik verlegt worden. Klinisch-neurologisch war Sonja bis auf die Krampfanfälle unauffällig, neurophysiologische und bildgebende Diagnostik ergaben keine auffälligen Befunde. Letztlich stellten sich traumatische Erfahrungen in Schule (Mobbing) und Elternhaus (Leistungsdruck) als Ursachen für die dissoziativen Krampfanfälle heraus. Nach Absetzen der antikonvulsiven Medikation und intensiver Psychotherapie konnte Sonja die Station angst- und anfallsfrei nach einigen Wochen wieder verlassen.

Die Symptome allein und auch das Ansprechen der Symptome auf die psychosomatische Intervention reichen nicht in jedem Fall aus, sicher unterscheiden zu können, ob ein Krankheitsbild eine rein somatische Ursache hat, somatisch verursacht und psychisch überlagert ist, oder ob die Symptome in erster Linie psychisch verursacht sind und ggf. sekundär zu körperlichen Veränderungen führen (z.B. Anorexie oder Adipositas).

Einer **psychosomatischen Therapie** sollte immer eine differenzierte und vollständige somatische Diagnostik nach den Regeln der Kinder- und Jugendmedizin vorangehen (➤ Abb. 5.1). Diese sorgfältige Diagnostik bewahrt davor, den somatischen Anteil einer psychosomatischen Erkrankung zu übersehen. Sie bewahrt aber auch vor der Verunsicherung, die Therapeut und Patient erleben, wenn mitten im psychotherapeutischen Prozess die somatische apparative oder Labordiagnostik wieder aufgenommen werden muss, um sich zu vergewissern, dass der bis dahin ausgebliebene Therapieerfolg nicht doch seine Ursache in einer körperlichen Erkrankung hat. Diese Verunsicherung ist kontraproduktiv und kann eine Fixierung der Symptome begünstigen. Deshalb sollte die somatische Diagnostik am besten vor Beginn der psychosomatischen Therapie abgeschlossen sein oder, wenn das nicht möglich ist, nach dem Ankommen auf der Station zeitnah komplettiert werden.

Psychologische Diagnostik

Leistungsdiagnostik Indikation sind alle Probleme, die mit dem Leistungsbereich Schule zusammenhängen, und Probleme der Kommunikation.

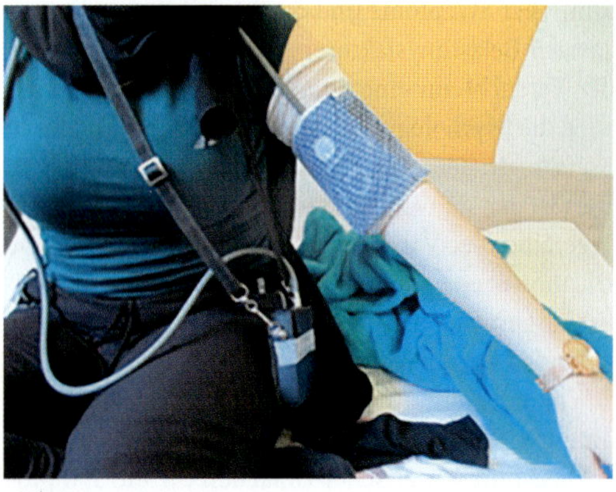

Abb. 5.1 Langzeit-Blutdruck-Messung zur Abklärung von Herz-Kreislauf-Symptomen [P1308]

Wir nutzen kulturfreie Grundintelligenztests, die Intelligenz als Denkvermögen unabhängig von Schulbildung, Gesellschaftsschicht und Kultur messen und sprachfreie Tests für hörgeschädigte Kinder und Kinder mit Problemen im Sprachverständnis. Leistungs-, Intelligenz- und Konzentrationstests werden erst durchgeführt, wenn das Kind sich sicher und vertraut fühlt, um das Ergebnis nicht durch besonderen Stress zu verfälschen.

Entwicklungsdiagnostik Mann- und Baumzeichentest, Perspektiven erfassendes Spiel, Verhaltensbeobachtung

Verhaltensbeobachtung Mehrere Mitarbeiter können in verschiedenen Situationen das Verhalten eines Kindes, allein oder in der Interaktion mit einer Gruppe oder einem Elternteil, beobachten. Die Beobachtung erfolgt frei oder mit einem bestimmten Fokus, teils auch mit standardisierten Beobachtungsbögen, z. B. den Conners-Skalen. Die Verhaltensbeobachtung kann über mehrere Tage von mehreren Beobachtern durchgeführt werden. Daraus ergibt sich dann ein recht objektives Bild. Die unterschiedlichen Aspekte des Leidens der Patienten werden in einem Mehr-Personen-Beobachtungsprozess über 24 Stunden in verschiedenen Situationen, im Einzelkontakt, in Gruppen etc. erfasst und ausgewertet. Dadurch werden Belastungen mit diagnostischen Prozeduren so gering wie möglich gehalten.

Persönlichkeits- und Familiendiagnostik Am Beginn jeder Diagnostik steht die Erfassung der psychosozialen Zusammenhänge der Symptomatik. Dazu werden ausführliche Anamnesegespräche geführt, die mit einer bildhaften Externalisierung der Lage durch die Bezugspersonen und ab dem ca. 6. Lebensjahr auch durch den Patienten ergänzt werden. Jüngere Patienten äußern ihre Lage in der Spieltherapie.

Für die Praxis hat sich die **Methode der Lageerfassung** bewährt, die aus dem Konzept Integrativer Methodik (Schumann, 1980) stammt. Sie verhilft in kurzer Zeit zur diagnostischen Einschätzung des emotionalen Gewebes, der inneren Bilder, in denen das Kind oder die Bezugsperson die Situation empfindet und sieht. Durch die bildhafte Ebene wird das ganzheitliche Denken, das Fragmente der Empfindungen und des Welterlebens zusammenfügt, genutzt. So erscheint alles im Zusammenhang und nicht als isolierte Werte und Faktoren. Da diese Diagnostik im Breitwinkel angelegt ist, also nicht von vornherein verengend auf nur einen Faktor schaut (z. B. Angst [Angstfragebogen] oder Depression [Depressionsinventar DIKJ]), kann das Kind aus seiner eigenen Sicht das Bild der Lage externalisieren. Dabei zeigt der Patient, welche Gefühle und Gedanken für ihn zu seiner Lage gehören und zwar in dem Ausmaß, wie er bereit ist, sich damit auseinanderzusetzen. Erweitert wird diese Diagnostik auch in der Arbeit mit Familien eingesetzt. Sie hilft, die Dysbalancen in der Familie zu erkennen und zugleich Motivation zu deren Lösung zu fördern.

Die Lage umfasst die intra- und interpersonale Situation einer Person, in der sich Kräfte aus Gegenwart, Vergangenheit und Zukunft zu einer Wirkungseinheit zusammenschließen.

Schumann (1980) S. 35

5

FALLBEISPIEL

Adil, ein an Diabetes erkrankter 13-jähriger Junge, mit erheblichen Compliance-Problemen.
Adil wird gebeten, seine eigene Ansicht auszudrücken, seine Empfindung der Krankheit, so wie es sich für ihn anfühlt. Nach erstem Zögern und Ermutigung durch den Therapeuten, skizziert Adil mit wenigen Strichen seine innere subjektive Realität (➤ Abb. 5.2). „… die erste Linie ist ein Fixum, auf das sich der Patient konzentrieren kann. Mit diesem ersten Zeichen rückt sich der Patient in den Mittelpunkt des Geschehens." (Schumann, 1980, S. 110).
Adil zeigt sein Verschwundensein hinter der Erkrankung, um die es den ganzen Tag geht. Sie schränkt ihn ein, steht zwischen ihm und dem Leben. Der Therapeut erhält zusammen mit Adil diesen diagnostisch sehr aussagekräftigen Überblick. Die Externalisierung ermöglicht für alle einen gemeinsamen Abstand, der zur Veränderung motiviert und Handlungskräfte freistellt.
„Das Papier hält jede ‚Aussage' fest. Der Klient kann den Zusammenhang erkennen zwischen dem, was er am Anfang seiner Arbeitseinheit äußerte und dem, was er im weiteren Fortgang entwickelt hat. Auf dem Papier ist alles überschaubar und damit handhabbar." (Schumann, 1980, S. 110).
Daraus ergeben sich die ersten therapeutischen Schritte passungsgenau zu Adil und seiner Lage. Im Laufe der Behandlung wird mit der zeichnerischen Analogie immer wieder ein Zwischenschritt gemacht, um zu sehen, wo die

Entwicklung steht (➤ Abb. 5.3). Und wohin es weitergehen kann.
Die Externalisierung zeigt das subjektive Krankheitsbild, das auch bei gleicher Krankheit von Fall zu Fall individuell sehr unterschiedlich ist.
Adil spürte sehr schnell nach seinem ersten Lagebild, dass er hinter der Krankheit hervortreten möchte. Er drückte dies aus und konnte somit seine Erkrankung und sich zusammen erstmals von außen anschauen und sich damit auseinandersetzen. Dabei erschienen verschiedene Aspekte, die in den therapeutischen Gesprächen bewegt wurden. In der Milieutherapie und den therapeutischen Gruppenaktivtäten erlebt Adil seine eigene Präsenz. Er spürte, wie es ihm gelingt, die Erkrankung neben sich, aber nicht vor sich zu haben. Er spürte, dass ihn die Erkrankung nicht am Leben und Vergnügen behindert. Es gelang in dieser Auseinandersetzung eine Versöhnung mit der Erkrankung – und nach intensiver Arbeit mit der Mutter sogar ein kleiner Gewinn. Das Abschlussbild zeigt Adils neue Befindlichkeit mit seinem Diabetes, den er jetzt innerlich integriert hat (➤ Abb. 5.4). Seine Therapie-Compliance wurde analog zu seinem verbesserten Verhältnis zum Diabetes zunehmend gut und klappte zur Entlassung. Damit steht ihm der Weg ins Leben offen.

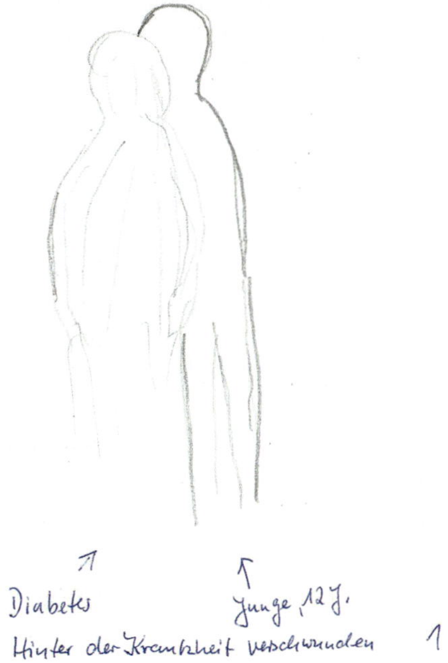

Abb. 5.2 Lagebild Adil und Diabetes I [P1308]

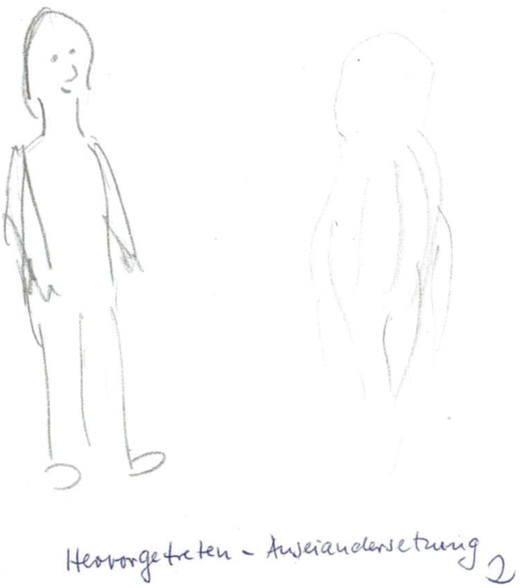

Abb. 5.3 Adil und Diabetes II [P1308]

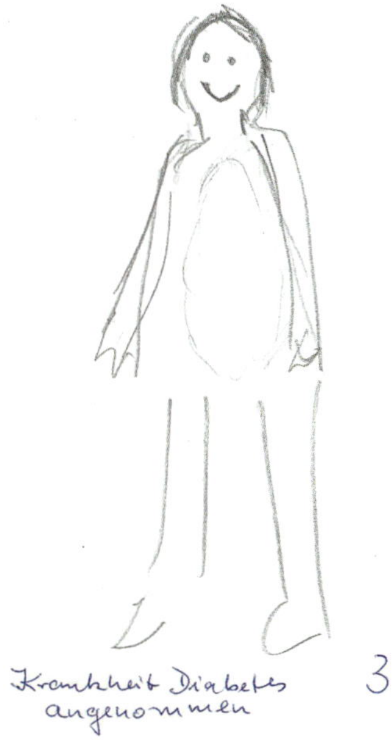

Abb. 5.4 Adil und Diabetes III [P1308]

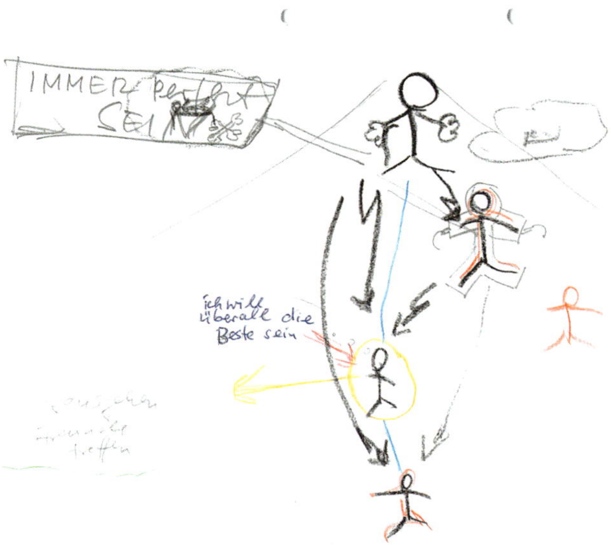

Abb. 5.5 Billie – Psychosoziale Lage bei dissoziativer Symptomatik [P1308]

FALLBEISPIEL

In einem anderen Fall externalisiert **Billie,** ein 17-jähriges Mädchen, ihre Lage (➤ Abb. 5.5). Sie wurde mit psychogenen Krampfanfällen, mit Luftnot, Taubheit in den Beinen, nicht sprechen können, Doppelbildern, Zuckungen an Armen und Kopf, per Hubschrauber in eine nahegelegene Klinik eingewiesen und kam nach kurzer Zeit in die Psychosomatik verlegt.

Sie befindet sich in dem gelben Kreis, auf sie richtet sich Druck von ihren Eltern. Besonders die obere Gestalt der Vater, dessen Anspruch Perfektion ist. Er hat eine öffentliche Führungsrolle. Darunter mit etwas rot die Mutter, die auch unter dem Vater leidet, aber auch seinen Druck an Billie weiter reicht. Unter Billie der vom Vater abgewertete Bruder, der in den Augen des Vaters alles falsch macht und dem Billie beistehen will. Billie stellt dabei fest, dass sie immer alles getan hat, um die Beste zu sein, dies aber nicht schaffte. Ein Erlebnis erregte besonders Schuld und Scham. Sie wurde bei einem Ladendiebstahl erwischt und auf entwürdigende Weise polizeilich vernommen. Der dissoziative Zusammenbruch erfolgte einen Tag nach der Vernehmung.

Die Methode der Lageexternalisierung ermöglicht, mit wenig Zeit und Testaufwand einen Überblick über die psychischen „Baustellen" und dazu den passgenauen Zugang zu den Patienten und den Familienangehörigen zu bekommen (➤ Kap. 12).

Auf den Lagebildern zeigt sich die Problematik aus Sicht der Beteiligten und des betroffenen Kindes in den Zusammenhängen, wo und wie sie verankert ist. Die Psychosomatik hat es oft mit unbewussten und halbbewussten Konflikten und Zuständen zu tun. Diese tauchen in bildhafter Form leichter ins Licht des Bewusstseins. In der eigenen Geschwindigkeit des Kindes, des Jugendlichen und ohne Drängen des Therapeuten ist sie immer bearbeitbar. Die Externalisierung etablierte sich in der Diagnostik und Therapie der Wolfsburger Kinder- und Jugendpsychosomatik als Mittel der Wahl, da sie mit wenig Aufwand Folgendes ermöglicht: Abstand und Überblick, Handlungsfähigkeit, Veränderungsmotivation, Handlungskräfte und Orientierung.

Im Laufe der Behandlung wird mit der zeichnerischen Analogie immer wieder ein Zwischenschritt gemacht, um zu sehen, wo die Entwicklung steht und wie es weitergehen kann. Die Externalisierung von Symptomen zeigt das subjektive Krankheitsbild und die Externalisierung von Ressourcen das subjektive Gesundheitsbild. Mit beiden wird gearbeitet.

Auch die Verhaltenstherapie entdeckte in dem neuen innovativen Zweig der experimentellen Verhaltenstherapie die Bedeutung des inneren Bildes für den therapeutischen Prozess (Waldrich und Schley, 2019).

KAPITEL

6 Das Therapieangebot in der Wolfsburger Psychosomatik

Die Wolfsburger Kinder- und Jugend-Psychosomatik bietet Behandlungsmaßnahmen an, die die Bereiche **psychosozialer, psychosomatischer, neuropsychologischer und psychotherapeutischer Therapie** umfassen. Das schließt auch **den intensiven Miteinbezug von Bezugspersonen** ein. Den therapeutischen Einbezug dieses Mehrpersonen-Interaktionsprozesses wird bei speziellen Indikationen als besondere Leistung angeboten. Dies beinhaltet die stationäre Mitaufnahme von Bezugspersonen, systemische therapeutische Einbindung im Rahmen der Einzel-, Gruppen- und Milieutherapie, zum vertieften Training und zur Verbesserung der Beziehungskompetenz der Bezugsperson nach Bedarf. Indiziert ist dies bei schweren Trennungsängsten, bei Bindungsstörungen, zum Training von notwendigen Interaktionen im Umgang mit chronischen Erkrankungen, und auch zur Förderung der Entwicklung und Beziehungsfähigkeit des Kindes im Ganzen.

Die Klinik für Kinder- und Jugendmedizin und Psychosomatik bietet eine **Vielfalt diagnostischer und medizinischer Behandlungsmöglichkeiten** in Verbindung mit verschiedenen psychotherapeutischen Verfahren: Psychotherapie – mit den Elementen Spiel-, Schmerz-, Atem-, Gruppen-, Physio-, Ergo-, Entspannungstherapie, Therapie des Sprechens und der Stimme, Bio-Feedback. Darüber hinaus kommen **Beratungsformen** in der Einzeltherapie und auch in der Elterngruppe zur Anwendung: z. B. entwicklungsfokussierte Psychoedukation, Ernährungsberatung, Lernberatung, Soziale Beratung **und Patientenschulungen,** z. B. Diabetes- und Asthmaschulung. Darüber hinaus werden Eltern wenn immer möglich in den Beratungsprozess mit einbezogen und im Rahmen poststationärer Hilfen unterstützt.

Die Therapiedurchführung ist an den jeweiligen Standard der neuropädiatrischen oder sozialpädiatrischen Fachgesellschaften oder der pädiatrischen Psychosomatik orientiert.

6.1 Behandlungsplanung im interdisziplinären Team

Der Einsatz der Behandlungsmöglichkeiten richtet sich primär nach der individuellen Lage des Kindes und seiner Erkrankung. Zusätzlich zu den hier benannten Behandlungsformen werden individuelle Interventionen entwickelt, die an die Möglichkeiten des Kindes anknüpfen können.

Das Gesundwerden bedeutet psychisch eine Identitätsentwicklung, die eine Ablösung von der Symptomatik ermöglicht. Das Kind soll sich in der Begegnung mit den behandelnden Berufsgruppen selbst als kompetent und positiv erleben und so Vertrauen in die eigene Persönlichkeit entwickeln. Gleichwohl wird die Behandlung von Seiten des Teams sehr genau geplant und im Verlauf beobachtet. Diese Entwicklung nutzt die Psychodynamik der therapeutischen Gemeinschaft aus Patient, Team und Mitpatienten.

In **Fallbesprechungen** im Team werden unter ärztlicher, psychologischer und psychotherapeutischer Leitung jeweils

- neue diagnostische Erkenntnisse,
- Verhaltensbeobachtungen und
- aktuelle Entwicklungen

für jeden Patienten zusammengetragen und ausgetauscht. Darauf basierend wird ggf. die Therapierichtung angepasst und eventuelle Interventionen für den Tag oder die folgenden Tage unter Berücksichtigung des Therapieziels geplant. Die Besprechungszeiten sind so gewählt, dass möglichst viele

Mitarbeiterinnen und Mitarbeiter aus jeder Gruppe des multidisziplinären Teams teilnehmen können.

Der individuelle Behandlungsplan kann im Hinblick auf den Entwicklungsprozess auch die mit zu behandelnden Bezugspersonen einschließen. Dieser richtet sich nach der

- individuellen Lebenslage sowie den
- Ressourcen des Kindes und seines Umfeldes,
- nach den Möglichkeiten der Station als soziales Erfahrungsfeld und
- den Möglichkeiten der Welt sowie
- den Möglichkeiten erprobter Behandlungsstandards zum jeweiligen Störungsbild. Alle Mitarbeiter, die mit dem Kind arbeiten, kennen den Behandlungsplan und beziehen sich darauf in ihren Interventionen. Die Durchführung wird in den täglichen Fallbesprechungen reflektiert, überprüft und umgesetzt. Alle Mitgestaltenden sollten den Behandlungsplan verstehen und unterstützen. Damit kann das Team „mit einer Stimme sprechen".

In dem Behandlungsplan werden die speziellen Angebote so eingesetzt, dass sie dem Kind und ggf. auch seinen Bezugspersonen neue Erfahrungen eröffnen, die das gesunde Identitätsgefühl, das Selbstbewusstsein – verbunden mit körperlicher Integrität – stärken und die Interaktionsmuster innerhalb der Familie verbessern.

Die erforderliche Quantität der Interventionen, insbesondere der Einzelgespräche und der Aufwand an Einzelbetreuung können dabei in Einzelfällen die Vorgaben des OPS weit übersteigen, wenn es der Schweregrad und die Komplexität des Störungsbildes der Patienten erfordern.

6.2 Krisenregulation und Krisenmanagement

In der Krisensituation gilt es zu deeskalieren und zu stabilisieren:

- Eins-zu-eins-Betreuung, bis sich der Patient stabilisiert hat. Dies geschieht in Kooperation mit dem gesamten psychosozialen Team der Station.
- Abstand einräumen zur auslösenden Situation – Themenwechsel, Raumwechsel, Rausgehen lassen, Zeit geben zum „Runterfahren"
- Bei anhaltender Spannung wird ein Familienmitglied oder jemand vom sozialen Bezugssystem des Patienten in die eins zu eins Betreuung einbezogen, ggfs. z. B. durch Mitaufnahme
- Je nach Familienkonstellation, (bei starken familiären Belastungen) kann es auch notwendig sein, Familienbesuche weiter einzuschränken, um eine Entlastung für den Patienten zu ermöglichen. Dies geschieht nach Absprache und freiwilliger Vereinbarung mit den Familienangehörigen und Bezugspersonen.
- Entlastungs- und Regulationsgespräch mit einem Mitglied des multidisziplinären Teams.
- Therapeutisches Einzelgespräch mit Arzt/Psychologe/Psychotherapeutin.
- Wenn indiziert, gegebenenfalls auch medikamentöse Unterstützung.
- Bewegung zum Spannungsabbau

Es besteht ein ärztlich-psychologischer Bereitschaftsdienst für Krisen außerhalb der Dienstzeiten der Bezugstherapeuten/Ärzte/Psychologen.

KAPITEL

7 Entwicklungspsychologische Aspekte

In Anbetracht der allgemeinen Lebenserwartung von rund 80 Jahren ist die Kindheit die kürzeste Zeit in der gesamten Lebensspanne. Wenn wir diese Zeit überfliegen und auf sie hinabschauen könnten, dann sähen wir auf ein breites Entwicklungsfeld von Fähigkeiten zum Menschsein. Dazu würden wir die Eltern, Familien oder Betreuungspersonen sehen, die hoffentlich ein gutes Milieu zur Entwicklung bieten würden.

In der ereignisreichen Lebensphase der Kindheit liegen Erfahrungen mit großer Erlebnistiefe und Reichweite für die Zukunft: vom ersten Atemzug, der ersten Beziehungsaufnahme zu einem versorgenden Menschen mit der ersten Nahrungsaufnahme bis hin zur kritischen Distanz, mit der Jugendliche ihre Eltern, die Welt und sich selbst eines Tages infrage stellen.

Kinderärzte behandeln ihre Patienten von der Geburt bis zum Erwachsensein. Sie sind Spezialisten für wachsende und sich in Entwicklung befindende Wesen, die sich nicht nur äußerlich von Monat zu Monat verändern, sondern deren Fähigkeiten sich durch inhärente und lernende Entwicklung permanent verändern. Das betrifft in besonderem Maße auch die Psyche des sich entwickelnden Kindes. Kind und Familie müssen hohe Anpassungs- und Entwicklungsleistungen erbringen, um mit diesen psychophysischen und familiären Entwicklungen Schritt halten zu können.

Eine Kinder- und Jugendpsychosomatik benötigt dementsprechend auch entwicklungspsychologisches Wissen für ihre Behandlungspraxis. Menschen in der Kindheit und Jugend zu behandeln unterscheidet sich wesentlich von der Behandlung Erwachsener. Früher wurden Kinder als kleine Erwachsene angesehen. Ihre besonderen Bedürfnisse hatten sich den Regeln der Erwachsenen unterzuordnen, spielten keine wesentliche Rolle. Erst im Laufe des 20. Jahrhunderts wurde das Kind als ein eigenständiges, sich entwickelndes Wesen wahrgenommen und zunehmend auch wissenschaftlich erforscht.

Daraus folgten in der Pädiatrie und Psychologie verschiedene Normen und Modelle der Entwicklung, die für die Praxis relevant sind. Die Sozialpädiatrie betrachtet die physische, motorische und kognitive Entwicklung im Vergleich zu Entwicklungsnormen. Die Psychologie betrachtet die Entwicklung der Bindung, der Intelligenz und des Denkens (vgl. William Stern, Jean Piaget), die Entwicklung der Moral (vgl. Kohlberg), die Entwicklung kindlicher Ängste und der Weltauffassung (vgl. Kurt Lewin, Oswald Kroh, Daniel Stern) und der Identität (vgl. George Herbert Mead, Carl Rogers), um nur einige zu nennen.

Auch bei einem ungestörten Verlauf müssen Kinder und Jugendliche in schnell aufeinander folgenden Phasen sehr viele Entwicklungsaufgaben bewältigen – sie müssen motorische, sprachliche und soziale Herausforderungen meistern. Eine besondere Rolle spielt dabei immer wieder die Überwindung von Ängsten, deren Inhalte und Bedeutung sich im Laufe der Kindheit verändern.

7.1 Zusammenhang von Entwicklung, Angst und psychosomatischen Erkrankungen

Anhaltende Angst führt immer zu Stress, der sich, je nach Ausprägung, in Unruhe, Unsicherheit, Nervosität und schlechtem Schlaf, in Unwohlsein, Übelkeit, Magendrücken und Durchfall zeigen kann. Angst führt unmittelbar von der Emotion in die Somatik, sie bildet eine schnelle psychosomatische Brücke im Organismus. Deshalb lohnt sich für die entwicklungsorientierte Kinder- und Jugendpsychosomatik ein kurzer Einblick in die Zusammenhänge.

Angst ist primär eine angeborene Fähigkeit, ohne die der Mensch weder Risikobewusstsein noch vernünftiges Schutzverhalten entwickeln könnte, sie ist also in der Normalausprägung existenziell sinnvoll (Riemann, 1961).

Im Laufe der Entwicklung treten bei Kindern je nach Entwicklungsalter verschiedene Ängste in den Vordergrund, die wiederum **Ausdruck neuer Fähigkeiten** sind. Jede neue Fähigkeit ruft somit auch neue Ängste hervor. In der Angstbewältigung werden wiederum weitere Fähigkeiten entwickelt. Im weiteren Lebenslauf kann auf diese Fähigkeiten zurückgegriffen werden (Schumann, 1989). Das vorgestellte **Modell der kombinierten Entwicklungspsychologie und Störungslehre** geht auf die Psychologin Hanna Elisabeth Schumann (1985) zurück. Schumanns Entwicklungstheorie umfasst die gesamte Lebensspanne, hier ist sie nur auszugsweise für die kinder- und jugendpsychosomatische Praxis dargestellt. Die für die Kindheit und Jugend relevanten Phasen werden hier im Zusammenhang mit den kindlichen Ängsten und ihrer Bewältigung gesehen (➤ Tab. 7.1). Dieses Verständnis ermöglicht eine entwicklungsorientierte Einordnung der psychischen Aspekte der Symptomatik, sodass sich daraus in der Kinder- und Jugendpsychosomatik die Richtungen der Arbeit für das gesamte Team ableiten lässt. Es ermöglicht, die Angst zu identifizieren, welche die jeweilige psychosomatische Erkrankung begleitet. Gleichzeitig werden aber auch die Fähigkeiten, die zur Gesundung beitragen können, beachtet und Hinweise für das Behandlungssetting abgeleitet. Es ergeben sich keine statischen Behandlungspläne, stattdessen aber bewährte Behandlungsrichtungen.

Wir sehen daher nicht nur das erkrankte Kind, sondern erweitern den Blick ganz bewusst auf ein Kind, das durch seine Symptomatik versucht, eine wichtige und notwendige Entwicklungsaufgabe zu lösen, die es eben nur in dieser Weise lösen kann. Jede bereits entwickelte Fähigkeit bleibt und steht dem Menschen zur Verfügung.

In der Analogie einer Zwiebel kann man sich die entwickelten Fähigkeiten gleichzeitig vorstellen. Die Symbiose bildet den grünen ersten Trieb, dann folgt die Ich-Werdung als erste Haut, gefolgt von fantastischem, naivem und kritischem Realismus. Es ist für alle Behandelnden hilfreich, undramatisch zu erkennen, dass jede psychische Erkrankung im Grunde eine Übertreibung einer gesunden und notwendigen Fähigkeit darstellt, mit der ein Mangel kompensiert wird (z. B. kann die Fähigkeit des naiven Realismus, Ängste und Unsicherheit durch einfache Ordnung

Tab. 7.1 Entwicklungsphasen

Entwicklungsphase	Symbiose, ca. 0–9 Monate
Fähigkeiten	Der Säugling empfindet sich mit allem in einer Einheit, dabei erlebt er alle Gefühle als körperlich. Er lebt sich im Körper ein, isst und scheidet aus, er beginnt die Welt sensomotorisch über das Rollen, Robben und Krabbeln zu begreifen und zu entdecken.
Alterstypische Angst	Verlassen und allein zu sein
Alterstypische Lösung	Schreien, weinen, anklammern
Entwicklungsaufgabe	Entwicklung von Bindungssicherheit, Vertrauen
Ideale Unterstützung der Bezugspersonen i. d. Phase	Liebevolle Pflege, Fürsorge
Behandlungsrichtung in der Kinder- und Jugendpsychosomatik	Bindung aufbauen, Regression zulassen (ggf. mit Bezugspersonen, Kuscheltieren, Pflege, Wärmedecken), bis ein gewisses Sicherheits- und Vertrautheitsgefühl erreicht ist. Aus der Einzelzuwendung wird dann, getragen von dem gemeinschaftlichen Rahmen der Beziehung, in die Gruppe und schließlich in die weitere soziale Welt geführt

Tab. 7.1 Entwicklungsphasen (*Forts.*)

Entwicklungsphase	**Fremdeln ca. 9–14 Monate**
Neu entwickelte Fähigkeiten	Bindungssicherheit, sie ermöglicht die Differenzierung zwischen vertrauten und fremden Menschen
Alterstypische Angst	Angst vor fremden Personen, Angst, von den Bezugspersonen verlassen zu werden, Trennungsangst
Alterstypische Lösung	Aktives Zuwenden, Suchen und Festhalten der vertrauten Personen
Entwicklungsaufgabe	Entwicklung von Zutrauen zu Neuem und auch zu Fremdem
Ideale Unterstützung der Bezugspersonen	Sicherheit geben und gleichzeitig Zutrauen zu anderen zeigen
Behandlungsrichtung in der Kinder-und Jugendpsychosomatik	Zu Beginn werden unkompliziert alle Bedingungen für sicheres Erleben des Kindes geschaffen, wenn nötig bedeutet dies auch die Mitaufnahme einer Bezugsperson. Das Kind erlebt und entdeckt gemeinsam mit der Bezugsperson die Station und die Angebote, in diesem Prozess holt es das fehlende Stück Entwicklung nach. Mit zunehmender Sicherheit des Kindes kann sich die Bezugsperson schrittweise ablösen, sie wird dabei gut begleitet und geleitet durch das Team.
Entwicklungsphase	**Ich-Werdung „Trotzphase" ca. 15 Lebensmonat – 3 Jahre**
Neu entwickelte Fähigkeiten	Aufrechtes Laufen; Fähigkeit, sich als eigenes Wesen, als Ich zu spüren und in diesem Zusammenhang auch den Körper als eigenen Körper zu erfassen. Daraus ergibt sich auch die beginnende Sauberkeitsentwicklung als erste eigene sozial erwünschte körperliche Leistung.
Alterstypische Angst	Angst, nicht gesehen zu werden von der groß und mächtig erscheinenden Welt, der das Kind sich nun als Gegenüber empfindet. In Relation zur Welt erlebt es sich selbst als ein unbedeutendes Gegenüber, so dass die Angst entsteht, dass eigene Bedürfnisse nicht gesehen und in der Folge übergangen werden.
Alterstypische Lösung	Sich mit großer Wirksamkeit sicht- und hörbar machen, sich verweigern.
Entwicklungsaufgabe	Erste Erfahrungen mit der eigenen Identität; sich selbst, den eigenen Körper, die eigenen Ausscheidungen und die eigenen Bedürfnisse entdecken und verständlich machen, Selbstbehauptung und Anpassung, Entwicklung von Selbstvertrauen; Entwicklung von Verständnis von einfachen Regelhaftigkeiten und Strukturen.
Ideale Unterstützung der Bezugspersonen i.d. Phase	Schaffen einer sicheren und überschaubaren Struktur des Alltags, in der es Spielräume für die Wünsche des Kindes gibt und in der es eine Wahl haben darf, sodass es spürt, dass es wichtig ist und eine Bedeutung hat. Undramatisches Umgehen mit den „Anfällen". Freundlicher Umgang mit den Ausscheidungen, damit das Kind sie als etwas Positives ansehen kann, somit die Ausscheidung frei bleibt von negativen Bewertungen, was beim Kind zu Stuhlverhalt und Obstipation führen kann.
Behandlungsrichtung in der Kinder-und Jugendpsychosomatik	Der Achtung und Beachtung der Individualität des Kindes kommt eine große Bedeutung zu. Es wird Sicherheit vermittelt durch die „Hebung der Lebensschätze", durch die Würdigung des alles bisher „Überstandenen". Die ganz eigene Persönlichkeit des Kindes wird erkundet, aufgegriffen und widergespiegelt und mit seinem Lebensraum, seiner Familie und seinen Interessen verbunden. Entscheidend sind Selbstwertstärkung, Übung in der Selbstwahrnehmung und Kommunikation eigener Anliegen zunächst auf der Station und im Verlauf dann auch mit der Familie.

Tab. 7.1 Entwicklungsphasen (*Forts.*)

Entwicklungsphase	Fantastischer Realismus – Hochblüte kindlicher Ängste – ca. 3–5 Jahre
Neu entwickelte Fähigkeiten	Die Welt wird wesenhaft und lebendig erlebt, das Kind kann fantastisch denken (Sonne und Mond haben Gesichter, es gibt den Weihnachtsmann und den Osterhasen). Ganzheitliches sinnhaftes Verständnis vom Lebendigen Sein in alltäglichen lebendigen Zusammenhängen. Das Kind orientiert sich am „Guten" und fürchtet das „Böse". Beginn des magisch-mythischen Denkens.
Alterstypische Angst	Angst vor dem Bösen, das dem Kind in der Regel auch in lebendigen Gestalten begegnet und hinter jeder dunkeln Ecke lauern kann (z. B. Monster unter dem Bett, Angst vor der Dunkelheit).
Alterstypische Lösung	Durch das fantasievolle Denken kann das Kind Lösungen entwickeln, an deren Wirksamkeit nicht zu zweifeln ist, es entwickelt die Fähigkeit, glauben zu können.
Entwicklungsaufgabe	Sich sicher empfinden können in der übergroßen mit unendlichen Wesenhaftigkeiten belebten Welt. Das Entdecken von Regelhaftigkeiten, das selbstständige Annehmen und Fortsetzen dieser.
Ideale Unterstützung der Bezugspersonen i. d. Phase	Mit Geschichten können sinnhafte Lösungen und Ordnungen hergestellt werden, dabei sollte die „gute Welt" mit entsprechenden Geschichten betont werden. Statt rationalen Argumenten sollten v. a. sinnhafte und fantastische Bezüge hergestellt werden. Damit bleibt das Kind nicht alleine in der fantastischen Welt. Mit Strukturen und Ritualen wird die Welt für die Kinder überschaubar und sicher (z. B. nachts ein Licht anlassen, wenn dies gewünscht ist).
Behandlungsrichtung in der Kinder- und Jugendpsychosomatik	Kindern mit dieser Begleitsymptomatik muss viel Sicherheit und Überschaubarkeit gegeben werden. Die fantastischen Ängste werden durch Eingehen und Mitgehen mit der fantastischen Symptomatik aufgegriffen und im eigenen Narrativ gelöst (s. Fallbeispiel: Die goldenen Pfirsichkerne).
Entwicklungsphase	**Naiver Realismus ca. 6–12 Jahre**
Neu entwickelte Fähigkeiten	Entdecken der einfachen Realität, die vorherigen fantastischen Auffassungen wurden als unwahr entlarvt. Das Kind glaubt jetzt zu wissen, was wirklich ist, und will noch mehr wissen und entdecken. Es orientiert sich an Zahlen, Daten und Fakten (z. B. großes Interesse für das Guinnessbuch der Rekorde). Wettbewerbsdenken, Leistungsvergleiche, Hierarchien und Zugehörigkeit zur sozialen Gruppe auch außerhalb der Familie. Das magisch-mythische Denken kann aber parallel bestehen bleiben.
Alterstypische Angst	Durch die Ablösung der ganzheitlichen, lebendigen, sinnhaft erfahrenen Welt in eine einfache Realität mit Leitungsbewertung und Leistungsstreben entstehen große Ängste. Hinzu kommt der Lernraum Schule mit seinen Anforderungen, z. B. stillsitzen, Aufmerksamkeit und Leistung, sowie der sozialen Eingliederung und Anpassung statt der bisherigen spielerischen, bewegungsfreudigen Freiheit. Es gibt beängstigend viele Möglichkeiten zu versagen, es entstehen die Ängste, Fehler zu machen, in der Gruppe zu sprechen, nicht zu genügen.
Alterstypische Lösung	Das Kind hat den Wunsch nach einer Schaffung von verlorengegangener Sicherheit, es strebt danach „richtig zu sein", das kann sich z. B. durch Leistung, Perfektionismus und Anpassung bis zur Konformität zeigen. Auch die Orientierung an Normen, durch Kontrolle und durch feste Verhaltensmuster kann Sicherheit geben. Kleine Sicherheiten können auch irrational durch magisch-mythisches Denken entstehen , z. B. im Sinne von: „Wenn ich bis zum Ende des Gehweges nicht auf die Fugen getreten bin, dann wird die Mathearbeit gut." Das Wenn-Dann-Verhalten gibt eine Pseudo-Sicherheit, die hilft, Unsicherheiten auszuhalten.

Tab. 7.1 Entwicklungsphasen (*Forts.*)

Entwicklungsphase	**Naiver Realismus ca. 6–12 Jahre**
Entwicklungsaufgabe	Das Erfassen von Regeln, Ordnungen und Gesetzmäßigkeiten (u.a. Wenn-Dann-Beziehungen), Entwicklung von Leistungsfreude, quantitativem Denken, kausalem linearem Denken. Das Meistern von Leistungsanforderungen, Entwicklung von Disziplin, Pünktlichkeit, Ordnung, Selbstständigkeit und Verantwortung. Hinzu kommt die Entwicklung eigener Interessen, mit denen sich das Kind eigene Erfahrungsfelder erobern kann (wie z.B. Pfadfinder, Sport, Musik), sowie die Entwicklung von Gruppenfähigkeit, der Aufbau von Freundschaften und Selbstbewusstsein.
Ideale Unterstützung der Bezugspersonen i.d. Phase	Dem Kind sollte neben der disziplinarischen Ordnung, in die es sich auch einleben muss, die sinnhafte Ordnung der Welt spürbar und erlebbar gemacht werden, sodass es sich gut aufgehoben fühlen kann. Zum einen sollte es bei der Entwicklung seiner Selbstständigkeit unterstützt werden und ihm Zutrauen vermittelt werden. Zum anderen sollten die Bezugspersonen einen emotionalen Ausgleich zu den Leistungsanforderungen schaffen (z.B. nicht in den Ferien pauken), Rahmenbedingungen für Entspannung und Spiel bieten und das Kind bei Interessen und Ausgriffen in die Welt unterstützen.
Behandlungsrichtung in der Kinder-und Jugendpsychosomatik	Oberstes Prinzip ist die Wiedererspürung natürlicher tragender Sicherheit sowie des Aufgehobenseins im Leben. Dabei gilt es, das Kind in seiner eigenen Weise anzunehmen, aber die Fixierung auf den Zwang durch das Angebot kohärenter, sinnhafter Erfahrungsfelder und lebensweltorientierter Therapie zu lösen. Dies wird durch eine individuelle und familiäre Aufarbeitung begleitet und unterstützt.
Entwicklungsphase	**Kritischer Realismus ca. 13–18 Jahre**
Neu entwickelte Fähigkeiten	Fähigkeit, sich selbst und die Familie, aber auch die Welt kritisch zu hinterfragen, zu zweifeln, zu vergleichen und zu bewerten (sozialer, körperlicher, leistungsmäßiger Vergleich); Fähigkeit zu tiefem Mitgefühl, Gerechtigkeitssinn und Weltschmerz; Sehnsucht danach, Neues zu entdecken und kennen zu lernen; sich hingezogen fühlen zur Peer-Group und Anderen außerhalb der Familie.
Alterstypische Angst	Scham für sich und die eigene Familie; Angst, nicht zu genügen, nicht liebenswert und durch die Geschlechtsentwicklung hässlich zu sein; Selbstwertproblematik und Selbstablehnung; Zukunftsängste.
Alterstypische Lösung	Der Jugendliche zieht sich aus der Welt zurück, verschließt sich und/oder vertieft sich in Selbstbeobachtung und in die Emotionen. Nischen bieten dabei z.B. virtuelle Welten, aber auch Drogen. Eine große Bereitschaft besteht auch zum Aufbruch, zum Anschluss an Gruppen, zur Konformität und zum Ausprobieren von vielem Neuem.
Entwicklungsaufgabe	Im Zentrum steht die Entwicklung aus der Welt der Kindheit, verbunden mit einem Rollenwandel in die Welt der Erwachsenen. Dabei gilt es, den von innen kommenden Wandel in die Geschlechtlichkeit auszuhalten und zu integrieren, den eigenen Weg zu finden, die eigene Identität zu bilden, sich ins Leben zu orientieren, und die eigene Inspiration und das eigene Sinngefühl zu entdecken.
Ideale Unterstützung der Bezugspersonen i.d. Phase	Die Bezugspersonen können die neue Selbstwerdung durch Offenheit und Toleranz unterstützen, dabei sollte eine Ausgewogenheit im Freiraum und in Grenzsetzung gestaltet werden.
Behandlungsrichtung in der Kinder- und Jugendpsychosomatik	In der Behandlung geht es darum, die Wendung der nach innen gerichteten Wahrnehmung nach außen zu unterstützen. Ein breites Angebot von Erfahrungsfeldern ist dabei hilfreich, der Jugendliche wird als wertvoller Teil der Gruppe an- und mitgenommen. Dabei sollte auf die Fokussierung von Befindlichkeiten möglichst verzichtet werden, stattdessen beobachtet werden, wo sich in der Interaktion und den Erfahrungsfeldern Resonanz bildet und diese Erfahrungen diskret erweitert werden können. Die Tür zu dem Raum des depressiv Gestimmten öffnet sich durch sinnhafte Impulse von der Außenwelt. Dazu gehören liebevoll begleitete Erfahrungen in der Natur, die tiergestützte Therapie, auch Massage, Physiotherapie, Kunst- und Musiktherapie.

einzudämmen, in Ordnungszwänge ausufern). Dies ermöglicht die notwendige Abkehr von der scheinbar allzu menschlichen Faszination für die Störung hin zu einer kundigen Betrachtung der Chancen und Potenziale.

Den Behandelnden sollte bewusst sein, was es bedeutet, Patienten und Patientinnen in der intensivsten Entwicklungsphase ihres Lebens zu begleiten. Bei der Behandlung sollte diesen natürlichen Entwicklungsregungen Raum gegeben und gelassen und den Kindern und Jugendlichen liebevoll begegnet werden. Dies gelingt, indem wir bereit sind, in der Symptomatik Lösungen für Entwicklungsaufgaben und Hindernisse zu sehen und symptomatische Lösungen als Helfer im Sinne psychisch stützender Krücken zu verstehen. Es empfiehlt sich, die Krücken nicht einfach zu entfernen, sondern die Entwicklung neuer, gesünderer Lösungen zu ermöglichen. Dazu trägt der Blick auf die Entwicklungsaufgabe des Kindes bei und auf die individuelle aktuelle Lösung, die diesem Patienten in seinen Möglichkeiten und denen innerhalb seines Lebensraums (Familie, Schule, Freunde) gegeben war. Auf diesem Krankheitsverständnis basiert eine entwicklungsorientierte Behandlung.

7.2 Somatisierung und Resomatisierung – eine Kernaufgabe in der Kinder- und Jugendpsychosomatik

Somatisierungsstörungen gehören in der Kinder- und Jugendpsychosomatik zu den häufigsten Krankheitsbildern. Es gehören geeignete Entwicklungsbedingungen und ein entsprechender Entwicklungsweg dazu, sich in seinem Körper einzufinden, Bedürfnisse erspüren und zeigen zu können, sich selbst als Person immer wieder neu und anders zu entdecken und dabei eine Identität zu entwickeln, die es ermöglicht, ein möglichst gelingendes Leben zu führen.

Das Entdecken und sich Hineinfinden in den eigenen Körper, in dem das sehr junge Kind alle Empfindungen und Missempfindungen überwiegend körperlich erlebt, ist die **natürliche Somatisierung.** Durch die Bindungsforschung ist bekannt, dass Kinder von Eltern mit bindungsvermeidendem Verhalten bereits mit einem Jahr gelernt haben, ihre Bindungsverhaltensweisen zu unterdrücken und nicht nach außen zu zeigen (Brisch, 1999). Die Unterdrückung schafft das Kind nur mit einer erheblichen inneren Stressbelastung. Bereits nach kurzen Trennungssituationen im Alter von einem Jahr fanden sich höchste Stressreaktionen: Erhöhung der Herzfrequenz und des Cortisolspiegels sowie Veränderung des Hautwiderstandes. Hier zeigt sich die psychosomatische Brücke. Kinder, die in Trennungs- und Bedrohungssituationen ihre Verhaltensweisen und die damit verbundenen Emotionen nicht nach Außen zeigen, diese also beherrschen, zeigen eine erhöhte physiologische Erregung. – sie reagieren also psychosomatisch. Wir wissen von psychosomatischen Patienten, dass sie häufig über ihre Gefühle – v. a. in Verbindung mit belastenden Situationen – nicht sprechen können, diese auch teilweise nicht wahrnehmen. Stattdessen reagieren sie mit körperlichen Symptomen als Ausdruck ihrer inneren Erregung (Brisch, 1999).

Erst mit zunehmendem Alter entwickelt das Kind ein Ich-Bewusstsein (vgl. Ich-Werdung, ➤ Tab. 7.1) und damit die Fähigkeiten, zu sprechen, Emotionen zu benennen und zu differenzieren. In diesem Prozess der zunehmend kognitiven Entwicklung erfolgt die sogenannte **Desomatisierung** (Schur, 1955), welche die zu Beginn des Lebens existierende Einheit von körperlichen und psychischen Vorgängen auflöst. Bei älteren Kindern, Jugendlichen und Erwachsenen können psychische Belastungen und Spannungszustände zu vegetativen Reaktionen und zu einer Regression führen, die dann wiederum in der **„Resomatisierung“** münden kann. Dabei wird psychisches Missbefinden wieder vermehrt körperlich gespürt, dies kann sich als Symptome, aber auch als Störungen und schließlich auch als evidente funktionelle Erkrankungen mit möglicher Chronifizierung manifestieren.

An diesem Beispiel lässt sich erkennen, wie die Erkrankung ein Rückgriff auf eine natürliche Fähigkeit ist. Dies lässt sich analog auch auf psychische Symptomatik übertragen und ist besonders hilfreich bei der Behandlung.

Der Befund einer Somatisierung sollte wahrgenommen und auch sehr ernst genommen werden. In der üblichen Praxis wird sie eher selten benannt. Oft heißt es, dass der Arzt „nichts gefunden" habe. Zurückbleiben zum einen das enttäuschte Kind, das offiziell keinen Grund für sein gestörtes Befinden hat und trotzdem Schmerzen/Übelkeit/Luftnot spürt, und zum anderen ratlose Eltern. In der Regel wird im weiteren Verlauf ein Spezialist konsultiert, der die Ursache finden soll. Je nachdem, bei welchem Spezialisten die Familie ihr Kind vorstellt, folgt nun eine umfangreiche weitere Diagnostik – aber immer noch bleibt die notwendige Therapie aus, weil anstelle einer Diagnose „ohne Befund" formuliert wurde. Alternativ (oder auch nach weiteren Untersuchungen durch den Spezialisten) wird dem Kind vermittelt, dass es gesund sei und jetzt aufhören müsse, sich krank zu fühlen. Dies verschlechtert die Lage für das Kind meist dramatisch, aus dem Unverstandensein und dem Abgewiesensein können depressive Stimmungen, belastete Eltern-Kind-Beziehungen und aus unserer Beobachtung in der Praxis nicht selten tiefergehende psychische Störungen entstehen.

Nach ICD-10 müssen die Beschwerden für die Diagnose einer Somatisierungsstörung mindestens zwei Jahre bestehen – dasselbe zeitliche Kriterium wie auch für Erwachsene. Dieses zeitliche Kriterium ist in der Anwendung auf Kinder und Jugendliche sehr kritisch zu sehen. Für Kinder bedeuten zwei Jahre einen erheblich größeren prozentualen Anteil ihres Lebens als für Erwachsene. Wenn bei Kindern und Jugendlichen eine Somatisierung vorliegen könnte, sollte die Diagnose auch gestellt werden, wenn die entsprechenden psychodynamischen Kriterien erfüllt sind, unabhängig von der Dauer der Erkrankung. In der Regel reagieren sowohl Eltern als auch Kinder erleichtert, wenn ihnen gesagt wird, dass es sich um eine Krankheit handelt, die Somatisierung/Somatisierungsstörung heißt und dass diese Krankheit behandelbar und heilbar ist. Je nach Ausprägung braucht das Kind dafür eine ambulante Psychotherapie oder eine teilstationäre oder stationäre psychosomatische Behandlung.

KAPITEL

8 Grundpfeiler der salutogenen psychosomatischen Therapie

8.1 Einführung: Warum ein salutogenes und sinnbezogenes kohärentes Behandlungskonzept?

Die Frage, wie Gesundheit eigentlich entsteht, stand nicht am Anfang der Geschichte von Medizin und Psychotherapie. Der Arzt Victor von Weizsäcker, der zusammen mit Kurt Goldstein als Begründer der Psychosomatik in Deutschland gilt, stellte sie als erster. In seinem Lebenslauf spannte Viktor von Weizsäcker die Brücke zwischen Physiologie, aus der er kam, hin zur Psychosomatik, in dem er den Blick auf den ganzen Menschen richtete. Er nannte diesen Blickwinkel anthropologische Medizin. Er verstand den Menschen als Einheit von Seele und Körper und forderte eine entsprechende Behandlung.

„Leib und Seele sind nicht zwei Substanzen, sondern eine. Sie sind der Mensch, der sich in verschiedener Weise kennenlernt."

V. v. Weizsäcker

Wo und wie lernt der Mensch sich in verschiedener Weise kennen? Wie stellen wir uns den Raum vor, in dem Gesundheit immer wieder neu entsteht?

Die Entwicklung zur Gesundheit ist ein komplexer psychophysischer Prozess. Wenn wir uns erinnern, wie wir einstmals von einer Erkrankung gesundeten, dann werden wir uns höchstwahrscheinlich an Kontextfaktoren erinnern, an die Umgebung, an bestimmte Situationen mit Menschen oder anderen wichtigen Kräften, in deren Zusammenhang sich unser Befinden besserte. Also in Resonanz – Resonanz zwischen den Potenzialen in uns und den sinnhaften Potenzialen unseres Seins im Außen – im in der Welt sein.

Der Psychologe Abraham Maslow ging der Frage nach, was gesunde Menschen auszeichnet. In einem Vortrag, den er 1961 hielt, fasste er das für ihn auffälligste Ergebnis zusammen. Gesunde Menschen berichteten von vielen Gipfelmomenten in ihrem Leben, in denen sie sich besonders lebendig, besonders verbunden mit anderen und verbunden mit dem Leben im großen Ganzen, auch verbunden mit etwas Höherem über sie Hinausgehendem fühlten. Kranke hingegen berichten dies deutlich weniger. Wegen der hohen Bedeutung für die Gesundheit ergänzte er daraufhin seine bekannte Pyramide der Bedürfnisse um das Bedürfnis nach **Transzendenz.**

Ein Jahrzehnt später fand der Medizinsoziologe Aaron Antonowsky bei seiner Studie an Frauen, die ein Konzentrationslager überlebt hatten, als Nebenbefund überraschend mehr psychische Gesundheit als erwartet. Diesem ging er in weiteren Untersuchungen nach und entdeckte bei den Frauen eine innere individuelle natürliche Geisteshaltung, die er als „sense of coherence", zu Deutsch **Kohärenzsinn,** bezeichnete. Aspekte von Kohärenzsinn werden, annährungsweise ins Deutsche übersetzt, als Sinnhaftigkeit und Verstehbarkeit des Lebens und Handhabbarkeit bezeichnet. Als entscheidende natürliche Überlebensstrategie blieben die Frauen auch in der sehr schweren Zeit einer sinnhaft geordneten guten Welt vertrauensvoll verbunden. Der Bezug auf eine sinnvolle Dimension, die letztlich hinter und über den Dingen existiert, ergibt auch dann Resilienz, wenn die eigenen Handlungsmöglichkeiten sehr gering sind.

Der Psychiater und Neurologe Viktor Frankl, der selbst mehrere Konzentrationslager überlebte, entdeckte auch durch eigene Erfahrung das menschliche Bedürfnis nach Sinn. Er nannte es den **„Willen zum Sinn"** und bildete aus seinen Erfahrungen die

Logotherapie/Existenzanalyse. „Logos" bedeutet im Zusammenhang mit der Logotherapie „Sinn".

Viktor von Weizsäcker, Viktor Frankl, Abraham Maslow und Aaron Antonowsky verbindet, dass ihr Schaffen für die Gesundheit die Bedeutung einer salutogenen Sichtweise auf den Menschen und eine sinnorientierte Haltung zur Welt nachhaltig begründete. Dazu gehören auch Erinnerungen von positiven Erfahrungen, die verinnerlichte „gute Welt" auf die, auch über den konkreten Raum hinweg, Bezug genommen wird. Auf diese Weise bleibt die Resonanz auch in schwierigen Lebenslagen, wie Krankheit und Not, die Basis zur Erneuerung.

All diese Erkenntnisse aus den Untersuchungen von Maslow, den Studien Antonowskys und den persönlichen Erfahrungen von Frankl sind von dem Gedanken getragen, dass Sinn eine Wirklichkeit in der Welt ist und nicht allein im Auge des Betrachters liegt. Sie zeigen, wie bedeutsam die Erfahrung eines sinnhaften und sinnvollen Umfeldes für die Gesundung ist. Welche Anforderungen für die Gestaltung einer stationären psychosomatische Therapie für Kinder- und Jugendliche lassen sich daraus ableiten?

Hanna Elisabeth Schumann, die Begründerin des Konzepts Integrativer Methodik, fragte sich: Wie muss die Welt sein, damit sie zu dem Kind passt? Wie entsteht Lebendigkeit wieder neu? Wie gestalte ich die Welt so, dass es sich entwickeln kann?

Sie arbeitete im Berlin der Nachkriegszeit 1949–1955 mit traumatisierten und verhaltensauffälligen Kindern und Jugendlichen auf einer geschlossenen Station im Haus Kinderschutz. Die Kinder kamen aus zerrütteten Verhältnissen. Sie befanden sich in dem Heim, weil sie weder einen Ort noch eine Orientierung in der Welt hatten, von dem aus sie sich zurechtfinden konnten. Sie waren geschwächt, ihre Selbstüberzeugungen negativ, ihre Motivationen noch nicht spürbar. Wenn von innen heraus keine Lebensenergie spürbar wird, dann kann es immer noch von der Seite der Welt her vom Leben sinnhaft betroffen werden.

In den engen materiellen und personalen Grenzen der damaligen Zeit kam sie auf diesem Weg dazu, für die Kinder eine **bedürfnisorientierte, sinnlich erfahrbare kohärente Welt** mit Geborgenheit, mit Musik und Gemeinschaft zu gestalten. Eine Welt, in der sich die Kinder wieder emotional öffnen und in ihren Beziehungen in Resonanz gehen konnten. Das führte zusammen mit einer individuellen ressourcenorientierten Begleitung zu einer guten Entwicklung, sodass die Station schließlich geöffnet werden konnte. Obwohl das Haus Kinderschutz in Berlin-Zehlendorf als pädagogische Einrichtung keinen Therapieauftrag hatte, gingen unter diesen geschilderten Umständen eines heilsamen Umgangs viele psychosomatische und Verhaltensstörungen der Kinder zurück.

Diesem bedürfnisorientierten Vorgehen steht die Auffassung entgegen, dass Therapie kein Wohlfühlprozess sein dürfe, dass sie sogar entbehrungsreich und schmerzhaft sein müsse, um wirklich den Rang einer Therapie einzunehmen. Das entspricht einer älteren Behandlungstradition, ohne Kenntnis oder ohne Würdigung der gesicherten salutogenen Erkenntnisse von Kohärenz und Sinnbezug.

Der **„sense of coherence"**, den Antonowsky als individuellen Bezugsrahmen einer Person zur Welt beschrieb, ist eine bedeutende menschliche Fähigkeit und nach Frankl und Maslow entspricht er auch einem wesentlichen Grundbedürfnis des Menschen.

In der stationären Therapie besteht die besondere Chance, den „sense of coherence" nicht allein als etwas dem Menschen Innewohnendes zu sehen, sondern ihn darüber hinaus auch in die räumlich-atmosphärische Außendimension hinein zu denken und zu verwirklichen. Daraus folgt ein bedürfnisorientiertes, ansprechendes und sinnerfüllendes therapeutisches Milieu, in dem sich die Kinder lebendig in Resonanz miteinander und mit neuen Themen und Herausforderungen erleben. Für Schumann war Resonanzerleben wesentlich zur Integration von Neuem und damit überhaupt für Entwicklung. Ein sinnhaftes, kohärent gestaltetes Umfeld bildet dazu eine gute Voraussetzung.

Die Verwirklichung von Kohärenz auf institutioneller Ebene, auf einer Station, also in einem kleinen sinnhaften System, bietet den entscheidenden Erfahrungsrahmen auch in der psychosomatischen Therapie Kinder und Jugendlicher. Sie beruht auf der therapeutisch wirksamen Kombination von kohärentem **Raum, Struktur und Beziehung,** die ihren Gesamtausdruck in der Milieutherapie findet. Für die Organisation der Therapie empfiehlt sich ein integratives salutogenes Behandlungskonzept, das eine weitgehende gute Passung zwischen Kind und Therapieangebot ermöglicht und gleichzeitig die

Ressourcen des multidisziplinären Teams zu einem passenden Therapieangebot in einem milieutherapeutischen Rahmen bündelt.

Eckard Fischer, Chefarzt i. R. der Abteilung für psychotherapeutische Medizin und Psychosomatik im christlichen Krankenhaus Quakenbrück, beschreibt in seinem Buch „Wie Gesundheit entsteht“ anschaulich die Notwendigkeit salutogenen und kohärenten sinnbezogenen Handelns für die Gesundheit.

Es sind die vielen Situationen in einem Therapieprozess, in denen sich dieser Anspruch erfüllen kann.

8.2 Grundpfeiler I: Therapeutischer Raum

Das Leben ist die beste Therapie!? – ist „das Leben“ ein guter therapeutischer Raum? Das kann zutreffen, wenn es von ausreichend lebendigen Erfahrungen, Geborgenheit und Verbundensein in den Beziehungen und passenden Herausforderungen gefüllt ist. Sy Montgomery beschreibt in ihrem Buch „Einfach Mensch sein“ – im englischen Original zutreffender als „How to be a Good Creature“ betitelt – wie sie die Welt sehnsüchtig lebendig fühlt, die sie entdecken möchte: „Ich wusste, da draußen war eine lebendige grüne, atmende Welt, die von dem pulsierenden Leben der Vögel und Insekten, Schildkröten und Fische, Kaninchen und Rehe nur so brummte.“

Kinder lieben lebendige Erfahrungsräume und sehnen sich danach, etwas zu erleben.

Die Erfahrungsräume der Kinder- und Jugendlichen, die eine stationäre Behandlung vor sich haben, waren in der Regel schon monatelang durch die Erkrankung eingeschränkt. Sie zogen sich zurück, besuchten kaum noch oder gar nicht die Schule, stellten wegen ihrer Beschwerden Sport- und Freizeitaktivitäten ein, erlebten sich in der Familie als Belastung. Entsprechend entwickelten sie ein zunehmend negatives Selbst- und Weltkonzept, geprägt von Unsicherheiten und verlorenem Vertrauen in sich selbst und in andere.

Es ist kaum möglich, über den therapeutischen Raum zu schreiben, ohne auf die besorgniserregenden Auswirkungen der lang andauernden Restriktionen aufgrund der Covid-19-Pandemie einzugehen. Dies zeigt, was passiert, wenn der Lebensraum zum Isolationsraum wird.

Seit März 2020 führte die Corona-Pandemie zu gesellschaftlicher verordneter Abschottung. Die Lebenswelt wurde zu einem verbotenen gefährlichen Raum, die Mitmenschen zur potenziellen Gefahr. Die Interessen und Bedürfnisse der Familien, der Kinder und Jugendlichen standen bei der Problemlösung zurück. Bereits während der ersten Monate der Pandemie zeigte sich in internationalen Studien eine massive Verschlechterung der mentalen Gesundheit von Kindern und Eltern (Feinberg et al., 2022, Westrupp et al., 2021).

Viele Familien saßen auf engstem Raum, allen wurde die große Gefahr vermittelt, die es bedeutet sich frei zu bewegen und zur Sicherheit für die Gesellschaft das Recht genommen dies zu tun. Sport, Musik, Freunde treffen fielen weg, dazu auch die Schule mit ihren sozialen Kontakten. Homeschooling und Homeoffice forderten ein Raumangebot und eine Ausstattung, auf welche die Familien nicht eingerichtet waren und nur wenige sich einrichten konnten. Viele Familienmitglieder waren zu Hause. Gerade in Familien mit Spannungsdynamik entwickelten sich auf engem Raum die Probleme wie unter einem Brennglas. Die Pandemie stellt „eine akute Bedrohung für das familiäre Wohlergehen dar […]“ (Hahlweg et al., 2021).

Für gut gestellte Familien mit ausreichend Raum konnte die ungewohnt lange Zeit des alltäglichen Miteinanderseins auch positive Erfahrungen ermöglichen. Corona zeigte in besonderer Weise die Wirkung des Lebensraums auf die Gesundheit. Bei vielen Kindern und Jugendlichen verstärkten sich in dieser Zeit bestehende Probleme, die Nachfrage für ambulante und stationäre Therapie stieg. Wegen des ohnehin bestehenden Defizits an therapeutischer Versorgung entstanden und entstehen sehr lange Wartezeiten. Wartezeit ist keine Parkzeit. Es ist Lebenszeit, in der das Leben weiter Leistungen und Anpassung fordert, mit Herausforderungen anklopft. Die Entwicklung aber stockt und oft ergeben sich aus den ungelösten Störungen als Sekundärfolge weitere Problemlagen und Störungen. Das Defizit an therapeutischer Versorgung schlug sich auch in den Psychiatrien nieder.

Der therapeutische Raum kann nicht isoliert vom gesellschaftlichen Raum betrachtet werden. Sachlich lässt sich eine gewisse Vernachlässigung, um nicht sogar von Geringschätzung der Entwicklungsbedürfnisse von Kindern und Jugendlichen in der Coronazeit und zusätzlich durch das Defizit an adäquaten Therapieangeboten feststellen. Das Risiko für psychische Auffälligkeiten bei Kindern und Jugendlichen stieg von rund 18 % (vor Pandemiebeginn) auf 31 % (während der Pandemie). Psychosomatische Symptome wurden während der Pandemie häufiger. Die Pandemie erhöht die Risiken für psychische Probleme (Ravens-Sieberer et al., 2020).

Es wird überdeutlich, welche Bedeutung der Lebensraum schon im Alltag für die Erhaltung der Gesundheit einnimmt. Wie wichtig ist der therapeutische Raum erst recht für die Behandlung von Störungen?

Der therapeutische Raum ist die konkrete räumliche Umgebung, wie auch der emotional erfahrbare Raum mit seinen Impulsen und Herausforderungen.

MERKE

Die Milieutherapie

Sie bildet den tragenden kohärenten Rahmen und Raum, den alle Interventionen verbindenden Grund. Die psychosomatische Erkrankung entsteht häufig durch multikausale Genese und benötigt daher auch eine multimodale Therapie. Um die Vielfalt der Behandlung angemessen zu bündeln und zu transportieren, bieten wir ein milieutherapeutisches Erfahrungsfeld. Durch den vorübergehenden Wechsel des kindlichen sozialen Bezugsrahmens können salutogenetische Entwicklungsräume für positive Selbsterfahrung geöffnet werden.

8

Der konkrete Raum, in dem das Kind sich selbst in der Welt durch Entdeckungen, neue und vertraute Beziehung zur Geborgenheit, zur Natur, zu Tieren, zur Gemeinschaft erfährt, ist eine therapeutisch wirksame Dimension. In der ➤ Abb. 8.1 berührt ein Mädchen mit einer Anorexie das Pferd. In der Zugewandtheit zwischen beiden entsteht heilsame Resonanz, die dem Mädchen eine sinnhafte und sinnvolle Welt wieder erschließt. In diesem Moment ist sie die Person, die sich in Verbindung mit dem Pferd lebendig fühlt.

Aus der Summe solcher Momente des „sich wieder lebendig Fühlens“ entsteht Lebensenergie und folgt ein Wandel des Selbstkonzepts als Kranker in

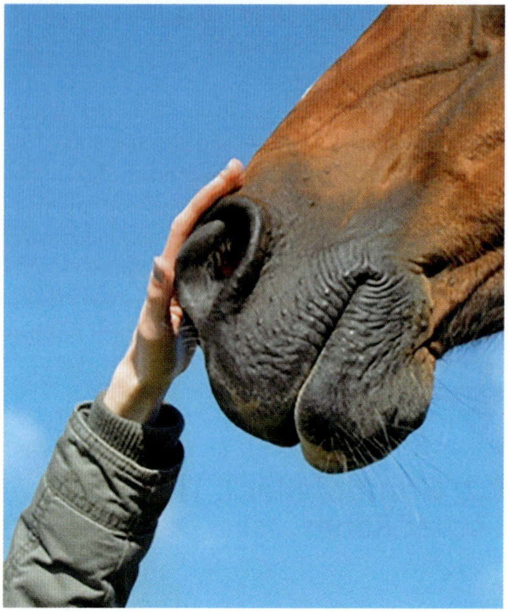

Abb. 8.1 Erfahrungsfeld Tierhof [P1308]

ein Selbstkonzept als Person. Aus dieser Erfahrung erwachsen neue Handlungsmöglichkeiten.

Dadurch werden eigene Handlungsweisen reflektierbar und modellierbar, soziales Training in ursprünglicher Form und wertschätzender Umgebung findet statt. Identitätsentdeckend und -entwickelnd können bisher hinderliche Muster abgelegt und durch konstruktiven Ausgriff auf die Umgebung ersetzt werden.

Nach der Theorie von Carl Rogers gelingt die **Veränderung des Selbstkonzepts** durch neue Erfahrungen in günstigen Entwicklungsräumen. Die individuellen Ressourcen des Patienten können sich entfalten und die sozialen Ressourcen des umgebenden Feldes/der Stationsgemeinschaft spiegeln dies dem Kind wider.

„Der Mensch durchläuft (in einem therapeutisch günstigen, liebevoll gestalteten Milieu) einen Prozess, der es ihm ermöglicht „Vertrauen zum eigenen Organismus“ zu entwickeln, mit dieser Empfänglichkeit Bewertungen aus sich heraus vornehmen zu können, indem er ständig neue Aspekte seines Wesens im Strom seiner Erfahrungen entdeckt. Der es zulässt, sein Selbstkonzept zu reorganisieren, seine anfangs vielleicht nicht akzeptierten Wahrnehmungen und Gefühle und sein Selbstkonzept immer wieder zu einer neuen Ganzheit werden zu lassen“ (Rogers, 1976).

Der therapeutische Rahmen der stationären Therapie umfasst viele Aspekte und Dynamiken. Letztlich sollten genau die Impulse für Entwicklung und Gesundung gegeben werden, die Kinder- und Jugendliche brauchen. Bei der Vielzahl von Möglichkeiten, wie auch bei der Begrenzung von Möglichkeiten der Therapie und der Therapeuten, gibt das Denken in zentralen Funktionen für Entwicklung eine Struktur.

Mit einer Funktion wird ein bestimmter Prozess benannt. Ein Prozess steht in der Regel nicht isoliert, sondern in Verbindung mit anderen Prozessen. Diese Prozesse bilden ein funktionales Netzwerk, ein dynamisches Feld. Therapie geschieht in dynamischen Feldern. Alle therapeutischen Schulen verwirklichen in unterschiedlichen Funktionen ähnliche oder gleiche Funktionen. Interventionen werden therapeutische „Funktionsträger“, sie können zu einem therapeutischen Funktionsablauf geordnet werden (Schumann, 1980).

Anhand des **Modells der therapeutischen Zentralfunktionen** von H. E. Schumann lassen sich die Entwicklungsprozesse im dynamischen Feld der stationären psychosomatischen Therapie gut überblicken und gestalten (➤ Abb. 8.2). Die Zentralfunktionen greifen zwei verschiedene Weisen menschlicher Realität auf, die dennoch gleichzeitig bestehen. Zum einen die Seite des Erkennens, Entwerfens und Handelns, was sich eine Person vom Ich heraus vornehmen kann, und zum anderen die Seite, die nicht vom Ich her allein plan- und machbar ist. Auf dieser anderen Seite ist die Person ein Teil der Welt und wird von der Welt betroffen. Diese Seite ist von ihr aus durch Offenheit erfahrbar. Sie erfährt etwas von und mit anderen Menschen, der Natur, Tieren, Musik und vielen anderen Dingen. Sie wird berührt und kann sich in Resonanz erleben, kann sich dadurch integriert erleben oder eine neue Erfahrung in sich integrieren. Solche Erfahrungen können weder verfügt noch geplant werden, sie können nur geschehen.

Es hängt von dem jeweiligen Schwerpunkt im Prozess ab, ob sich die Person in dem Moment mehr als aktiv Handelnde oder mehr als Erfahrende fühlt. Beide Dimensionen sind an jeder Entwicklungsdynamik beteiligt. Sie sind in dem Modell differenziert dargestellt, um den Prozess überschaubarer zu machen und damit die therapeutische oder pädagogische

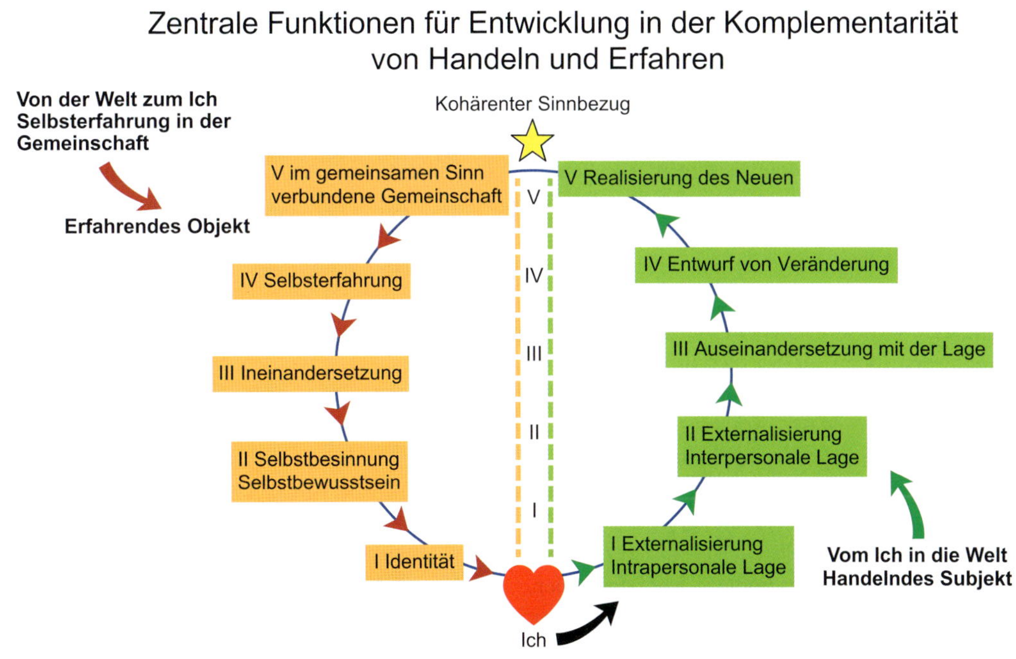

Abb. 8.2 Modell der therapeutischen Zentralfunktionen [L253/P1308]

Reichweite zu verbessern. Macht die Person positive sinnhafte und sinnvolle Erfahrungen, erlebt sie sich in Resonanz und wirksam herausgefordert in ihrem Umfeld, so erfährt sie sich im Ineinander mit „der Welt", sie bildet daraus Selbstbewusstsein und erweitert und festigt ihre Identität, die ihr das Fundament gibt, um sich wiederum vom Ich heraus als Handelnde in der Lage zu sehen, sich mit den Herausforderungen des Lebens auseinanderzusetzen. Daraus ergeben sich im Modell des Funktionsablaufs zwei Richtungen: Die eine führt von der Innenwelt des Individuums in die Welt äußerer Zusammenhänge, die andere aus den Systemen äußerer Zusammenhänge zur Ich-Selbst-Erfahrung der Person. „Die Person kann gleichzeitig als Subjekt und Objekt in der Welt beschrieben werden. Sie ist gleichzeitig ein relativ selbstständiges, individuelles System (Subjekt, Anm. der Autoren) und Teil (Objekt, Anm. der Autoren) eines umfassenden Weltsystems" (Schumann 1992).

Wir gestalten die Welt in jedem Moment als Subjekt – vom Ich in die Welt gerichtet. Dies zeigt die grüne Seite. Sie ist der individuelle innere Raum, der die Prozesse enthält, mit denen sich das Individuum selbst und sein Leben sieht, die inneren Motivationen und Hürden, die eigenen Sinnbezüge und Konflikte sowie die eigenen Entwürfe für Lösungen und Veränderungen.

Von der Seite der Welt aus gesehen sind wir ein Objekt, auf das sie sich immer in irgendeiner Weise richtet. Etwas vermittelt die Welt in ihrer jeweiligen Erscheinung dem Menschen. Und dies kann keine Person von ihrem Ich heraus verfügen. Alle Begegnungen, Überraschungen, seien es Zuspruch oder Kritik, seien es Ignoranz oder Mitgefühl, sei es ein wunderbares Farbenspiel oder ein weiterführender Impuls durch ein aufmerksames Gespräch. Insofern gestaltet die Welt uns in jedem Moment als Objekt und gibt den Raum für Selbsterfahrungen des im Moment der Erfahrung offenen, aber nicht planvoll handelnden Subjekts. Nur so kann uns etwas wirklich Neues begegnen und berühren, was über uns hinausgeht und erweitert. Dies unterscheidet die Erfahrungs- von der Handlungsseite. Die neue Erfahrung wird wiederum ein Teil unserer Identität werden. Dieser Prozess findet sich auf der gelben Seite. Hier ist der therapeutische Raum, die Struktur und die soziale Gemeinschaft. Auch der Therapeut, die Therapeutin ist Teil der gelben Seiten des Außen, des Sozialen, der therapeutischen Gemeinschaft. Dies ist der Erfahrungsraum, in dem die Identitätserfahrungen generiert werden.

Die ersten vier Zentralfunktionen der grünen Seite, die den Prozess der individuumsbezogenen therapeutischen Arbeit wiedergeben, stimmen recht gut mit den Wirkfaktoren nach Klaus Grawe überein. Er formulierte sie aufgrund seiner Auswertung von 897 Wirksamkeitsstudien, mit dem Ziel, die gemeinsamen Wirkfaktoren von Psychotherapie zu erfassen.

Auch wenn Grawe methodische Mängel vorgeworfen wurden, war sein Anliegen, die gemeinsamen Faktoren von Psychotherapie herauszufinden, ein Schritt zur Lösung vom zu engen Denken in den Therapieschulen. Hinzu kommen die Befunde zur Passung in der therapeutischen Beziehung, die durch verschiedene Studien als entscheidender Faktor für eine gelingende Therapie gilt. Die Orientierung an den Zentralfunktionen enthält die Freiheit, jede Funktion mit einer individuell für das Kind oder die Familie mit passender Intervention zu füllen.

➤ Tab. 8.1 stellt die Wirkfaktoren nach Grawe neben die Zentralfunktionen nach Schumann und beschreibt diese kurz. In dieser Tabelle werden die einzelnen Funktionen kurz beschrieben und anhand der folgenden Praxisbeispiele verdeutlicht.

Im Funktionsablauf können unterschiedliche Interpunktionen gesetzt werden (➤ Abb. 8.2). Der Prozess kann die Interpunktion bei dem Individuum und seiner intra- und interpersonalen Lage und der individuellen Realität setzen: Zentralfunktion = ZF Ii-ZF Vi. Ebenso kann im Prozess die Interpunktion beim kohärenten Sinn und Seinszusammenhang und der sozialen Realität gesetzt werden. Dies führt von ZF Vs zu ZFI s.

Indikation für die Entscheidung zum Beginn bei der „Weltseite" ZF V s, also mit einer Erfahrung in der therapeutischen Gemeinschaft, im therapeutischen Raum zu starten: Menschen mit einem sehr schwachen Bild von sich selbst. Es fällt ihnen schwer über sich zu berichten, Gespräche sind für sie unangenehm, sie können auch sonst wenig sagen, da es ihnen an Erlebnisstoff fehlt, so bewegen sie sich in ihrer Befindlichkeit und das Gespräch befindet sich in der Gefahr, mit dem Kind bzw. Jugendlichen in einer Problemtrance stecken zu bleiben. In diesem Fall ist es sinnvoll, zuerst vom therapeutischen Raum her zu arbeiten. Also beginnt der Prozess auf der Seite der Selbsterfahrung (s) in der Gemeinschaft und

8

Tab. 8.1 Gegenüberstellung der Wirkfaktoren nach Grawe und der Zentralfunktionen nach Schumann

	Zentralfunktionen für Entwicklung	Bedeutung	Wirkfaktoren in der Psychotherapie
	Schumann, H. E. 1980–1992		Grawe, Klaus 1992
Ii	Intrapersonale Lage	Externalisierung der subjektiven Sicht der eigenen Lage, Motivation, Emotionen, Glaubensätze, Ressourcen und Hürden	1. Motivationale Klärung
IIi	Interpersonale Lage	Lage des Menschen innerhalb seiner sozialen Gemeinschaft, aus Sicht der anderen	
IIIi	Auseinandersetzung mit der Lage	Fokussierung der Konflikte und „Baustellen"	2. Problembewältigung 3. Problemaktualisierung
IVi	Entwurf von Veränderung	Integration von Ressourcen für Lösungsentwürfe und Veränderungsvisionen	4. Ressourcenaktivierung
Vi	Sinn/Kohärenzerleben	Realisierung im Lebenszusammenhang	
	Komplementäre Erfahrung		
Vs	Gemeinschaft	Teil einer Gemeinschaft sein, (bestenfalls eine, die gemeinsame Werte teilt, in deren Ansicht der Wert des Menschen in seiner Einzigartigkeit für die Gemeinschaft Priorität hat)	5. Therapeutische Beziehung
IVs	Selbsterfahrungen	Selbsterfahrung mit dem „neuen" Verhalten in der Gemeinschaft – Wahrnehmung dessen was die Gemeinschaft vermittelt	
IIIs	Ineinandersetzung	Sich als wertvoller Teil einer Gemeinschaft von den anderen gespiegelt zu bekommen	
IIs	Selbstbesinnung, Selbstbewusstsein	Spüren, was jetzt möglich ist, was zu einem gehört, was „ich" kann	
Is	Erweiterung der Identität	Ich bin …	
Ii	Veränderung der interpersonalen Lage …		

dem Behandlungsangebot. Damit werden Bedingungen für stärkende, positive Erfahrungen geschaffen, welche das Selbstbewusstsein soweit stärken, dass die Individualtherapie (i) vertieft werden kann. Die Welt bietet Möglichkeiten, sich in ihr sinnhaft und lebendig zu fühlen. Manche Erfahrungen können sich direkt zu einem Flowerlebnis entwickeln, in welchem ein Mensch sich von der Sache ganz angesprochen und herausgefordert fühlt, schließlich ganz in der Resonanz mit der Erfahrung aufgeht, ein tiefes Verbundensein in dem Prozess erlebt. Der Psychologe Mihály Csikszentmihalyi prägte den Begriff Flow.

Das folgende Praxisbeispiel verdeutlicht dies Vorgehen anhand eines besonderen Erfahrungsfeldes. Die Patienten können sich die Erfahrungsfelder in der Klinik nicht machen. Indem die Klinik Erfahrungsräume bietet und den Patienten ermutigt, an diesen teilzunehmen, beginnt sie die Therapie auf der gelben Seite des Funktionsablaufes für Entwicklung (➤ Abb. 8.3).

FALLBEISPIEL

Freiheit – zum therapeutischen Raum – wie der Raum wertvolle Impulse gibt, die so einfach kein Therapeut geben kann

Ben, 12 Jahre, Diagnose: Somatisierungsstörung
Seit 2 Jahren zunehmende Schmerzen vor allem im Rücken. Möchte am Rücken nicht mehr berührt werden. Orthopädisch kein auffälliger Befund. Ambulante Therapie ist ausgereizt. Sozialer Rückzug, seit Monaten kein

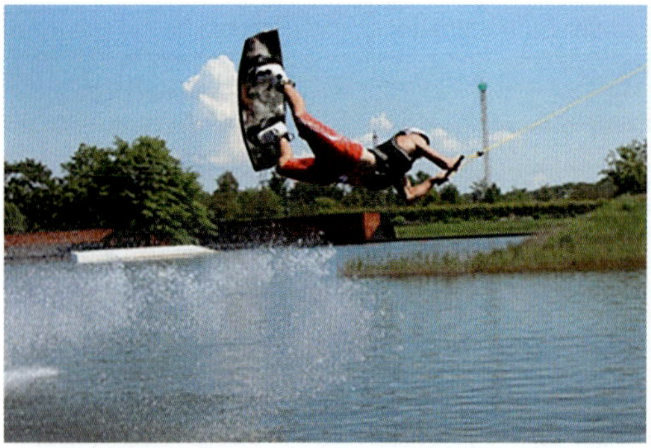

Abb. 8.3 Angebot von ganz neuen Selbst-Erfahrungsfeldern, wie Wasserskifahren [P1308]

Schulbesuch mehr, verlässt nicht mehr die Wohnung, ist von seiner alleinerziehenden Mutter nicht mehr erreichbar. Beginn der Problematik nach Trennung der Eltern.
Der Patient kommt freiwillig, aber unwillig in die Psychosomatik. Er zieht sich zurück, äußert starke Schmerzen, will nichts mitmachen, ist sehr resigniert und mutlos. Mit viel Ermutigung und Zuspruch gelingt es, ihn zunächst zum Zuschauen zu bewegen. Er nimmt erste freundschaftliche Beziehungen zu zwei Jungen auf. Mit diesen beiden Freunden wird er in Woche 3 seines Aufenthalts in die Wasserski-Gruppe eingeteilt. Er schaut zu und sieht, wie seine Freunde nach einer halben Runde ins Wasser plumpsen. Schließlich stellt er sich zum Erstaunen der therapeutischen Mitarbeiter selbst auf die Wasserski und fährt los. Ihm gelingen zwölf ganze Runden. Das ist eine Strecke, die sonst nur geübte Fahrer schaffen können. Unter Bewunderung der Kinder und der Mitarbeiter steigt er „an Land" wie ein Held. Er spricht nicht mehr über Schmerzen. Auch den anschließenden Muskelkater erwähnt er nicht. In der Einzeltherapie wird das Erlebnis reflektiert. Er beschreibt, in diesem Moment des Fahrens vor allem Freiheit empfunden zu haben, Freiheit von Allem, Freiheit sich zu entscheiden, Freiheit zum Entdecken. An Schmerzen kann er sich während seiner Fahrt nicht erinnern. Sein Selbstbewusstsein steigt, Vertrauen in den eigenen Körper wächst. Das bringt ihn zu einem Stand, in dem er sich auch wagt, seine familiäre Lage zu bearbeiten. Dazu gehört auch, eine neue Beziehung zum Vater aufzunehmen. Zum Ende der Therapie geht er einmal mit Vater und Mutter zum Wasserski. Nach der Entlassung aber weiterhin im festen Turnus mit seinem Vater.
Dieses Beispiel zeigt, wie therapeutische Bemühungen verhallen, wenn die Impulse des Raumes ausbleiben. Die Angebote, die aus dem Raum, aus der Welt kommen, sind echte Anknüpfungspunkte für einen Menschen. Sie entsprechen dem Satz: „Das Essen ist mehr als die Speisekarte."
Auf der Speisekarte (Therapieplan) mag Stärkung des Selbstbewusstseins, Überwindung von Schmerzerleben stehen. Solange es dafür kein geeignetes „Essen" gibt, bleiben es nur Begriffe.
In diesem Fall lag die größere therapeutische Chance in einer Interpunktion im Beginn der Therapie auf der Weltseite, im Modell oben links. Die Einzelgespräche wurden erst nach der Erfahrung intensiviert. So erfassten sie bereits seinen Erfolg und sein gebessertes Empfinden, womit er die größeren Ressourcen hatte, sich mit seiner Lage konstruktiv auseinander zu setzen.

Milieutherapie gestaltet die Station als eine sogenannte künstliche Familie, die dem Patienten individuell einen mehr ausgleichenden, strukturierenden, animierenden, reflektierenden oder betreuenden Entwicklungsraum bietet. Alle Mitarbeitenden der Station übernehmen Vorbildfunktion in der Kommunikation und im freundlichen, liebevollen Umgang. Dies ist ein bedeutsamer Behandlungsfaktor für die Kinder und Jugendlichen, die sich am „Ton" und Verhalten orientieren, wie auch für mitaufgenommene Eltern, die am Modell lernen (inklusive der Reflektion in Elterngesprächen) und die damit ein neues und gesünderes Elternverhalten erproben können.

Die Beziehungsgestaltung in diesem Entwicklungsraum gibt Anreiz für positiven Kontakt und gesundes Verhalten. Kinder und Jugendliche sollen sich darin als wertgeschätzte würdevolle Persönlichkeit erfahren. Alle medizinischen, psychologischen, psycho-, physio-, ergo- und ausdruckstherapeutischen Einheiten sind in die Milieutherapie eingebettet. Das Pflegepersonal wird „[…] in das therapeutische Team miteinbezogen und zu dessen Bestandteil" (Tress, Schmitt und Roth-Theissen, 1988, S. 170). Für das Kind, den Jugendlichen bietet das Pflegepersonal Beziehung und Orientierung, indem es „authentisch, offen und spontan zur Verfügung" steht. (Tress, Schmitt und Roth-Theissen, 1988, S. 170).

Konkrete räumliche Aspekte Der Raum in der Klinik ist eine Station mit ihrem Umfeld.

„In der Behandlung seelischer Leiden spielt das therapeutische Milieu eine besondere Rolle: Es entsteht durch die lebendige Beziehung eines architektonisch gestalteten Raums und der in ihm lebenden und arbeitenden Menschen. Es wirkt förderlich, wenn es auf das innere Milieu des Menschen adäquat antwortet: als Ausweichraum, als vorübergehende Alternative zum belastenden Lebensumfeld, als Schutzraum vor innerer wie äußerer Bedrohung, als Nest, als Raum, der neue Entwicklung ermöglicht." (Haslinger, 2016).

Was spricht der Raum? Welche Atmosphäre vermittelt er? Heißt er das Kind willkommen? Mit welcher Schönheit spricht er die Sinne an? Hat er eine einladende, eine Geborgenheit versprechende Geste? Lädt er ein, sich niederzulassen? Gibt es Rückzugsorte? Gibt es Raum für Aktivitäten, für Spiel, für Bewegung, für Musik?

Jeder Raum spricht kontinuierlich zu uns. Wir werden vom Raum kontinuierlich betroffen. Daher lohnt es sich, zu spüren, was der Raum, in dem wir sind, uns sagt. Und wir können uns auch fragen, was er sagen sollte, besonders bei der Gestaltung von therapeutischem Raum.

Gestaltung der Räume am Vorbild eines normalen gemütlichen Lebensraums durch:

- Einhaltung der Privatsphäre.
- Besondere Würdigung psychosozialer Faktoren, z. B. Geborgenheit, Kommunikation bei der Raumgestaltung.
- Die Möglichkeit, selbstständig Zugang zum Außengelände, Garten, Spielplatz etc. zu haben, signalisiert ängstlichen und angespannten Kindern Zutrauen und Vertrauen und gibt ihnen den notwendigen Raum für positive Erfahrungen. Eigenes Hinausgehen dürfen und können löst Ängste, stärkt das Selbstbewusstsein und unterstützt eine gesündere Identitätsentwicklung.

8.3 Grundpfeiler II: Struktur

Schaffung einer Struktur, die sich möglichst in jeder Situation an der Förderung der Fähigkeiten des Kindes ausrichtet und somit ein optimales passgenaues Entwicklungsfeld bietet.

Vor- und Nachteile altersgemischter Gruppenstruktur

Vorteil: Eine Mischung auf der Station mit Kindern unterschiedlicher Altersgruppen erhöht die Möglichkeiten der gegenseitigen Stärkung und Fürsorge der Kinder und Jugendlichen untereinander. So können die Größeren und Älteren Kompetenzrollen für Jüngere übernehmen, sich darin positiv erfahren. Ältere lesen den Jüngeren Gute-Nacht-Geschichten vor und erleben sich dabei wirksam, können somit die eigene Situation ihrer jüngeren Kindheit nachempfinden oder nachholen. Durch die Altersmischung bringen die Patienten entwicklungsbedingt vielfältigere Themen ein, als es in einer altersgleichen Gruppe möglich ist. Das wirkt in der Gruppendynamik deutlich ausgleichend. Es entsteht das Milieu einer wirklichen Familie, die allzu häufig von den Kindern und Jugendlichen vermisst wurde.

Nachteile: In den gruppentherapeutischen Angeboten ist vom Team eine größere Flexibilität gefordert. Dies wird aber zum Teil durch gegenseitige Stabilisierung ausgeglichen. Es muss beachtet werden, dass Einzelne nicht in Fürsorgerollen geraten, aus denen sie eher aussteigen müssten.

Altersgleiche Gruppen

Vorteile: Die meisten Patienten haben ähnliche Entwicklungsstufen und Lebensthemen, deshalb lassen sie sie sich gruppentherapeutisch einfacher zusammenfassen. Das Team muss sich nicht auf unterschiedliche Entwicklungsstufen einstellen.

Nachteile: Die Gruppe kann in der großen Gemeinsamkeit miteinander in ihren entwicklungsbedingten Thematiken und Problemfeldern eine eigene Gruppendynamik entfachen, die das aktuelle Niveau der Gruppe eher stagnieren lässt und den therapeutischen Zugang erschwert. Die menschliche Neigung zur Konformität, für die Kinder und Jugendliche besonders empfänglich sind, da sie sich entwicklungsbedingt noch mehr an dem gegebenen Zusammenhang orientieren und meist noch keine eigene individuelle gestandene Meinung und Haltung entwickelt haben, birgt in der altersgleichen oder altersähnlichen Gruppe die Gefahr, sich der Gruppenmeinung anzuschließen. Dies kann therapeutischen Zielen gegenläufig sein. Auch Macht und Konkurrenzkonflikte werden in altersgleichen Gruppen verstärkt zum Thema.

Ähnliche Argumente gelten für störungsgleiche und störungsgemischte Gruppen.

Vor- und Nachteile störungsspezifischer oder gemischter Patientengruppen

Vorteile störungsgemischter Gruppen: Kinderkliniken sehen in der Regel eine Vielfalt von Patienten mit unterschiedlichen Krankheitsbildern. Es bedeutet, dass die Kinder und Jugendlichen nicht unter einem bestimmten Störungsbild, quasi unter einem Label, vereint sind, sondern sie Teil einer Gruppe von Kindern mit verschiedenen gesundheitlichen Problemen sind, die sich im gemeinsamen Tun gegenseitig entdecken. Es ermöglicht den Patienten, auch einen Einblick in andere Problemlagen zu erhalten, was mitunter die Wahrnehmung der eigenen Lage relativiert.

Die Persönlichkeit des Kindes und seine Eigenart werden nicht einem bestimmten Störungsbegriff unterstellt, was für die Identitätsentwicklung eher vorteilhaft ist.

Nachteile störungsspezifischer Gruppen: Das Zusammenfinden Gleichgesinnter in einem Störungsbild ergibt unter den Patienten auch die Gefahr einer ständigen Neuansteckung mit krankheitserhaltenden Gedanken. In resistenten Stimmungen gegen die Therapie fällt ein Zusammenschluss im Leiden Gleichgesinnter leichter. Dabei kann eine gewisse Nestwärme in der Identifikation als gemeinsam an einer Krankheit Leidender entstehen. Für Kinder und Jugendliche besteht die Gefahr einer Pseudoidentität unter dem Label der Störung, was natürlich dazu führt, dass diese eher persistiert und die Entwicklung zur Gesundheit verlangsamt. Die Patienten können weniger Neues von der Welt des Anderen lernen als bei störungsgemischten Gruppen. Am Modell des Funktionsablaufs für Entwicklung entlang gedacht, gibt die störungsgemischte Gruppe den besseren Erfahrungsraum. Sie ist eben nicht pathologieorientiert, sondern setzt auf die Gemeinschaft von verschiedenen Kindern mit verschiedenen Persönlichkeiten und Problemen.

Vorteile störungsspezifischer Gruppen: Eltern und auch Jugendliche halten störungsspezifische Gruppen für fachlich besser und fundierter. Es vermittelt die Besonderheit des eigenen Problems, für das ein Spezialistentum notwendig ist. Dies erhöht das Vertrauen in die Einrichtung. (Es führt aber auch zu Überschätzungen. Wenn auch die Therapie in der Spezialabteilung nicht hilft, dann kann Hoffnungslosigkeit die Folge sein.)

Für das Team verengt sich der Wirkungsbereich in eine fachliche Richtung, womit das therapeutische Angebot enger gefasst werden kann.

In der Wolfsburger Psychosomatik werden seit 20 Jahren mit altersgemischten und störungsgemischten Gruppen ausgesprochen gute Erfahrungen gemacht. Unsere Erfahrung hat gelehrt, die einzelnen Problematiken mit Augenmaß zu mischen. Es sollte nicht mehr als ein Kind mit Anorexie in einer Einheit sein, ebenso nicht mehr als ein Kind mit stark unruhigem und lautem Verhalten. Auch die dissoziativen Störungen, z. B. psychogene Krampfanfälle, sollten nur einzeln in der Gruppe vertreten sein. Patienten mit Somatisierungsstörungen, die mit einer permanenten Introspektion einhergehen, in der sie Übelkeit und Schmerzen wahrnehmen, sollten nicht zusammen in einem Zimmer untergebracht werden.

Auf diesem Plakat in ➤ Abb. 8.4 spiegeln die Kinder im Spiel die Struktur der Klinik.

Organisation der Tagestruktur zur Förderung sozialer Kompetenzen

Dazu gehört eine transparente Tagesstruktur, die es dem Patienten ermöglicht, seinen Tag zu überblicken. Dies gibt einerseits Sicherheit und andererseits Raum für Selbstständigkeit im Tagesablauf. Die Einhaltung wird von dem Stationspersonal beobachtet und ggf. unterstützt.

- Klare Essens- und Schlafenzeiten.
- Klare Handyzeiten – die Handys werden im Stationszimmer der Pflege aufgehoben.
- Tägliche feste Mittagsrunde zum Austausch.
- Rituale – wie das Gute-Nacht-Ritual – eine Einheit mit besonderer Zuwendung (Wärmedecke, Kopfmassage, Gutenachtgeschichte je nach Alter und Bedürfnis auch anders).
- Das Abschiedsritual.
- Dazu gehören auch Kompetenzaufgaben, die den Kindern individuell ermöglichen, sich zu erproben und Sicherheit im Handeln zu gewinnen.
- Das Angebot von **Aktivität und Anforderung sowie Ruhe- und Rückzugsphasen** sollte aus-

8

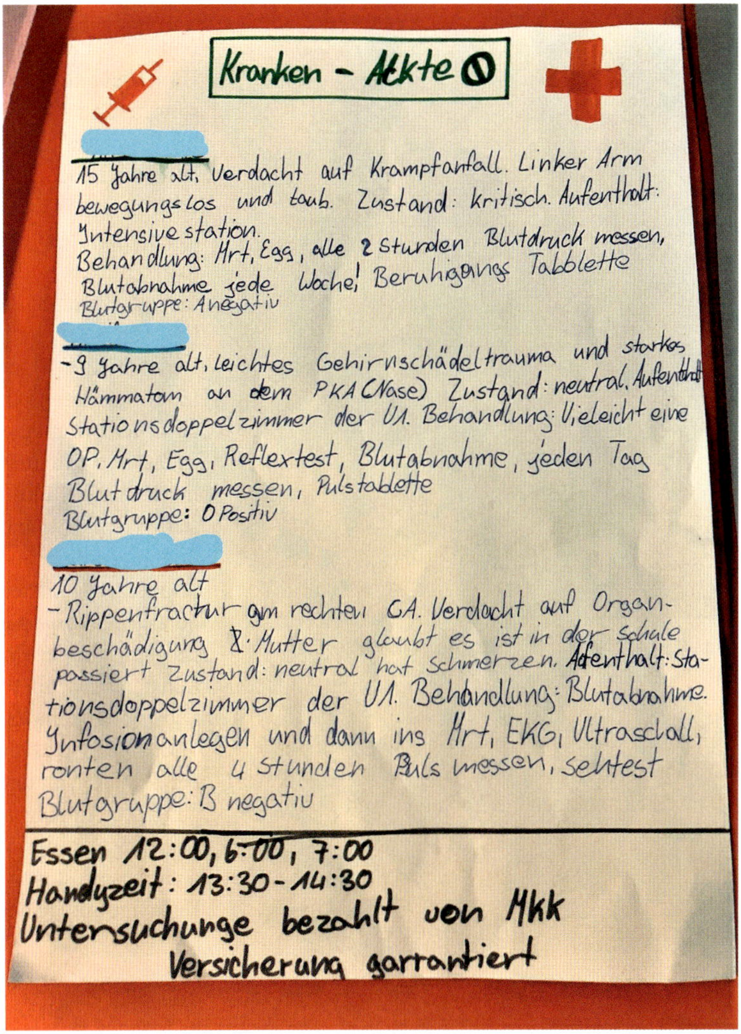

Abb. 8.4 „Krankenakte", aus dem Freispiel [P1308]

gewogen sein mit individuellen Spielräumen, die den jeweils aktuellen Bedürfnissen des Patienten im Therapieverlauf angepasst sind.

- Das **therapeutische Essen** nimmt eine besonders wichtige Rolle in der strukturellen Gestaltung der psychosomatischen Therapie ein, da sehr viele Erkrankungen mit einer gestörten Beziehung zur Nahrungsaufnahme kombiniert bzw. durch Fehlernährung mitbedingt sind oder wegen einer körperlichen Störung eine besondere Ernährung erfordern. Ein ungesundes und schädliches Essverhalten innerhalb der Herkunftsfamilie, das bisher beratungsresistent blieb, wird im Rahmen der stationären Therapie aufgegriffen, bei vorliegender Indikation ggf. auch unter Mitbeteiligung der Bezugspersonen.

8.4 Grundpfeiler III: Kommunikation und Gemeinschaft

Besondere Bedeutung kommt der wertschätzenden, positiven Kommunikation zu. Dazu verhilft als basales Beziehungsangebot die tiergestützte Therapie. Der Therapiehund und die Therapiekaninchen bieten sich als Partner an (➤ Abb. 8.5). Sie suchen

8

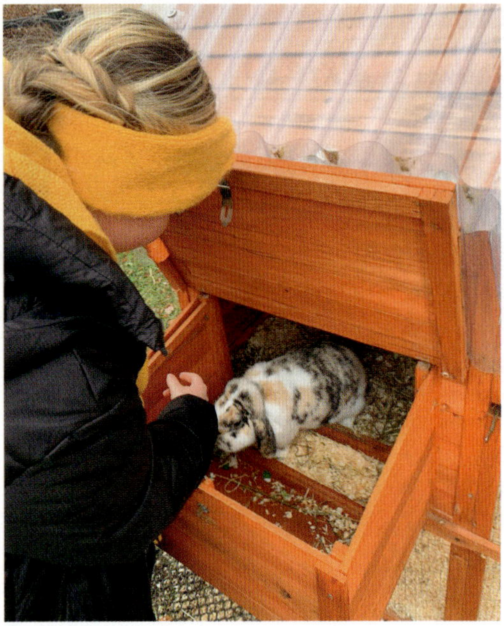

Abb. 8.5 Kuscheln mit den Therapiekaninchen der Station [O1116]

Nähe und Gesellschaft, geben Nähe und Gesellschaft. Sie haben Bedürfnisse und bieten den Kindern die Möglichkeit, kompetente Versorger und Führer zu sein.

Zusammenhalt und Gemeinschaft

Das Team sollte mit „einer Stimme" sprechen, um dem Kind einen sicheren Rahmen zu bieten, an dem es sich zuverlässig orientieren kann, in dem es sich sicher, gehalten und getragen fühlt. Nicht selten kommen die Kinder und Jugendlichen aus Familien mit divergierenden Anforderungen und Erwartungen, was Unsicherheit und das Gefühl immer für eine Seite „falsch" zu sein verursachte. Umso wichtiger ist es, die Kommunikation so einheitlich und sicherheitsgebend wie möglich zu gestalten. Dazu gehört auch das Weglassen von Ironie. Authentische Kommunikation fördert die Kraft zur **Auseinandersetzung mit belastenden Themen** und den Gesundungsprozess. Die Kinder lernen auf der Station **friedliche, wertschätzende Kommunikation** und Konfliktlösungsmöglichkeiten im Umgang mit den Betreuern und anderen Kindern.

Konfliktoffenheit sollte auch belohnt werden und kann mitunter heilsamer sein als Anpassung. Die **Offenheit für Konträres** unterstützt die Aussprache und Klärung von belastenden Situationen, die besonders für Kinder und Jugendliche mit psychosomatischen Erkrankungen schwierig ist, da sie dazu neigen, Konflikte über ihre Symptomatik zu lösen. Erfolgreiche Konfliktklärungen ohne Symptomatik hingegen lösen die einstige Hilflosigkeit ab, hin zu Handlungsfähigkeit und Selbstbewusstsein (➤ Abb. 8.6).

Ziel hierbei ist es, die Kompetenz bezüglich der Lösung eigener Konflikte zu verbessern und von körperlichen Symptomen zu entlasten.

Die **symptomunabhängige Zuwendung, Aufmerksamkeit und Beziehungsgestaltung** ist im stationären Setting ein wichtiges Ziel, da die Kinder und Jugendlichen soziale Interaktion häufig über Schmerzen gestalten. Dies gilt auch für mitaufgenommene Bezugspersonen, die dabei einen anderen Umgang mit der Symptomatik des Kindes einüben mit dem Ziel, dies auch in häuslicher Umgebung selbstständig umsetzen zu können (Skinner, 1961).

Unabhängig davon erhält das Kind natürlich auch bei seiner Symptomatik Zuwendung und Versorgung. Zuwendung und Versorgung sind aber nicht abhängig von der Symptomatik, werden durch sie nicht ausgelöst, sondern sind fester Bestandteil des Umgangs miteinander.

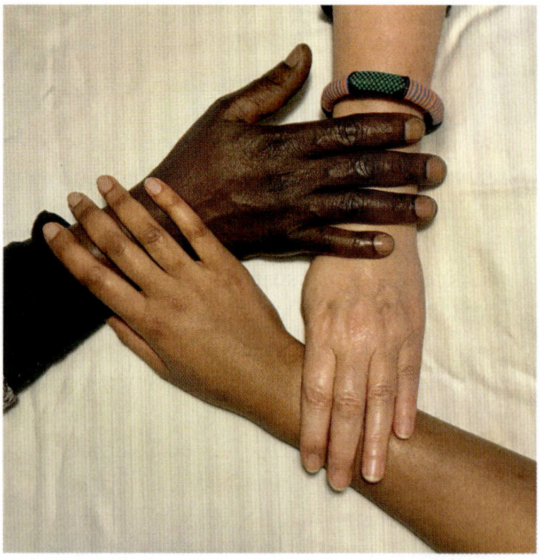

Abb. 8.6 Zusammenhalt und Gemeinschaft [P1308]

Stabile Besetzung im Pflege-Erziehungs-Team

Der Einsatz teamfremder Personen wirkt destabilisierend, der Milieutherapie zuwider und sollte nur im Notfall erfolgen. Dies gilt selbstverständlich idealerweise auch in der Nacht. Kinder und Jugendliche, insbesondere verunsicherte und geborgenheits- und grenzensuchende, folgen nur den Personen, zu denen sie eine Beziehung aufgebaut haben. Sie sind mit einer großen Vielzahl von Mitarbeitern sozial überfordert. Beziehungswechsel geschehen schon durch den Schichtdienst. Ein Bezugspflegemodell ist dann sinnvoll, wenn die Person ausreichend oft im Dienst sein kann. Es spricht auch vieles dafür, dass alle Bezugspartner sind – wie in einer Familie, damit sich jeder zuständig fühlt und sich jeder Patient sicher sein kann, auch angenommen zu werden. Die Grundlagen liebevoller pädiatrischer Pflege stellt eine wesentliche Säule dieses Vorgehens dar.

Im Bereich der Krankenpflege ist die Personalkontinuität von ebenso großer Bedeutung. Mit einem Stammschwesternmodell lässt sich Sicherheit schaffen, sodass die auf der Station tätigen Pflegekräfte Stammschwestern und nicht in einem Rotationsmodell mit den anderen Stationen der Klinik tätig sind.

Ein stabiles Team sollte zum größten Teil aus Vollzeitkräften bestehen, um zu viele Wechsel zu vermeiden und um besser eine gemeinsame Linie halten zu können. Teilzeitkräfte können eine Ergänzung, insbesondere für besondere Aufgaben sein.

Die Einzeltherapie und auch die Elterngespräche finden mit Bezugstherapeuten statt, zu denen ggf. auch andere Mitarbeiter hinzugezogen werden können.

Mit den drei Grundpfeilern der psychosomatischen Therapie „Raum, Struktur, Kommunikation und Gemeinschaft“ wird ein kohärentes Behandlungs- und Entwicklungsfeld geschaffen, in dem auf liebevolle Weise die Gemeinschaft gepflegt wird. Damit sind beste Voraussetzungen für eine gelingende psychosomatische Therapie geschaffen.

Im Folgenden soll die Umsetzung der drei Grundpfeiler bei der Gestaltung einer typischen, immer wiederkehrenden Situation, am Beispiel der Aufnahme dargestellt werden.

8.5 Anwendungsbeispiel Aufnahmesituation

Die Aufnahmesituation entspricht auf der Erfahrungsebene, wenn alles gut geht, einem Empfangen und Angenommen werden. Sie ist die erste Selbsterfahrung in dem neuen Zusammenhang (➤ Tab. 8.1).

Die Familie und der zukünftige Patient befinden sich meist in einer Lage besonderer Ängstlichkeit und Aufregung. Dies enthält die Möglichkeit, von Anfang an möglichst viel Sicherheit zu geben und wichtige gesundheitsfördernde Botschaften zu setzen. In einer gelungenen Choreografie vom ersten Eintreten in die Station, über den Ablauf der Aufnahmeschritte und dem Beziehen des Zimmers, Ankunft in der Patientengruppe und Abschied von der Bezugsperson vermittelten sich die drei Pfeiler Raum, Struktur und Kommunikation/Gemeinschaft:

Du bist willkommen – eine Schlüsselbotschaft in Anbetracht der Tatsache, dass fast die Hälfte unserer Patienten häufig in ihrem Leben die Erfahrung gemacht hat, nicht willkommen gewesen zu sein. Die Familie wird zusammen mit dem Kind erwartet und daher nach Möglichkeit ohne Wartezeit freundlich begrüßt und zunächst zum Zimmer geführt, um die Unsicherheit, „wo lande ich hier?“, zu nehmen. Kinder und Eltern in der Aufnahmesituation sollten nicht allein lassen werden. An der Zimmertür hängt eine Begrüßung.

Du bist wertvoll – Auf dem Bett liegt ein kleines Willkommensgeschenk. Die Schwester erkundigt sich nach Wünschen und Bedürfnissen.

Du bist angenommen, so wie du bist – Im Aufnahmegespräch wird das Kind würdevoll und wertschätzend mit seinen Ressourcen erfasst.

Die Ansprüche der Eltern werden in positiver Form abgerufen, indem sie gefragt werden, welche guten Wünsche sie ihrem Kind für die Behandlung in der Klink mitgeben möchten. Für das Kind sind die guten Wünsche der Eltern in der Regel eine gute Möglichkeit, die Haltung der Eltern anzunehmen. Es darf danach wählen, welche Wünsche es davon versteht oder teilt und kann dann eigene hinzufügen, wenn es diese zu dem Zeitpunkt äußern kann. Dabei entsteht meistens ein gewisser Konsens, auch wenn es zuvor sehr schwierig im Miteinander war. Außerdem kanalisieren die guten Wünsche, die ja positiv ausgedrückt werden sollten, zunächst Beschwerden der Eltern, die störungsbezogenen negativen Äußerungen über das Kind in etwas Positives, sogar in eine gute Tat. So zum Beispiel: Ich wünsche mir, dass mein Kind wieder Vertrauen entwickelt und sich wieder wagt, rauszugehen, wieder fröhlich wird – statt im Negativen zu sagen: Es soll sich nicht mehr einigeln, es soll nicht immer so ein Gesicht ziehen etc. Das, was aufgerufen wird, steht vor den Augen und kann als Leitbild dienen oder die Resignation zementieren. Die Kinder haben Scham- und Schuldgefühle aufgrund ihrer Erkrankung. Daher besprechen wir mit Kind und Eltern nur das Nötigste so kurz wie möglich gemeinsam. Wir nehmen uns für ein längeres Anamnesegespräch später Zeit mit den Eltern ohne Anwesenheit des Kindes.

Wichtig ist, dass das Kind versteht, warum es im Krankenhaus behandelt wird und was sich entwickeln und verändern sollte, damit es dann später wieder entlassen werden kann.

Du bist richtig so wie du bist auch mit Deiner Krankheit – dem Kind wird von Anfang an versichert, dass auch die Krankheit, oder „das Problem" auftreten darf, dass es dafür einen Platz gibt. Schließlich ist es in einem Krankenhaus. So wird z. B. Kindern mit Ausscheidungsstörungen dezent im Zimmer der Behälter für Schmutzwäsche gezeigt. Viele erwarten Ärger und Repression, wenn ihr Symptom auftritt.

Wir nehmen dich ernst – dem Kind werden die Stationsregeln altersgerecht vermittelt. Es erhält seinen Therapieplan und bekommt je nach Alter entsprechende Hilfestellungen, um diesen verfolgen zu können.

Wir sind für dich da – Es wird versichert, dass wir mit Problemen ruhig und friedlich umgehen, Klärung, wo das Kind sich jederzeit vertrauensvoll an jemanden vom Team wenden kann.

Du bleibst mit deiner Familie verbunden – Absprache mit Kind und Eltern über den nächsten Besuch, die Telefonzeiten und Sicherung der Fortführung der Verbindung – oder ggf. vereinbarte Pause mit Verabredung des Wiedersehens, je nach Lage. Bei Ängsten zum Abschied lohnt sich dann ein zügiger begleiteter Abschied für Eltern und Kind. Es gibt Sicherheit indem eine Führung übernommen wird, in Kombination Angeboten des Therapieraumes, wie Musikinstrumente, Kickerspielen, oder mit den Therapiekaninchen gelingt der Abschied meist besser.

Du wirst in die Gruppe aufgenommen – ein Pate – Mitpatient – führt durch die Station und begleitet den ersten Tag, verhilft dem Kind in die Gruppe und sitzt beim Essen neben dem neu aufgenommenen Kind.

Schauen wir auf den Funktionsablauf für Entwicklung, so erfüllen sich die Funktionen von Vs bis IIIs oder sogar bis Is (➤ Tab. 8.1).

- Zentralfunktion Vs: Das Kind erfährt idealerweise am ersten Tag die Aufnahme in eine Gemeinschaft, die sich auf positive Werte bezieht, in denen das Kind als Persönlichkeit eine Bedeutung hat.
- Zentralfunktion IVs: eine wertvolle Selbsterfahrung in der Gemeinschaft.
- Zentralfunktion IIIs Ineinandersetzung: fühlt sich auch in die Gruppe aufgenommen.
- Zentralfunktion IIs Selbstbesinnung/Selbstbewusstsein: vielleicht spürt es schon, dass es gemocht wird, dass es offenbar in Lage ist, gut anzukommen.
- Zentralfunktion Is Identität: woraus sich das Gefühl bildet, ich werde hier gemacht, ich kann das schaffen, auch wenn ich es vorher nicht gedacht habe, die in
- Zentralfunktion Ii übergeht, weil sie die Intrapersonale Lage verändert, die zuvor von der Erwartung misslicher Erlebnisse geprägt war.

KAPITEL

9 Die biopsychosozial-integrative Behandlung im milieutherapeutischen Rahmen

Das „Biopsychosoziale Modell von Gesundheit und Krankheit" wurde 1977 vom amerikanischen Internisten und Psychiater George L. Engel (1913–1999) formuliert und ist heute international anerkannt. In das biopsychosoziale Modell sind Erkenntnisse aus Biologie/Medizin, Psychologie/Psychotherapie und Sozialer Arbeit/Soziologie eingegangen. Die Entwicklung von Krankheit und Gesundheit wird als eine miteinander verflochtene Dynamik zwischen den drei Dimensionen des Menschseins als biopsychosozial gesehen. Eine monokausale lineare Sichtweise ist mit diesem Modell nicht denkbar. Darin liegt eine besonders chancenreiche Kooperation von verschiedenen Disziplinen zu einem gemeinsamen Ziel, der Verbesserung der Gesundheit. Der Fakt, dass es sehr wenig Literatur zur Kinder- und Jugendpsychosomatik gibt, zeigt, wie lange es braucht, die Grenzen der eigenen Disziplin im Denken zu überwinden. Das bedeutet auch, dass Probleme, die mit dem Begriff „Psycho" verbunden sind, nicht automatisch in die Psychiatrie gehören. Gerade in der Behandlung von Kindern und Jugendlichen bestehen noch weitgehend integrative Ansätze. So ergab die Studie einer Dissertation über die stationären psychosomatischen Behandlungsangebote mit eigens dafür eingerichteter Station, dass in Deutschland 70 % der stationären Behandlungsplätze für Kinder- und Jugendliche in Kinderkliniken vorgehalten werden und 29 % in psychiatrischen Kliniken.

Jede Disziplin benötigt eine Offenheit für den anderen Standpunkt und die Bereitschaft, die beste Entscheidung zum Wohle des Kindes zu treffen.

Das biopsychosoziale Modell nach Engel bedeutet eine kontext- statt pathologiebezogene Sichtweise auf den Menschen, seine Persönlichkeit und die Entwicklung im Familiensystem und in der Schule. Die somatischen und psychischen Befunde werden im Zusammenhang mit sozialen, biografischen und lebensräumlichen Faktoren gesehen und behandelt. Der Fokus liegt auf den Ressourcen der Systeme Person, Familie, Umfeld.

Die Behandlung ist grundsätzlich orientiert an humanistischen und systemischen Positionen, ergänzt durch lerntheoretische Annahmen, dass der Mensch im Prinzip richtiges, neues Verhalten lernen und schwieriges Verhalten verlernen kann, wie sie den Prinzipien der kognitiven Verhaltenstherapie entsprechen. Die Beachtung psychodynamischer und tiefenpsychologischer Aspekte gehört ebenso dazu, um die Passung zum Kind und die Lösung der Störung zu ermöglichen. Insofern werden Richtlinien-Verfahren der Psychotherapie passgenau zur Erfordernis des Patienten und seiner Symptomatik eingesetzt.

Getragen wird das Behandlungsmodell auch durch den ökologischen Ansatz, der ein positives Verhältnis zwischen Mensch und Lebensfeld als existenziell für seine Gesundheit ansieht. Dabei beziehen wir uns auf das Modell von Uri Bronfenbrenner (1992).

Auf Grundlage der aktuellen, wissenschaftlich fundierten Behandlungsleitlinien der medizinischen Fachgesellschaften wird die Behandlung der jeweiligen Krankheitsbilder geplant, strukturiert und durchgeführt.

Die Behandlungsdauer in der Klinik ist für das Kind auch ein Erfahrungszeitraum für seine Identitätsentwicklung. Dies gilt es in besonderer Weise zu beachten. Entwicklung geschieht im Kontext von Lebenserfahrungen und sozialen Beziehungen, auch in Krankheitszeiten. Gerade in den durch Krankheit begrenzten Erfahrungsräumen ist die Frage umso wichtiger: Welche Erfahrungen bieten wir dem Kind für seine gute Identitätsentwicklung auch in den Zeiten der Behandlung? Es gilt einerseits, die Nebenwirkungen der Krankenbehandlung auf die Identitätsentwicklung so gering wie möglich zu halten, und andererseits gerade die Identitätsentwicklung zur Überwindung von Krankheitsfokussierungen zu fördern.

9.1 Menschenbild

Engel erreichte mit der Zusammenschau der drei Dimensionen des Menschen – bio, psycho, sozial – eine gemeinsame Fläche, unter der sich die am Menschen tätigen Disziplinen einfinden können. Es zeigt den erweiterten Blick auf den Menschen und lässt es nicht zu, allein biologische Krankheitsmodelle für ausreichend zu erachten.

Es zeigt allerdings nicht, wie eine entsprechende Behandlung zu strukturieren ist. Eine psychosomatische Behandlung erfordert integratives Denken, das in der Lage ist, diese drei Dimensionen in einem multidisziplinären Team zusammen zu sehen und zu behandeln. Um verschiedene Perspektiven und Möglichkeiten zu einer zielführenden Behandlung zu integrieren, braucht es einen verbindenden Faktor, einen gemeinsamen Bezug. An dieser Stelle kann ein gemeinsames salutogenes und integratives Menschenbild viel Orientierung geben.

Wissenschaftler verschiedener Fachgebiete der Philipps-Universität Marburg konnten in den Jahren 2006, 2007 und 2008 zeigen, wie elementar sich das eigene Menschenbild im eigenen Handeln, aber auch im interdisziplinären Dialog niederschlägt. Menschenbilder haben eine wichtige Orientierungsfunktion für Annahmen und Handlungen, führen verschiedene Disziplinen zu Fragehorizonten und beeinflussen den Wissenskontext und den interdisziplinären Dialog (Trusheim, Promotionskolleg für Geistes- und Sozialwissenschaften Philipps-Universität Marburg, 2008).

Es ist interessant, Menschen in sozialen und Gesundheitsberufen nach ihrem Menschenbild zu fragen. Nach einer ersten Verwunderung über die Frage, beginnt die Suche nach dem, was eigentlich die Auffassung ist. Der iranisch-deutsche Neurologe, Psychiater und Psychotherapeut Nossrat Peseschkian (1933–2010), Begründer der Positiven Psychotherapie, stellt auf dem Weltkongress der Psychotherapie 1994 in Hamburg sein Menschenbild anhand einer einfachen Metapher dar. Der Mensch sei wie eine Pflanze in einem Topf, die auf regelmäßige gute Pflege angewiesen sei. Der Umgang mit ihr bedeute Licht und Wasser für sie. Andere denken an Leichen im Keller des Unbewussten oder an das längst widerlegte egoistische Gen von Dawkins.

Für die eigene Arbeit am Menschen lohnt es sich, das persönliche Menschenbild zu überdenken.

Für eine gelingende Zusammenarbeit im therapeutischen Team ist es somit ungemein hilfreich, sich auf ein gemeinsames Menschenbild beziehen, das für die Förderung von Gesundheit gut geeignet ist, das bedeutet, eine gemeinsame Vorstellung davon zu haben, wie Gesundheit und Krankheit entstehen.

Viktor von Weizsäcker schreibt am Schluss seiner 1930 herausgekommenen Schrift „Soziale Krankheit und soziale Gesundung“: „Gesundheit ist eben nicht nur ein Kapital, das man aufzehren kann, sondern sie ist überhaupt nur dort vorhanden, wo sie in jedem Augenblick des Lebens erzeugt wird. Wird sie nicht erzeugt, dann ist der Mensch bereits krank. Man kann den Sozialkranken daher auch als einen Menschen bezeichnen, bei dem die beständige Erzeugung der Gesundheit nicht mehr richtig erfolgt.“ (zit. nach Uexküll, 1986).

Ein geeignetes Menschenbild, das diesem beständigen Werden entspricht, liegt den Erfahrungen und Methoden dieses Buches zugrunde: Das **Menschenbild des Konzepts Integrativer Methodik** (nach Hanna E. Schumann, 1980, s. auch ➤ Kap. 8). Es zielt auf Resonanzerfahrungen des Menschen in seinem sinnhaft erfahrbaren Lebensfeld als ein grundsätzliches, andauerndes Werden von Erneuerung, Entwicklung und Gesundheit. Schumann bezeichnet dieses Werden als Integration. Eine Behinderung dieses Werdens führt zu Unbalancen, Störungen und Krankheiten.

Neben den drei Dimensionen des biopsychosozialen Modells nach Engel wird in diesem Menschenbild eine vierte Dimension einbezogen, die wie die soziale Dimension außerhalb der Person liegt. Es ist der Bezug auf die uns **umgebende, ernährende und tragende Welt** mit Natur, mit Tieren, mit Wetter. Die kohärente Welt, mit welcher der Mensch in einem umfassenden, letztlich natürlich sinnhaften und sinnvollen Zusammenhang steht. Als Teil dieses Zusammenhangs besteht innerhalb des Menschen selbst sein sinnhafter Bezug auf das Leben als Lebenssinn. Schon in der griechischen Philosophie wird mit dem Begriff *nous* etwas Ähnliches beschrieben. *Nous* wird in kosmologischen Theorien als ein im Kosmos wirkendes Prinzip bezeichnet, Viktor Frankl und Aaron Antonowsky betonen diese sinnhafte, notwendige Dimension für die menschliche Gesundheit, Maslow beschreibt sinnhafte Erfahrungen als Erfahrung von Verbundensein. Der Soziologe Hartmut Rosa (1992), der die Bedeutung der Resonanzerfahrung für die menschliche Entwicklung besonders hervorhob, spricht von vertikaler Resonanz, der Resonanz zu dem, was gefühlt über den Dingen steht. Im Gegensatz zu horizontaler Resonanz, die in den Begegnungen zwischen Menschen geschieht und diagonaler Resonanz, die sich in besonders herausfordernden und erfüllenden Situationen ergibt, die einige Anstrengungen erfordern, um sie durchzustehen.

Das Menschenbild nach Schumann ermöglicht es, den lebendigen Kernmoment von Entwicklung als dynamischen Integrationsprozess in Resonanz zwischen Außen- und Innendimension zu begreifen. Im Idealfall sehen wir die innere Welt eines Kindes, wie es mit seinen Bedürfnissen und Fähigkeiten einer sinnhaften kohärenten Welt offen gegenübersteht und in den Begegnungen Moment für Moment Erfahrungen machen kann. Wir nehmen wahr, dass es sich sinnhaft angesprochen und berührt fühlt, dass es Neues mit liebevoller Orientierung durch die Eltern oder andere Bezugspersonen sinnvoll in sich integrieren kann.

Ein Beispiel soll diese entwicklungsbildende Integrationserfahrung – wie wir sie in der Therapie im Vielfachen benötigen – verdeutlichen: „Wir sehen eine Straße im Frühling – Mütter mit Kindern – die kleinsten im Kinderwagen. Wir sehen, die Kinder fühlen sich geborgen in den vertrauten Grenzen ihres Wagens, aufgehoben in der Beziehung zu ihrer Mutter. Sie sitzen mit offenen Augen, Ohren und Mund in einer Welt von Farben, Gerüchen und Geräuschen. Ein Kind erlebt die Welt, die an ihm vorüber gleitet: Alles fließt – im bunten Strom entstehen Wirbel – eine dichte Masse erscheint am Horizont – überragt alles andere – ein Dunkel nähert sich, verändert seine Form – blitzschnelle Bewegungen zerreißen, zerstoßen die Welt – sie versinkt hinter dem Ungetüm – aus schwarzer Tiefe grollt es, zwei leuchtende Augen erscheinen.

Aber da ist die Stimme der Mutter über allem, da ist die warme Hand der Mutter über der eigenen – vor den Augen noch ein warmes Dunkel, an der Hand ein weiches Gefühl – geschmeidig und feucht streicht eine Zunge über die eigene Wange, ein aufregend neuer Duft – immer dichter werden die Eindrücke abgebildet – das Herz klopft, aber die Stimme der Mutter klingt ruhig.

Arme und Beine strampeln der Erscheinung entgegen, aber die Mutter schafft Distanz – von dort ein lauter Ton und nur noch dieser raue Ton, kurz und heftig – in ihm werden Bilder zur Gestalt, zu einem fassbaren Gegenüber – das Kind streckt seinen Finger aus und sagt ‚Wau Wau'!" (Schumann 1993, S. 70–71).

In der Erfahrung dieses kleinen Moments bildet sich ab, wie Neues durch die Resonanz sinnhafter Erfahrung zwischen dem Kind und dem Hund schließlich dem Kind zu eigen wird und auch bezeichnet werden kann. Das Ganze unter der sicherheitsgebenden Regie einer liebevollen Begleitung. Im Bewusstsein des Kindes bildete sich ein neuer sinnhafter Begriff, auf den es zurückgreifen kann. Was es für den Hund bedeutete? Auch bei ihm wird etwas hängengeblieben sein, er kennt nun das kleine Geschöpf in der Karre.

Wenn wir diesen Schumannschen „Integrationsmoment" übertragen in die Therapie, ist dies das Prinzip, um Kinder und Jugendliche in ihrer Gesundheitsentwicklung zu unterstützen, indem sie die notwendigen, das bisherige innere Konzept erweiternden Erfahrungen machen können, unter der sicherheitsgebenden, aber auch ermutigenden Begleitung der therapeutischen Mitarbeiter.

Um gemeinsam mit dem interdisziplinären Team das Kind oder den Jugendlichen in dieser Weise entwicklungsfördernd in den Blick zu nehmen, formulierte die Psychologin Wiebke Nissen das Menschenbild Schumanns zu einem pragmatischen **Mensch-Welt-Modell** für die psychosomatische Therapiegestaltung im Team um. Darin findet sowohl die individuelle Persönlichkeit mit eigenen Fähigkeiten und Symptomen Ausdruck als auch die Welt, in der sich das Kind oder der Jugendliche verhält und entwickelt. Eine Welt – für stationär aufgenommene Kinder und Jugendliche ist dies vorübergehend die Klinikstation – gibt Impulse, die das im Kind ruhende Potenzial zu freiem Potenzial werden lassen.

Dieser Kontext vermittelt ihm ein sinnhaftes, chancenreiches Dasein, in dem er sich selbst lebendig und wertvoll in seiner eigenen Art fühlt.

Für die stationäre Behandlung und für die Behandelnden ergibt sich daraus die wichtige Frage, wie wir die Welt sein können, um diesen Kindern die Erfahrungen zu ermöglichen, die sie auf ihrer Entwicklungsstufe, mit ihren Fähigkeiten und ihren Einschränkungen brauchen. Die Frage „Wie passt das Kind in die Welt?“ sollte unbedingt ergänzt werden um die Frage „Wie passt die Welt zu dem Kind?“.

Jeder im Team, wie auch die gesamte Gestaltung der Station, der Ton in den Aktivitäten und die therapeutischen Angebote selbst bilden einen Teil der Mitwelt und stehen in einem konkreten Zusammenhang des Seins (Seinszusammenhang) für die Kinder und Jugendlichen.

Die Vorlage in ➤ Abb. 9.1 dient zum Überblick und zur praktischen Umsetzung unseres Vorhabens, für das Kind die Welt zu sein, die es braucht, um gesund zu werden. In der **interdisziplinären Fallbesprechung** bietet es einen Leitfaden zum gemeinsamen Denken und Entwerfen. Das Team trägt zu den Feldern die bisherigen anamnestischen Erkenntnisse und die Erfahrungen aus der stationären Therapie bei. Der individuellen Bedürfnislage des Kindes entsprechend werden die speziellen Milieufaktoren und therapeutischen Angebote der Station austariert oder im aktuellen Gespräch neu entworfen. Durch die gemeinsame, strukturierte Arbeit daran wird allen bewusst, wohin der Weg führt, um die geeigneten therapeutischen Erfahrungen zu ermöglichen und welche Rolle und Funktion jeder Einzelne im System dabeihat. Diese Vorlage erwies sich als sehr hilfreich zur Orientierung in einem gemeinsamen, konstruktiven therapeutischen Prozess.

Es ermöglicht die Einordnung und Planung von Therapie und Beratung und stellt das kohärente Erleben der Patientin in den Mittelpunkt und verschafft somit einen Überblick über resilienzfördernde Behandlungsmöglichkeiten.

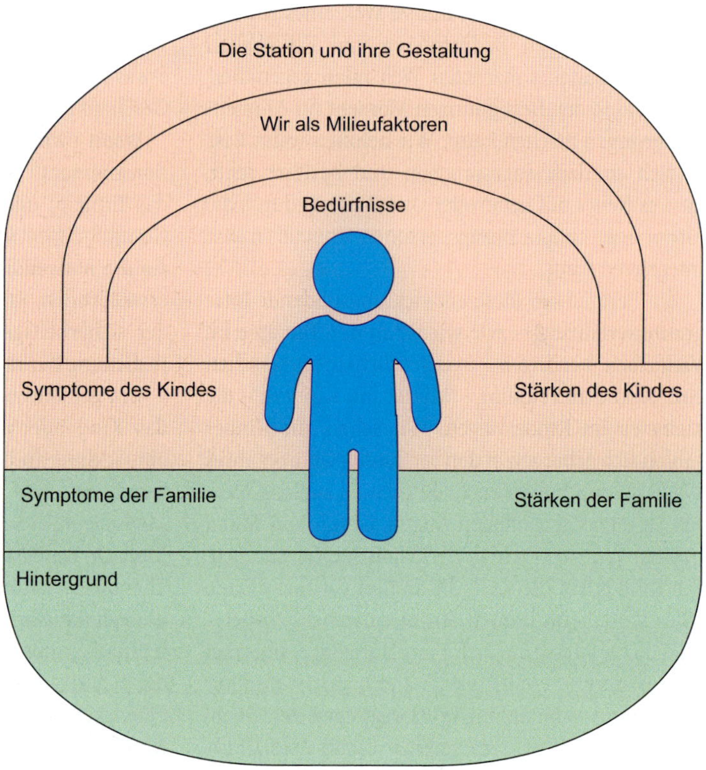

Abb. 9.1 Mensch-Welt-Modell zur Therapieplanung
Entwickelt von Wiebke Nissen – basierend auf Menschenbild im Konzept Integrativer Methodik [L253/O1115]

9.2 Therapeutische Haltungen

- Die Rolle des Kindes im Krankheitsprozess ist mitentscheidend: Bin ich ein Patient oder eine Person? Es gibt nicht einen Diabetiker, sondern ein Kind, das Diabetes hat. Dem Patienten werden so viele wie nur möglich auf Normalität und Gesundheit basierende Angebote gemacht. Themenbezogene Gruppen werden nach ihrem positiven Potenzial und nicht nach Erkrankungen benannt. So gibt es beispielsweise eine Mutgruppe und keine Angstgruppe. Untersuchungen werden nach Möglichkeit auf Augenhöhe durchgeführt. Dazu wird das Kind wo immer möglich auf seine guten Eigenschaften angesprochen, denn das, was angesprochen wird, verstärkt sich und wird Teil der Identität. Leider ist dies auch im Negativen möglich, weshalb an dieser Stelle Vorsicht geboten sein sollte.
- **Arbeit mit den Chancen der Befriedigung, Annahme und Wertschätzung der Eigenart und Würde des Patienten** und seiner Wahrnehmung, seiner Motivation und seiner Kooperation. „Die Wahrnehmung der Autonomie und persönlichen Integrität des Kindes, d. h. der bewusste Verzicht auf Macht in der Arbeit mit dem Kind zugunsten des Vertrauens in die hinter der Störung liegende gesunde Lebendigkeit des Kindes, in entwicklungsoffene Selbstregulationsprozesse seines Systems" (nach Kriz, 2005). Das bedeutet, therapeutischen Raum für Selbstregulierungsprozesse zu lassen. Die Behandlung setzt die notwendigen Impulse für Entwicklung und Gesundung – gesunden und heilen kann nur der Organismus selbst.
- **Belohnen ist immer besser als Bestrafen.** Deshalb werden Strafen in der Behandlung nicht eingesetzt. Der Stand der Forschung zeigt, dass positive Verstärkung das soziale Verhalten in Gruppen besser beeinflussen kann (Rand et al., 2009), während negative Verstärkung, also Strafe, das unerwünschte Verhalten indirekt belohnen kann, nämlich dadurch, dass sie ausbleibt, wenn das falsche Verhalten unbemerkt bleibt. Dies führt zu einer Belohnung des unerwünschten Verhaltens und schafft damit ein System, das Belohnungen unabhängig von Behandlern verteilt. Außerdem entspricht das Strafen nicht dem wertschätzenden Umgang.
- **Freiwilligkeit für die Behandlung:** Eltern und Kind sollen mit der Therapie einverstanden sein. Die Station ist offen und bietet keinen Rahmen für „Unfreiwillige". Grundsatz der Individualität: Die Behandlung setzt an den individuellen Fähigkeiten und Möglichkeiten des Kindes und seiner Familie an und bildet aus dieser intra-/interpersonalen Lageerfassung passgenaue Interventionen. Der Faktor der Passung spielt in der Psychotherapie die entscheidende Rolle, sowohl bezüglich der Interventionen, wie auch bezüglich der Therapeutischen Beziehung. (Saunders, Howard und Orlinsky, 1989).
- **Orientierung an Fähigkeiten:** Die Behandlung nimmt den salutogenetischen Blick (nach Aaron Antonovsky, s. Lamprecht und Sack, 1997) auf die gesunden Aspekte des Kindes und seiner Familie ernst. Krankheit und Gesundheit werden nicht dichotom gesehen, sondern als Gegenpole, die durch ein Kontinuum verbunden sind. Die Position auf dem Kontinuum wird maßgeblich durch das **Kohärenzgefühl** (nach Aaron Antonovsky, siehe z. B. Wydler, Kolip und Abel, 2002; ➤ Abb. 9.2) bestimmt, das in der Therapie gefördert wird. „Eine klinische Psychologie des guten Lebens und der Würde sollte die Kategorisierung und Pathologisierung von Menschen und menschlicher Erfahrung zurückweisen und ihre Einmaligkeit hervorheben." (Reddemann, 2009, S.13). Dem Kind wird vermittelt, dass es neben der Störung im Prinzip gesund ist. Daher wird in der therapeutischen Praxis primär auf die zugrunde liegende gesunde kohärente Identität des Kindes hin kommuniziert und nicht auf die Störung. Gruppentherapeutische Angebote tragen daher neutrale oder Kompetenznamen. Dem Kind wird kontinuierlich positive Rückmeldung über sein Sein und sein Tun in der Gemeinschaft gegeben, um die positive Identitätsentwicklung zu stützen. „Würde hat auch damit zu tun, dass sich Menschen ihrer Kompetenzen, ihrer Lebendigkeit und ihrer Kreativität bewusst werden können." (Reddemann, 2009, S.14).
- **Orientierung an der intra- und interpersonalen Lage der Beteiligten und ihrer Selbstreferenz.**

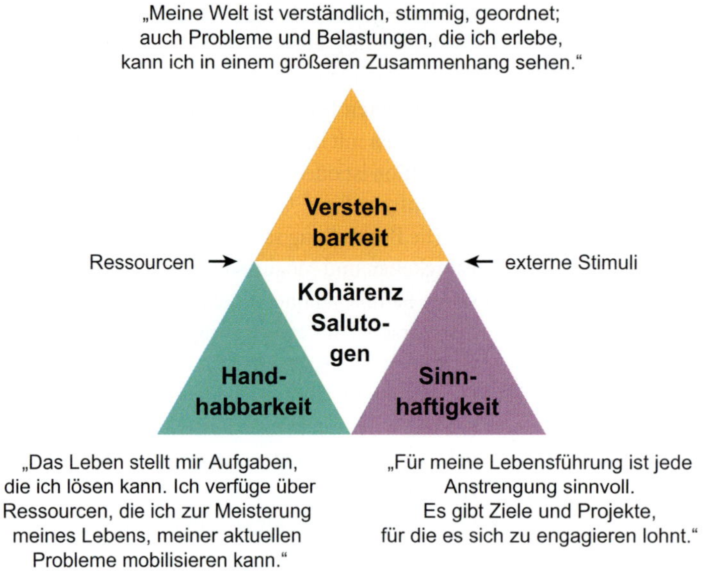
„Meine Welt ist verständlich, stimmig, geordnet; auch Probleme und Belastungen, die ich erlebe, kann ich in einem größeren Zusammenhang sehen."
Versteh-barkeit
Ressourcen
externe Stimuli
Kohärenz Saluto-gen
Hand-habbarkeit
Sinn-haftigkeit
„Das Leben stellt mir Aufgaben, die ich lösen kann. Ich verfüge über Ressourcen, die ich zur Meisterung meines Lebens, meiner aktuellen Probleme mobilisieren kann."
„Für meine Lebensführung ist jede Anstrengung sinnvoll. Es gibt Ziele und Projekte, für die es sich zu engagieren lohnt."

Abb. 9.2 Kohärenzbegriff Antonowsky [L253]

Dazu gehört die Fähigkeit von Menschen, ihre Lage auszudrücken und damit etwas über sich selbst zu sagen und zu zeigen. Der Ausschnitt der externalisierten subjektiven Realität inklusive der Selbstbezeugungen, Reflektionen und Aussagen des Klienten dazu, bietet konkret den besten Anknüpfungspunkt, die beste Passung für einen therapeutisch wertvollen Prozess. Diese Passung ist jeder Interpretation überlegen, weil sie zu dem aktuellen eigenen Stand des Gegenübers passt. Zudem signalisiert die Deutungshoheit dem Gegenüber, dass es selbst Experte für sich ist. Seien es Eltern, Jugendliche oder Kinder. Die Deutung kann in Metaphern, Analogien oder im externalisierenden Spiel geschehen. Im Spiel entdeckt, erprobt und formt das Kind die Welt. Spielen lassen und wieder spielen lernen. Umsetzung in der Therapie: Spiel, Musik und künstlerisches Gestalten fördern Erkundung, Entwicklung und Gesundung.

- **Prozesse im Sinne von Kohärenz und Sinnbezug begleiten.** Kinder haben, wie wir alle, das Bedürfnis, in Zusammenhängen zu leben, die verstehbar, handhabbar und sinnhaft sind. Integration meint die innere Verbindung (Ressourcen) mit neuen passenden Erfahrungen (externe Stimuli), die zu einem neuen kohärenten Lebensgefühl mit mehr freien Potenzialen führen. Passende Erfahrungen müssen im Hinblick auf die individuelle Persönlichkeit des Kindes, seines Entwicklungsstandes und seiner Lebenswelterfahrungen sinnvoll und damit auch bedeutungsvoll sein. Aaron Antonovsky prägte dafür den guten Begriff des **Kohärenzsinns.**

Je ausgeprägter das Fundament an kohärenten Erfahrungen wird, desto mehr Resilienz und salutogene Verhaltensweisen bilden sich im Kind und im Jugendlichen aus. Das betrifft auch das
- Verständnis von sich selbst,
- die Einsicht in die Symptomatik und in Handlungsalternativen und
- ein verbessertes Selbstvertrauen. Dies sind die drei Begriffe, an denen der Psychiater Andreas Heinz psychische Gesundheit festmacht (Heinz, 2016, S. 81). Für die psychosomatische Therapie, in der es zudem darum geht, ein neues Verständnis der eigenen körperlichen Situation und seiner eigenen Bedürftigkeit mit dem erkrankten Kind zu erarbeiten, bietet der kohärente Ansatz die Möglichkeit, das Krankheitsgeschehen in ein vitales lösungsorientiertes Selbstkonzept zu überführen. Dazu das kurze Fallbeispiel Ohrengarten, in dem die Orientierung an den Fähigkeiten, an der intrapersonalen Lage, Selbstreferenz und kohärentem Sinnbezug deutlich wird:

FALLBEISPIEL

Eva, 11 Jahre, Ohrengarten, Non-Compliance bei Haarzellenstörung, soll ein Hörgerät tragen: Ausfälle in der Schule, große familiäre Spannungen erhöhen den allgemeinen Stress. Das Mädchen zeigt sich emotional deutlich unausgeglichen und zunehmend depressiv. Seit 8 Monaten und mehreren Aufklärungsgesprächen hat sich nichts verbessert. Die Leitung der Kinderklinik schickt sie zur Psychosomatik. Eva kommt unsicher und misstrauisch in das Gespräch.

Kohärente ressourcenorientierte Lageerfassung:
Die Psychologin erzählt Eva weder welche Krankheit sie hat noch was sie tun sollte, da das Kind dies alles bereits weiß. Sie fokussiert auch nicht auf die Abneigung gegen das Hörgerät und die häuslichen Spannungen, sondern interessiert sich für die Ansicht des Kindes über die Erkrankung, ihr subjektives Krankheitsbild. Eva beschreibt abgestorbene Haarzellen. Sie sind wie verdörrende Pflanzen, manche leben noch. Sie soll ein Hörgerät tragen, was sie nicht will. Die Pflanzen als Analogie werden aufgegriffen und die aktuelle Situation in einem Lagebild ausgedrückt (➤ Abb. 9.3). Im Konsens mit ihr erscheint zeichnerisch das Ohr als Spirale und die Haarzellen darauf als Pflanzen, sterbende und lebende. Sie ist emotional betroffen von der Bedürftigkeit ihrer Haarzellen. Sie spürt Mitgefühl mit den sterbenden Haarzellen. Es entsteht der Wunsch, die Haarzellen gut zu pflegen, wie Pflanzen in einem Garten. Wasser kann sie trinken, damit die Haarzellen nicht vertrocknen. Die notwendige Sonne sieht sie von sich aus – überraschenderweise – als Schallwellen. Damit wird das Hörgerät zur Sonne.

Das Einlassen und Mitgehen der Psychologin mit dem Kind und seinem **subjektiven analogen Krankheitsbild,** bewirkte in der lösungsorientierten Auseinandersetzung mit der Lage den Anschluss an ihre Emotionen und ihr sinnvoll bezogenes Lebensgefühl. Was dem Mädchen rational vorher durchaus bewusst war, konnte sich durch ihren passgenauen Prozess in der Auseinandersetzung mit der Lage als *eigenes* ganzheitliches Bild von Krankheit und Gesundheit nun wirklich integrieren.

Diese Integrationserfahrung lässt sich nicht erzwingen, aber die Bedingungen dafür können geschaffen werden. Sie ist das Ziel im Konzept Integrativer Methodik. Die Erfassung der intrapersonalen Lage, somit der subjektiven Sichtweise auf Krankheit und Gesundheit bildet eine wichtige Basis für die Therapie.

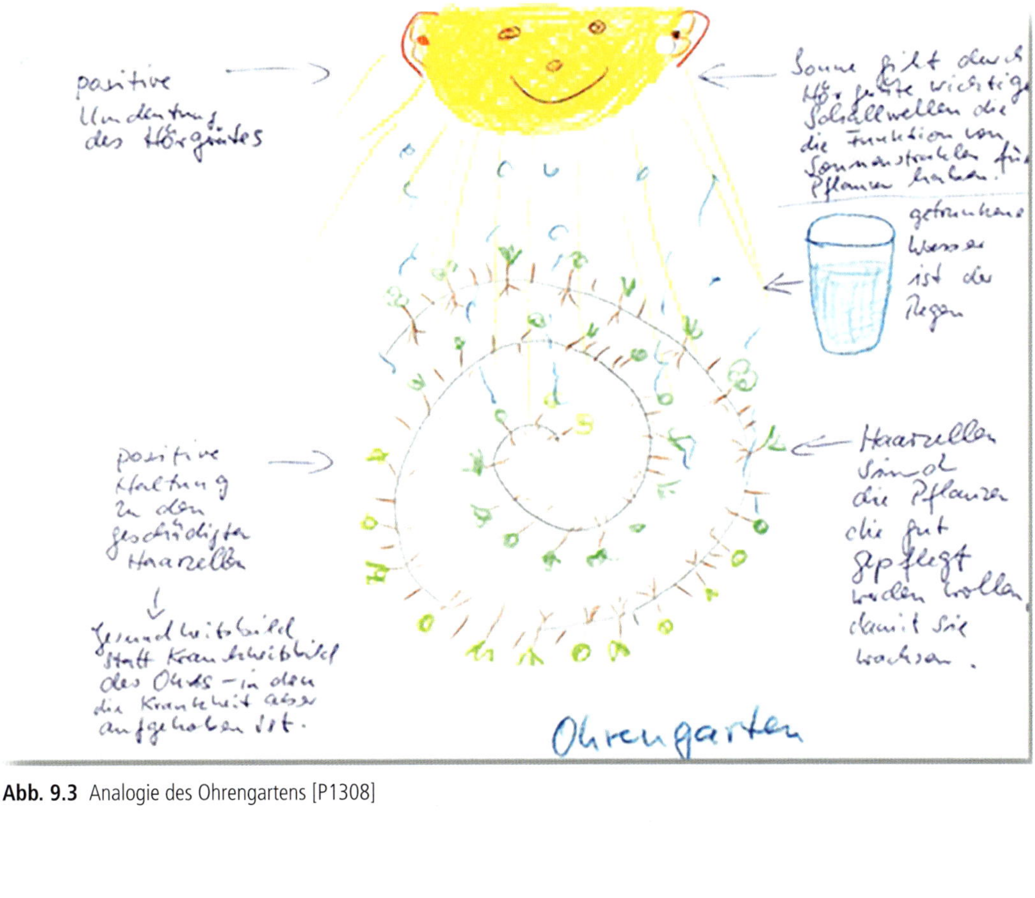

Abb. 9.3 Analogie des Ohrengartens [P1308]

Welche zentralen Funktionen für Entwicklung wurden erfüllt?
Anhand des Modells der Zentralen Funktionen für Entwicklung ➤ Abb. 8.2 lässt sich die **Komplementarität von Handeln und Erleben** in einer Sitzung an diesem Fall differenziert betrachten, um zu zeigen, wie der Wandel gelingt. Der Wandel einer Patientin, die sich als Betroffene von ihrer Erkrankung eher als Objekt fühlt, hin zu einem handlungsfähigen und selbstbewussten Subjekt. Dafür lohnt es sich, die einzelnen Elemente der Sitzung in ihren zentralen Funktionen anzuschauen.
Innerhalb einer Sitzung geschah in einem natürlichen Ablauf auf der Erfahrungsseite für die Patientin, dass sie mit ihrer Situation wertschätzend als Persönlichkeit angesprochen wurde. Sie erlebte sich als kompetent angesehen und nicht von vornherein als jemand der sein Hörgerät nicht tragen will, sondern als jemand, mit dem man vorurteilsfrei gemeinsam entdecken kann, welche subjektive Lage eigentlich besteht (➤ Abb. 8.2).
Auf der Handlungsseite gelang es ihr ihre subjektive intrapersonale **Lage zu externalisieren** als vertrocknete Grashalme. Die interpersonale Lage, die in diesem Fall nicht explizit hinzugezogen werden musste, war bekannt. Es wussten beide, dass die Eltern und die Schule nicht begeistert waren, dass sie die Hörgeräte nicht trug. In der Auseinandersetzung mit der Lage der vertrockneten Halme entwickelte sich der Entwurf von Veränderung durch die Idee des Wassers und der Sonne gestaltete sich ein eigenes, positiveres und handlungsfähiges Verhältnis zu der Haarzellenstörung. Schließlich konnte das Mädchen den Umgang mit ihrer Problematik als sinnhaftes Geschehen wahrnehmen und sich damit stabilisieren.
Das bedeutet auch, dass es der Therapeutin gelang, die Seite der Gemeinschaft so zu vertreten, dass das Kind diese Erfahrung machen konnte – es gelang der Therapeutin also für diese Stunde die Welt und somit der Erfahrungsraum zu sein, in dem sich das Kind wertgeschätzt erlebte. In dieser grundsätzlichen Wertschätzung des Menschen besteht der gemeinsame implizite Sinnbezug beider in der Situation. Das Kind hat das natürliche Bedürfnis nach Wertschätzung und die Therapeutin erfüllt dies. Die Therapeutin gewinnt selbst durch diese Sichtweise die Arbeit mit wertvollem Unentdecktem bei den geschätzten Persönlichkeiten der Kinder.
Eine stationäre Aufnahme des Kindes war nicht notwendig. Das Mädchen machte mit ihrer verbesserten Haltung zum Hörgerät und dem verbesserten Hören nun in ihrem Alltag Selbsterfahrungen in der Familie und in der Schule. Sie konnte sich wieder „Ineinandergesetzt", als ein Teil von Klasse und Familie erleben. Mit diesen Erfahrungen erweiterte sich ihr Selbstbewusstsein und damit auch ihre Identität als Mädchen mit einem Ohrengarten anstelle wie zuvor als Mädchen, dass eine Störung hat und gegen ihren Willen ein Gerät tragen soll. Auf der Handlungsseite verändert sich dadurch die subjektive intrapersonale Lage. Es hat eine erweiterte Empfindung von sich selbst, indem sie Hörmöglichkeiten in kohärenter Weise integrieren konnte.
Die Rückmeldung blieb weiterhin positiv. In diesem Fall konnte sich das Verhältnis von Eva zu ihrer Erkrankung wandeln und ein Bild von Gesundheit entstehen.

Immer wieder erfordern Kinder und Jugendliche mit Erkrankungen in der Kinderklink psychosomatische Interventionen. Wenn sie zügig aufgegriffen werden, können psychische Erkrankungen, die als Folge unbearbeiteter Compliance-Probleme oder anderer psychischer Belastungssituationen entstehen können, verhindert werden.

9.3 Beziehungsaufbau und Arbeitsbündnis und Passung durch Externalisierung von Lage

Im Fallbeispiel Ohrengarten wurde die subjektive Auffassung der Störung in Form einer analogen Skizze aufgegriffen. Dies ist eine Externalisierung der Lage ihres Ohrenproblems. Welche Chancen und Möglichkeiten für die psychosomatische Therapie in der Externalisierung von Lage stecken, soll in diesem Abschnitt dargestellt werden.

Psychosomatisch erkrankte Patienten haben meist schon viele therapeutische Versuche hinter sich. Das führt eher selten zu einer besseren Therapiebereitschaft. Auch die Scham, über Probleme zu sprechen, das Misstrauen, ob man überhaupt verstanden werden kann, die Belastung, in eine Gesprächssituation zu gehen, gehören für die Patienten zur klinischen Erfahrung. Es kann zur Gewohnheit werden oder zur täglichen Erfahrung gehören, nicht verstanden zu werden. In der Kommunikationstheorie ist es hinlänglich bekannt, wie schwierig das Verstehen zwischen zwei oder mehreren Menschen ist. Daher sind viele Kinder und Jugendliche „schwer erreichbar". Sie haben sich abgeschaltet oder auf Durchzug geschaltet. Es sind die Kinder und Jugendlichen, die zur Behandlung kommen, weil sie dazu gedrängt wurden, manchmal sogar richterlich angeordnet. Sie sind schwer erreichbar. Der Zugang zu ihnen muss erst gefunden werden, was ein komplexer Vorgang ist.

Typische Standards bieten wenig Flexibilität auf die besonderen Bedürfnisse und Gedankengänge von Menschen einzugehen, die sich verschlossen haben oder sich nicht äußern können. Diese Hürden stellen eine fruchtbare Herausforderung zur Weiterentwicklung im therapeutischen Handeln dar.

Der Mensch ist erreichbar, wenn eine gute Passung in der Therapeut-Klient-Beziehung besteht. Die Psychotherapie ist und bleibt nach Leitlinien die Hauptbehandlungsmethode bei den psychosomatischen Erkrankungen, sie nimmt daher einen wesentlichen Raum in der psychosomatischen Therapie ein.

Untersuchungen zeigten, dass das entscheidende Merkmal einer gelingenden Psychotherapie zu 70 % die Therapeut-Patient-Beziehung ist (Bleckwedel, 2006). Orlinsky und Howard (1987) berücksichtigen in ihrem Allgemeinen Modell der Psychotherapie (AMP) die Passung von der

- Therapie, die an die innere Struktur des Menschen anknüpft
- Beziehung zwischen Therapeut und Patient
- Störung zum Behandlungsmodell

Gunther Schmidt (2013, S. 7) sieht die **Hypnosystemische Therapie** als Integrationskonzept, als einen flexiblen Interventions- und Beschreibungsansatz, um differenziertes, quasi mehr maßgeschneidertes Eingehen auf die Einzigartigkeit des Menschen leisten zu können, als dies mit traditionelleren Verfahren oder den „üblichen“ systemischen oder auch hypnotherapeutischen Ansätzen gelingt.

Dies sah Hanna E. Schumann auch, als sie einige Jahrzehnte zuvor in Berlin mit Jugendlichen und ihren Familien in prekären Verhältnissen, deren sprachliche Fähigkeiten zum Ausdruck ihrer Selbst begrenzt waren, um einen passenden Zugang rang. Schumann suchte im Familiengespräch nach Wegen in der Kommunikation. Diese mussten pragmatisch und unter einfachen Bedingungen umsetzbar sein. Sie durften nicht auf Verbalisationsfähigkeit beruhen. „Es muss uns gelingen, therapeutische Funktionen in einer Form zu verwirklichen, die jeweils der entwicklungsbedingten Lage des Klienten entspricht, d. h. alle auch gesellschaftlich benachteiligte Klienten zu erreichen.“ (Schumann, 1980, S.109).

Sie griff auf eine frühere Kommunikationsform der Menschheit zurück: das **analoge Zeichen.** Ein Zeichen, das durch seine bildhafte Form die Bedeutung vermittelt. Kinder begreifen die Welt in ganzheitlichen Bildern. Auf ihrem Weg in die digitale Sprache finden sie je nach Umgebung sehr unterschiedliche Förderung. Bei manchen entsteht ein Defizit im Kommunikationsverhalten, sodass sie ihre Lage verbal nur bruchstückhaft ausdrücken können. Mit Analogien lässt sich die Lücke schließen. Zudem steht das bildhafte, analoge Denken hirnphysiologisch gesehen in Verbindung mit dem kontextualen Gedächtnis der Lebenserfahrung und der damit verknüpften Bedeutung.

Diese emotionale, sinnhafte Qualität der Analogie lässt den Klienten unmittelbar spüren, dass er seine authentischen Inhalte ausdrückt, dass es sein Prozess ist. Ein wichtiges Merkmal für Passung oder, wie Gunther Schmidt es fordert, für maßgeschneidertes Eingehen auf den Menschen. Zudem fördert die Analogie, etwas in einem Zusammenhang auszudrücken, da nichts lebendig Empfundenes isoliert steht, sondern in Verbindung oder Spannung mit anderem. Insofern lädt die Methodik zu einem Entwerfen und Denken in Zusammenhängen ein. Dies führt per se zu einem umfassenderen Verständnis von Situationen und von der Lage.

Hanna E. Schumann erprobte das analoge Lageerfassen mit Erfolg in ihrer Studie „Zur sozialen Bedingtheit des Gruppenverhaltens Schwererziehbarer“ an der FU Berlin, 1955. Die Mitarbeiter des Heimes baten sie nach Beendigung ihrer Studie, diese Arbeit fortzusetzen, da sie einen positiven Effekt auf das Sozialverhalten der Kinder zeigte. Schumann führte die Lageerfassung in ihrer psychologischen Tätigkeit in Beratungsstellen und Hausbesuchen fort und entwickelte auf dieser Basis das **Konzept Integrativer Methodik (KIM).** Ihr Ehemann Werner Schumann griff die Methodik der analogen Lage auf und konnte zeigen, dass die Diskrepanz zwischen der subjektiven intrapersonalen Lage und interpersonalen Lage, der Sichtweise anderer von außen, als Prädiktor für Störungspotenzial und für deviantes Verhalten gilt.

Um den Passungsgedanken auch in der Kinder- und Jugendpsychosomatik umzusetzen, bewährte sich das **Instrument der bildhaften analogen Lageerfassung** auch im klinischen Alltag. Unabhängig, ob die Patienten selbst zeichnen oder im Elterngespräch deren Eltern oder ob vereinbart wird, dass der Therapeut oder die Therapeutin die Lage visualisiert, entsteht ein Bild, das beide schon im Entstehungsprozess teilen. Die Lage hier und jetzt, so wie sie der betroffene Mensch, das Kind, der Jugendliche sie sieht. Indem wir diese Lage ernsthaft aufgreifen und teilen können, beginnt die Passung. In der Auseinandersetzung mit der Lage ermöglichen wir dem Kind und Jugendlichen eine Metaebene einzunehmen, sodass er Erkenntnis über sich gewinnt, die wir in der Therapie wiederum teilen. Dieser Überblick aktiviert Lösungsmotivation und sei es erst mal bildhaft. So kommt es auf natürliche Weise zum nächsten Schritt, zu einer Aussicht, zu einem ganz eigenen Entwurf, aus dieser individuellen Lage heraus zu einem Entwurf von Veränderungen. Jüngere Kinder spielen ihre Lage mühelos im freien Rollenspiel mit Figuren, wenn ihnen dafür genug Zeit und Raum in der sorgfältigen Begleitung des Spiels gegeben wird. Sie spielen auch die Lösungen.

Der Prozess der Lageexternalisierung geschieht ohne Bewertungen und Interpretationen, auch ohne Korrekturen aufgrund bekannter äußerer Faktoren. Das Kind, der Jugendliche darf und solle sich so äußern, wie es dem subjektiven Befinden entspricht. Schließlich gilt es, genau daran den Anschluss zu finden. Dies ist der Beginn eines guten Arbeitsbündnisses, in dem der Entdeckungsprozess vornean steht und sich die Themen, Ziele und Lösungen erst daraus ergeben.

FALLBEISPIEL

Antonia, ein 16-jähriges Mädchen kommt zum Vorgespräch für eine stationäre psychosomatische Behandlung. Sie weiß nicht, ob ihr noch zu helfen ist. Seit 2 Jahren leidet sie unter schwerer Schlafstörung, unter Schmerzen am ganzen Körper, ist sehr berührungsempfindlich, sie dürfe gar nicht berührt werden, außerdem habe sie Unruhe und zuweilen Panikzustände. Seit 2 Jahren habe sie die Schule wegen ihrer Symptomatik nicht mehr besuchen können. Sie habe drei längere stationäre Behandlungen in der Psychiatrie hinter sich. Zuletzt sei sie in eine Wohngruppe gekommen, von der sie nun doch nach Hause gewechselt sei, weil es dort nicht auszuhalten war. Sie habe keine Kraft mehr und schaffe ihren Alltag überhaupt nicht. Sie brauche Hilfe, wolle nicht mehr in die Psychiatrie. Die ambulante Therapie reiche nicht aus. Sie fühle sich wie vor einem Berg, den sie immer wieder versucht, zu erklimmen, und dann immer wieder von vorne starte. Die Metapher wird aufgegriffen und sie wird gebeten, das bildhaft auszudrücken. Sie malt sich auf einem Drittel des Aufstiegs. Auf die Frage, was sonst in ihrem Leben wichtig für sie sei, zeichnet sie ihre vor 2 Jahren verstorbene Großmutter mit Kreuz in den Himmel. Diese habe ihr immer Wärme und Geborgenheit gegeben, sie habe Lebensfreude vermittelt und konnte das Leben genießen. Dann fügt sie noch ihre Familie und eine Freundin hinzu. Was sie machen würde, wenn sie den Berg überwunden habe? Sie würde dann gerne den Schulabschluss machen und eine Ausbildung beginnen. Das wird ebenfalls auf dem Bild festgehalten.

Die Patientin wird auf die Warteliste gesetzt und ca. 10 Wochen nach dem Gespräch aufgenommen. Sie bringt zur Aufnahme ihr Bild mit und berichtet, dass es für sie von Bedeutung sei, weil es zeige wo sie ist und wo sie hinmöchte. Auch weil sie erlebte, dass die Hoffnung, die in diesem Bild steckt, beim Entstehungsprozess geteilt wurde.

Zur Entlassung nach einer 3-monatigen Therapie bringt sie das für sie bedeutungsvolle Bild wieder mit. Sie zeichnet sich jetzt ein Drittel hinter dem Gipfel ein. Die Strecke, um im Leben wieder anzukommen, liegt noch vor ihr, aber sie selbst sieht, was sie geschafft hat. Außerdem kommen einige neue Elemente auf das Bild, so die Entdeckung ihrer Schulfähigkeit, ihrer unterdessen verbesserten familiären Beziehungen und die Aussichten auf eine Ausbildung sowie mehr Freunde und Freundinnen.

Lagebilder haben oft eine nachhaltige orientierungsgebende Wirkung. Die Visualisierung der Lage vermindert die Unsicherheit darüber, was besprochen wurde, sie hält den Prozess und das Ergebnis fest und vermehrt die Sicherheit des Erkannten. Dies gilt gleichermaßen für die Patientin wie für die Therapeutin. Sie bleibt im bildhaften kontextualen Gedächtnis nachhaltig gespeichert, verbunden mit der Person, die diese Lageerfassung begleitete. Die Passung findet auf der inhaltlichen Ebene durch die analoge Skizze statt. Auf der Beziehungsebene hat die Jugendliche den Raum für das, was sie sagen und zeigen möchte. Sie fühlt sich dadurch angenommen.

9.4 Körperbezogene psychosomatische Therapie – ein neues positives Verhältnis zum eigenen Körper aufbauen

Der Patient wird grundsätzlich mit seinem eigenen aktuellen körperlichen Erleben abgeholt. Alle hier aufgeführten Interventionen werden nicht isoliert, sondern im Zusammmenhang mit der Milieutherapie, Psychotherapie und der ärztlichen Behandlung angeboten.

- Vertrauen zum eigenen Körper wiedergewinnen.
- Neue positive Körpererfahrung ermöglichen.
- Eigene Handlungsspielräume zur Verringerung der Symptomatik entdecken und anwenden lernen.
- Psychoedukation ermöglicht den Patienten und den Eltern, die Symptomatik besser zu verstehen und Zusammenhänge zwischen Erkrankung, Emotion, Denken und Handeln zu überblicken. Dafür eignet sich die Arbeit mit dem Lagebild, das im ➤ Kapitel 5 vorgestellt wurde. Es wird der Gesundungsprozess in den Vordergrund gestellt.
- Geschichten und Bilder, die eine Brücke zur Auseinandersetzung mit dem Problem bauen. Als Beispiel sei das Buch „*Was macht man mit einem Problem?*" von Kobi Yamanda (2018) genannt. Die Geschichte dieses Buches ist eine wunderbare Einladung, sich mit einem Problem auseinanderzusetzen.

9.4.1 Somatisierungsstörung

Die Behandlung der Somatisierungsstörung nimmt einen breiten Raum in der psychosomatischen Therapie ein.

Die Somatisierung geschieht auf unbewusste Weise. Unbewusste psychophysische Regulierungen sind im Grunde selbstorganisierte Lösungen des Organismus zum Überleben. Alles im lebendigen Organismus strebt zum Leben. Alle kleinen und großen Regulationssysteme sind zum Überleben, zum Weiterleben, zum Überstehen angelegt, solange es nur möglich ist.

Das hier tätige Unbewusste ließe sich somit als das **„lebensorientierte Potenzial"** bezeichnen. Dieses lebensorientierte Potenzial sorgt unter den einschränkenden äußeren Bedingungen einer gewissen Notsituation und den inneren Fähigkeiten des Menschen für eine „Übergangsrettung" durch eine Symptomatik, die zwar mit Einschränkungen einhergeht, aber auch für einen notwendigen Schonraum und Aufmerksamkeit sorgt. Häufig wird dies als sekundärer Krankheitsgewinn bezeichnet, tatsächlich ist es aber eine notwendige Entlastung von einem scheinbar unlösbaren Problem oder Konflikt für diesen Menschen, das im Unterbewussten agiert. Symptome als Übergangsretter finden sich in allen Störungsbildern der Psychosomatik. Symptome haben eine wichtige Funktion. So wie der Schmerz darauf hinweist, dass etwas „nicht stimmt", haben Symptome oft auch Appell-, Ventil- und Schutzfunktion. Sie können sich mit der Zeit verfestigen, eine eigene Störungsdynamik entfalten und durch die Erwartungsangst des Kindes vor der Symptomatik in einen *circulus vitiosus* führen, aus dem das Kind kaum oder gar nicht ohne therapeutische Hilfe herauskommt. Je nach dem Schweregrad der Einschränkung im psychosozialen Funktionsniveau kann diese Hilfe entweder ambulant, tagesklinisch oder stationär erfolgen.

An dem folgenden Fallbeispiel lässt sich zeigen, wie die verschiedenen Behandlungselemente der pädiatrischen Psychosomatik zusammengesetzt werden. Einzeltherapeutisch gelang mit der Lageerfassung, die Sicht des Patienten auf sich und sein Leben zu erfassen und dabei seine Spannungsbereiche zu erkennen. Mit der ressourcenorientierten klientengeführten Imagination konnte die unbewusste starre Anspannung des Organismus gelöst werden. Somit wurde das Selbstorganisationsprinzip in der Imagination genutzt, da der Patient seine eigene innere Szene entdeckte, die ihm eine maßgeschneiderte innere dynamische Entwicklungserfahrung ermöglichte. Grundlagen zu dieser Art der Imagination (IDEE) im Sinne einer **I**nneren **D**ynamischen **E**ntwicklungs**e**rfahrung beruhen auf dem Konzept Integrativer Methodik.

FALLBEISPIEL

Simon, 16 J., *Globus hystericus* – verbunden mit Panikattacken und klaustrophobischen Ängsten in geschlossenen Räumen (Autos, Busse, Züge, Flugzeuge), dazu soziale Ängste vor großen Gemeinschaften. Simon ist ein athletischer, wacher und aufmerksamer Jugendlicher. Beherrscht, aber leicht reizbar. Im Hintergrund liegt eine schwierig verlaufene Trennung der Eltern. Das Schlucken von Nahrung fällt Simon besonders in Gesellschaft anderer sehr schwer. Er bekommt schmerzhafte Krämpfe, die zu bedrückender Luftnot führen. Er isst deshalb allein in seinem Zimmer. Auto- und Busfahren strengen ihn sehr an, sodass er es zunehmend vermeidet und weite Wege zu Fuß geht. Der Schulbesuch wurde unmöglich. Als großer Fußballfan kann er nicht mehr mit seiner Fangruppe an Fahrten und Spielen teilnehmen, was sein größtes Leiden darstellt. Zusätzlich besteht eine Einschlafstörung. Schluckbeschwerden und Luftnot werden untersucht, körperlich wird kein Befund erhoben, eine psychosomatische Evaluation ergibt den Verdacht auf eine Somatisierungsstörung. Simon tritt die Therapie motiviert an. Beim gemeinsamen Mittagessen auf der Station bekommt er kaum einen Happen herunter. Er fühlt sich total gestresst. In der Einzeltherapie zeichnet er zu Beginn und sehr gerne eine Analogie seiner Lage mit allen Hürden und allen „Tankstellen" (i.e. Lebensbereiche, aus denen er Kraft schöpft). Indem er das Lagebild fertigstellt, kann er es von sich legen, in den therapeutischen Raum des Einzelgesprächs. Seine größte „Tankstelle" ist der Fußball. Die Familie ist eher eine Baustelle, besonders die Beziehung zum Vater, dessen Leistungsansprüchen er meint, nicht gerecht werden zu können. Der selbst verursachte Schulausfall setzt ihn unter Druck, er will erfolgreich sein. Er steht unter hoher Anspannung. Er kann nicht einfach sein, sondern muss etwas Besonderes sein. Er fragt sich, wie er davon herunterkommt.

Ein erster Schritt zur Entlastung besteht in der Entdeckung seiner Entspannungsfähigkeit. Mit dem Mittel der freien klientengeführten Imagination, die eine innere dynamische Entwicklungserfahrung (IDEE) ermöglicht, entdeckt er seine eigene Naturlandschaft, die ihm sehr entspricht. In dieser erlebt er sich frei von den Anforderungen. Er spürt seinen Körper dabei sehr entspannt und ist beschwerdefrei. Abends im Bett kann er sich selbstständig an diesem seinem imaginativen ureigenen Ort einfinden und einschlafen.

Simon erlebt sich darin selbstwirksam. Er merkt, dass er damit besser in den Schlaf kommt und dabei auch entspannt „auftanken" kann.

Im zweiten Schritt gelingt es, seine Globussymptomatik in den entspannten Zusammenhang der Imagination hinein zu nehmen und somit seine entspannten und anforderungsfreien Ressourcen mit seinem Symptom in Resonanz zu bringen. In dieser Begegnung im Kontext seiner natürlichen, naturhaften Ressourcen kann er sich etwas entspannen.

Er stellt selbst aus der Distanz fest, dass sein Symptom eine Reaktion auf häuslichen Streit und Stress beim Essen war. Da dies wegen Verbesserung der familiären Situation durch gute Mitarbeit der Eltern nicht mehr aktuell ist, wird dem Hals beigebracht, wieder „locker zu werden". Es gelingt ihm, diese Spannungslösung in der Imagination zu sehen. Ergänzt durch spannungslösende Atemübungen der Physiotherapie (1/3 Einatemzeit – 2/3 Ausatemzeit mit langsamem Ausströmen lassen) plus Arbeit mit Mutter, Vater und Familie, um die Ursachen der häuslichen Belastungen abzubauen, wird Simons Entwicklung unterstützt.

Das Essen gelingt Simon zunehmend besser, auch in der Gruppe, in der er sich mehr und mehr auf die Anderen einstellt und viel Humor zeigt. Die milieutherapeutische Gemeinschaft, sowie die vielen interaktiven Gruppenangebote und Unternehmungen lassen ihn sich wieder als aktiven und beliebten Teil einer Gruppe erfahren. Der bessere Schlaf unterstützt den Stressabbau und seine Gesamtkonstitution. Es bildet sich wieder Vertrauen in den eigenen Körper, aufbauend auf der Erfahrung von Selbstwirksamkeit bezüglich der eigenen Körperlichkeit. Ein Belastungs-EKG mit „erfreulichen Werten" versichert ihm seine neue Kraft und stärkt sein Selbst- und Körperbewusstsein. Die milieutherapeutische Gruppe ist ein gutes Übungsfeld, eine kleine Welt in der Welt. Simon beginnt, eigeninitiativ seine Belastbarkeit zu testen. Er fordert sich heraus, Bus zu fahren, und gewinnt dabei Sicherheit. Krisenmomente mit nahender Panik löst er mit der Atemtechnik und seiner Imagination. Die „Störung" wurde nun für ihn handhabbar. Erwartungsängste sinken und verlieren sich. Die Fahrten mit dem Bus gelingen schließlich störungsfrei.

Als nächste Testphase besucht er mit Freunden per Auto ein Fußballspiel in einer weit entfernten Stadt. Auf der Rückfahrt holen sich alle hungrig Hähnchenschenkel vom Autobahnimbiss. Simon kann mitmachen und gemeinsam mit den anderen symptomfrei essen. Nach diesem Erfolg wurde der Schulbesuch angebahnt und gelang. Danach erfolgte die Entlassung.

Im ➤ Kapitel 12 finden sich drei weitere Fallbeispiele zur Somatisierungsstörung, die einen größeren Anteil an Elternmitbehandlung haben: Marianna, Gerda und Nina.

9.4.2 Schmerzen

In der Psychosomatik gehören Schmerzen neben der Schlafstörung zu den häufigsten Symptomen. Ähnlich wie Angst ist auch die Schmerzfähigkeit eine unangenehme, aber hilfreiche Fähigkeit, die auf Gefahren hinzuweist. Schmerzen spielen in den meisten psychosomatischen Erkrankungen eine Rolle. Im klinischen Alltag treten sie kombiniert mit Hilflosigkeit und Resignation, Verlusterfahrungen, Trauer, Misshandlungen und Traumata, aber auch mit emotionaler Leere und Einsamkeit auf. Medikation hilft manchmal, aber meistens nicht viel. Die Schmerzen können erst nachlassen, wenn das Problem, auf das sie hinweisen, hinreichend gelöst ist. Das Symptom tritt dann auf, wenn der Organismus das Problem mit den zur Verfügung stehenden Mitteln nicht besser lösen kann. Es ist die beste mögliche Lösung für dieses Kind in dieser Situation. Daher empfiehlt sich zunächst eine ruhige Annahme der Symptomatik und Erarbeitung ihrer Zusammenhänge. Es geht nicht darum, den Schmerz so schnell wie möglich symptomatisch zu behandeln. Natürlich müssen die Beschwerden aufgriffen und versorgt werden. Das Kind oder der Jugendliche muss sich mit seiner Symptomatik angenommen und versorgt fühlen.

Auf der körperlichen Ebene erfährt das Kind verständnisvolle Pflege. Es erhält Wickel oder andere Anwendungen. In der Verhaltensbeobachtung zeigt sich, wie sehr das Kind evtl. die regressiven Elemente benötigt, die sich nicht selten aus der Biografie erklären lassen. Es geht dabei um die elementaren Bedürfnisse nach Zuwendung. Ist eine derartige Funktion erkannt, wird die Fürsorge auch ohne den Schmerz intensiviert, um insbesondere schmerzfreie Zeiten positiv zu verstärken.

Sensibilisierung der Selbstwahrnehmung für lösende und auslösende Faktoren. Der Fokus wird von der Schmerz-Wahrnehmung zur Schmerzfrei-Wahrnehmung gelenkt – entsprechend auch ein Schmerzfrei-Protokoll geführt, in dem die Kinder und Jugendlichen herausfinden und protokollieren, was in dem Moment los ist, in dem sie sich schmerzfrei fühlten. Das hat zwei positive Effekte.

1. Die Selbstwahrnehmung verändert sich weg von der Introspektion und der Schmerzerwartung hin zur Offenheit für den Moment, in dem der Schmerz nur wenig zu spüren ist. Dies wird mit dem Therapeuten intensiv besprochen.
2. So kann der Patient von seinen eigenen Erfolgen lernen. Natürlich stärkt das auch das Selbstbewusstsein. Die Erfahrung zeigt: Mehr vom Guten ist fast das Gleiche wie weniger vom Schlechten, nur besser.

Psychoedukation hinsichtlich Entstehung und Entdramatisierung von Schmerz. Schmerz ist zuerst die Fähigkeit des Körpers auf Verletzungen, Krankheiten und andere Missstände hinzuweisen. Unabhängig von dieser existenziellen Alarmbereitschaft, ist Schmerz auch Ausdruck körperlichen und psychischen Unwohlseins und Anspannung. Diese können, wie auch andere anhaltende Belastungen, zu Fehlhaltungen führen, die orthopädisch behandelt werden sollten. Nicht selten treffen wir auf Kinder, die durch eine Erkrankung Schmerzen erfuhren und diese beibehielten, obwohl die ursprüngliche Erkrankung abgeklungen war.

Die Erinnerung an den Schmerz kann Angst vor dem Schmerz auslösen und auch als Schmerz empfunden werden. Wenn Kinder verstehen, dass Schmerz gelernt werden kann, verstehen sie auch, dass Schmerz wieder verlernt werden kann. Dieses Verständnis wirkt entlastend, weil es somit einen richtigen Grund für die Schmerzen gibt, obwohl von medizinischer Seite kein Befund die Schmerzen in ihrem Ausmaß rechtfertigt. Außerdem eröffnet es die praktische Möglichkeit, Schmerzen, die einstmals gelernt waren, auch wieder zu verlernen. Und es enthält die Botschaft, dass der Grund, aus dem die Schmerzen entstanden waren, auch schon vorbei sein könnte. Damit öffnet sich der Raum für das Kind, die Schmerzen wieder zu verlernen und sich damit von dem Symptom zu trennen.

Arbeit mit dem Körpergedächtnis – „Verlernen" des Schmerzes. Dem eigenen Körper werden neue Erfahrungen beigebracht, die das Alte nach und nach ablösen. So geschieht ein Wandel der Körper- und Selbstwahrnehmung, z. B. durch Wickel, Massage, Bäder, Bewegungsbad, Aromatherapie, Atemtherapie, Tanzen, Laufen, Singen etc.

Psychotherapeutische Bearbeitung der Schmerzsymptomatik durch Aktivierung der Selbstorganisation durch Externalisierung der Symptomatik mit bildhaften Verfahren und Imagination.

In der Einzeltherapie wird ein persistierender Schmerz auch als Symptom externalisiert und damit für eine Bearbeitung zugänglich. Im Sinne einer integrativen Behandlung geht es dann darum, die **Hinweise** (Symptomfunktion) **und die Botschaft des Symptoms** zu erfassen, um mit ihm in ein neues Verhältnis zu kommen, um es zu verstehen und zu befrieden, im Sinne eines Arrangements, oder es zu integrieren. So kann der Patient das Symptom beruhigen, verändern, zurückziehen oder mit ihm kooperieren. Im Verbund mit dem neu zu lernenden guten Körpergefühl und eingebunden in das Gesamtkonzept kohärenter Lebenserfahrung auf der Station und in der Arbeit mit der Familie ergibt sich daraus die Möglichkeit einer Besserung und Lösung auch schwerer Schmerz-Symptomatiken.

FALLBEISPIEL

Manuel, 9 J., seit mehreren Monaten Bauchschmerzen: Symptomdialog erfolgt, nachdem sich M. auf der Station eingelebt und sich unter den Kindern erfolgreich gefühlt hat.

Nach einer Vorankündigung einen Tag zuvor kann sich Manuel gut und schnell auf den Symptomdialog einlassen. Anwesend sind die fallführende Psychotherapeutin und eine hospitierende Ärztin. Manuel ist damit einverstanden. Alle sitzen nebeneinander und schauen in dieselbe Richtung.

Die Bauchschmerzen zeigen sich als Hammer, „der immer zuschlagen muss", weil er Angst vor der Schule hat. Der Hammer lässt sich von Manuel am Griff fassen und fühlt sich für ihn an wie damals, „bevor ich die Bauchschmerzen hatte". Eine Konkretisierung des angstauslösenden Moments gibt es für Manuel nicht. – Manuels Botschaft an das Symptom lautet: Du brauchst keine Angst zu haben.

Als Methode, wie Manuel mit den wiederkehrenden Bauchschmerzen umgehen kann, findet er heraus, dass es reicht, den Hammer zu halten und nichts weiter zu tun. Der Hammer scheint früh zum Verbündeten zu werden und wird mit Manuel – in dessen Hand – zur Schule gehen.

So kam es auch. Sechs Monate nach der Entlassung kam eine glückliche Weihnachtskarte von Manuels Mutter.

In dem Symptomdialog eröffnet sich die intrapsychische Dimension mit ihren ganz eigenen Möglichkeiten. Die Lösungen müssen sich rationaler Logik nicht erschließen. Vor allem sollten weder in noch nach dem Dialog Kausalfragen gestellt werden, das Geschehen darf nicht analysiert und beredet werden, sondern es muss einfach in Ruhe seine innere Wirkung emotional und bildhaft im ganzheitlichen Denken entfalten können. Innere dynamische Erfahrungen brauchen Zeit, um sich in der Person zu verankern. Ernest Rossi, der die Arbeit Milton Ericksons dokumentierte, stellt diesen Absinkungsprozess im Organismus in seinem Buch „Die Biologie der Körper-Seele-Geist-Heilung" dar.

Für Kinder und auch Eltern können die Hinweise aus dem Symptomdialog sehr hilfreich sein, auch weitere Hinweise für die Therapie ergeben. Die Führung von Symptomdialogen sollte gelernt werden.

Zusätzlich empfehlen sich im Behandlungsangebot:

- Übende Verfahren wie Bio-Feedback zur Entspannung (➤ Abb. 9.4), Konditionstraining, Sport
- Beachtung und Lösung körperlicher Fehlhaltungen mit Krankengymnastik, Psychomotorik, Atemtherapie
- Bei somatisch bedingten schweren akuten oder chronischen Schmerzzuständen sollten zertifizierte Schmerztherapeuten hinzugezogen werden. Hierbei kann neben physikalischen Therapien auch das gesamte Spektrum der pharmakologischen Möglichkeiten, zum Beispiel eine patientenkontrollierte Analgesie mittels Pumpe, genutzt werden. In der Klinik lohnt sich eine enge Zusammenarbeit mit den Experten der Abteilung für Kinder-Hämatologie und -Onkologie und für spezielle Indikationen auch mit den Schmerztherapeuten einer Abteilung für Anästhesie.

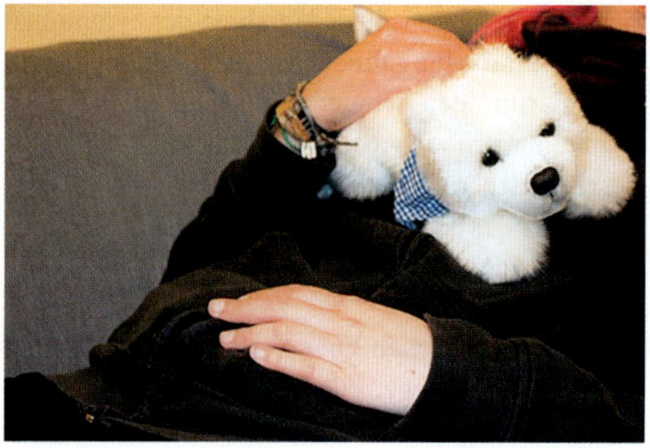

Abb. 9.4 Atemübung mit Biofeedback [P1308]

FALLBEISPIEL

Lorena, 14 Jahre: Wandernde anhaltende Schmerzen, insbesondere intensive Bauchschmerzen seit 2 Jahren. Sozialer Rückzug, besucht die Schule nicht mehr. Ambulante Verhaltenstherapie blieb wirkungslos. Auf dem Bild ihrer Lage befindet sie sich inmitten einer Familie mit Hund, alles erscheint glücklich. Aber am Himmel steht ein Kreuz für die vor 2 Jahren verstorbene Großmutter. Die Großmutter sorgte immer für eine Gemütlichkeit, war nach der Schule für Lorena und ihren Bruder da. Beide Eltern arbeiten.

Dieser Zusammenhang führt zu einer psychotherapeutischen Bearbeitung der Trauerproblematik, die offenbar ihren Ausdruck in den Schmerzen findet. Parallel dazu erhält Lorena Krankengymnastik, Bauchwickel, Massagen und Konditionsaufbau. Dennoch fixiert sie sich in einer ständigen Introspektion auf die Schmerzen. Der seit Langem anhaltende Schmerzzustand hat sie in eine symptombezogene Haltung geführt, aus der heraus sie jedes Zeichen des Körpers besonders stark wahrnimmt.

Sie erhält ein Schmerzfreiprotokoll. Außerdem wird ihr Fokus von der Introspektion in die Extrospektion, also ganz bewusst nach Außen gerichtet, indem sie die Aufgabe erhält, für eine Woche draußen nach der Natur zu zeichnen.
Dies ist nicht mit einfacher Ablenkung zu verwechseln, sondern ein bewusster Fokus auf die lebendige Natur verbunden mit einer Aufgabe und Handlung, eröffnet ein Bezugsfeld, in dem die Patientin sich in Resonanz mit der sinnhaften Außendimension Natur erfahren kann. Sie nimmt die Aufgabe gerne an und die Schmerzen werden dadurch etwas weniger und seltener. Das Selbstvertrauen steigt etwas und schafft die Basis für eine Externalisierung der Schmerzen in einem Symptomdialog. Es zeigt sich ein sehr bedürftiges trauriges Symptom, das von der Welt keine Ahnung hat. Lorena ist von der Bedürftigkeit des Symptoms betroffen. Sie empfindet es schon in der Begegnung nicht mehr als mächtig und fühlt sich folgerichtig nicht mehr als ohnmächtig den Schmerzen ausgeliefert. Es gelingt Lorena, den roten Ball, der den Schmerz symbolisiert, liebevoll an die Hand zu nehmen. Die Hinwendung und Annahme des Symptoms sorgen für ein ganz anderes Verhältnis im Umgang damit. Es kommt zu einer Absprache: Sie zeigt dem roten Ball die Welt. Dies wird mit dem Mittel des Fotospaziergangs dokumentiert, in dem Lorena alles das fotografiert, was dem roten Ball gezeigt wird. In ein Fotobuch geklebt, werden die Bilder mit den sinnhaften Erfahrungsqualitäten aus der Welt beschriftet. So z.B. der bemooste Stein, der dem roten Ball etwas Grün brachte, und der Geruch vom Wald. Mit dieser Intervention gelang es, die Introspektion und die Symptomatik konstruktiv in einen Dialog mit der Natur, mit der sinnhaften Außenwelt zu bringen. Unter dieser Einwirkung der sinnhaften Naturqualitäten veränderte sich im Verlauf der rote Ball, er wurde zur grünen Wiese und bedeutete Schmerzfreiheit. Damit war das Symptom durch Integrationserfahrungen gewandelt und schlussendlich, als grüne Wiese, Teil der Gesundheit geworden. Integrationserfahrung bedeutet hier Wandel. In der neuen Form ist das Alte verändert und aufgehoben. Der Ball wurde selbst zur Wiese und ist nun gewandelt. Die Wiese ist auch anders, denn sie enthält nun den gewandelten Ball.

In diesem Fallbeispiel kommt es also nicht zu einem Arrangement, wie mit dem Hammer im vorherigen Fall, sondern zu einer Integration der Symptomatik in die Gesundheit der Patientin – hier vertreten durch die grüne Wiese.

Wie aus beiden Beispielen hervorgeht, sind hier neben den speziellen Elementen der Behandlung von Schmerzen die drei Grundpfeiler Raum – durch Fokus auf die Außenwelt – die salutogene Struktur und Kommunikation auch in der therapeutischen Grundhaltung zur Anwendung gekommen.

9.4.3 Chronische Erkrankungen

Entwicklung von Compliance bei chronischen Erkrankungen (z.B. Diabetes mellitus, Morbus Crohn, Colitis ulcerosa, Asthma, Neurodermitis, juvenile rheumatoide Arthritis)

Chronische Erkrankung als Oberbegriff umfasst unterschiedliche somatische Krankheitsbilder. Kinder mit Atemwegserkrankungen und Neurodermitis stellen dabei mit Abstand die größte Krankheitsgruppe dar (Kamtsiuris et al., 2007). Diese Krankheiten unterscheiden sich in vielen verschiedenen Merkmalen voneinander, z.B. der funktionellen Beeinträchtigung, der Schmerzsymptomatik, der Progredienz, der Lebensbedrohlichkeit oder der Sichtbarkeit. Im Sinne des biopsychosozialen Krankheitsmodells verbindet sie, dass sich die betroffenen Kinder und Jugendlichen nicht nur auf eine langfristige Therapie, sondern mitunter auch auf ein Leben mit der Erkrankung einstellen müssen.

In den letzten Jahrzehnten nahm der relative Anteil chronisch erkrankter Kinder und Jugendlicher an den von Kinder- und Jugendärzten zu versorgenden Patienten stetig zu. Dieser **Wandel des Krankheitsspektrums** von den akuten zu den chronischen Krankheiten und von den somatischen Erkrankungen zu den psychischen Problemen wird als „Neue Morbidität" bezeichnet (RKI 2014). 23,7 % der Kinder in Deutschland haben chronische Krankheiten (KIGGS 2006).

Chronische Erkrankung gilt in der Psychologie als **kritisches Lebensereignis** (Filipp 1995). Als kritische Lebensereignisse gelten auch Tod eines Angehörigen, Trennung der Eltern, Trennung von einem Partner, Verlust des vertrauten Lebenszusammenhangs, um nur einige zu benennen. Solche Ereignisse wirken in alle Bereiche der Lebensgestaltung, auf Zukunftserwartungen und die Identitätsentwicklung (Ohlbrecht, 2006).

Entscheidender als die Krankheit selbst ist der Umgang damit (Fröhlich-Rüfenacht et al. 2013). Alle Beteiligten tragen etwas zu diesem Umgang bei. Die Gesellschaft, das Bildungswesen, Familie, Freunde und die Behandler. Die Rolle im Krankheitsprozess wirkt entscheidend auf die subjektive Krankheitswahrnehmung. Was an den Symptomen ist durch die Krankheit erklärt? Wie groß ist der Spielraum für Entwicklung und Selbstverantwortung des Kindes? Besondere Aufmerksamkeit gilt dem subjektiven Krankheitserleben und der Identitätsentwicklung im Zusammenspiel mit der Familie des Patienten. Die Familie wird vom kritischen Lebensereignis einer chronischen Erkrankung ebenfalls betroffen und belastet. Die Belastungen können zu Spannungen führen, die ihrerseits wiederum zu weiteren kritischen Ereignissen führen, z. B. Trennung oder Fremdunterbringung des Kindes.

Bei vielen Patienten in der Pädiatrischen Kinder- und Jugendpsychosomatik kommen mehrere kritische Lebensereignisse zusammen. **Kritische Lebensereignisse sind Entwicklungsaufgaben.**

Im folgenden Fallbeispiel soll gezeigt werden, wie ein chronisch krankes Kind mit erheblichen Einschränkungen und Ängsten in der stationären psychosomatischen Therapie einen guten Umgang mit seiner Erkrankung entwickeln konnte.

FALLBEISPIEL

Marten, 13 Jahre: Das eigene Herz beeinflussen können, körperbezogene Therapie bei chronischer Erkrankung, seit dem 9 Lebensjahr plötzlich auftretende Herz-Funktionsstörungen.

Diagnosen: Rezidivierende katecholaminerge polymorphe **ventrikuläre Tachykardien mit intermittierenden Synkopen,** Z. n. mehreren Systemrevisionen,

Z. n. transaxillärer thorakaler Sympathektomie links.

Marten bekam einen Cardioverter-Defibrillator, der bei Kammerflimmern durch einen Stromschlag eine Defibrillation des Herzens auslöst. Es kam zweimal zu einer Fehlauslösung, die von Marten traumatisierend erlebt worden war. In der Folge litt er an einer permanenten Angst vor dem nächsten Stromschlag. Deshalb war ihm ein Ersatz-Defibrillator implantiert worden.

Weiterhin litt er unter wiederkehrenden Zuständen von Herzrasen, die in Kammerflimmern übergehen können; Auslöser dafür waren Belastungen, wie Schreck und Stress. Sein „Defi" löst nur bei Kammerflimmern, nicht schon bei Tachykardien, eine Entladung aus. Martens zweiter „Defi" löste ein- bis zweimal im Jahr aus.

Etwa einmal im Monat erlebte er Tachykardien. Erwartungsängste vor dem Auslösen des „Defis" setzen Marten permanent unter Stress. Er fürchtete den Schock, den Schmerz und besonders die mit dem Auslösen verbundene Ohnmacht. Seine traumatischen Erinnerungen an Auslösesituationen lassen ihn sich unsicher und hilflos fühlen, seinem kranken Herzen ausgeliefert. Seine Angst bezieht sich insbesondere auf soziale Zusammenhänge, in denen er bereits Auslöser erlebte, z. B. Begegnung mit älteren Jugendlichen und Silvesterknallern, bei denen das Erschrecken zur Auslösung führte und wieder führen könnte. Aus Angst vor der Erniedrigung, vor ihnen bewusstlos auf dem Boden zu liegen, vermied er zunehmend Kontakt zur Schule. Sein sozialer Rückzug wurde schließlich absolut, er fürchtete Wege außerhalb des Hauses, ging nicht mal mehr allein einkaufen. Zwei Jahre lang erhielt er eine ambulante Verhaltenstherapie, die die Ängste nicht zufriedenstellend reduzieren konnte. Eine stationäre Aufnahme in der Kinder- und Jugendpsychosomatik war indiziert. Mit großer Angst kommt er zur Aufnahme und fürchtete in der Gruppe der Patienten das Auslösen seines Defis. Sein Wunsch: Er möchte sich wieder sicher fühlen.

In der Einzeltherapie setzt sich Marten mit seiner Lage auseinander, dabei wird ihm seine Hilflosigkeit deutlich. Er sieht keine Handlungsmöglichkeiten für sich und hat somit auch sein Selbstvertrauen verloren. Die entscheidende Frage für ihn in dieser Not: Kann ich etwas tun, was es besser macht? Könnte er die Lage seines Herzens beeinflussen? Es ist ihm klar, dass er sich in einem Dauerstresszustand befindet und schon kleine Dinge ihn stark aufregen. Er überblickt, wie die Aufregung ihn in einen Kreislauf aus Sorge und Angst vor einem Defi-Schlag führt. In diesem Zustand sieht er, wie ihn der Defi umhaut und er hilflos und ohnmächtig und den anderen ausgeliefert am Boden liegt. Es ist eine Situation, die er schon einmal erleben musste. Seine Erwartungsangst bringt ihn dann nah an eine Panik und er braucht seine ganze Kraft, um sich zu fangen. Zunehmend ist Marten davon erschöpft und resigniert.

Bei viel Resignation lohnt sich besonders ein entdeckendes Vorgehen. Es umschifft den Widerstand, der bei tief eingefressener Resignation gegen einen Lösungsvorschlag auftaucht. Eine mögliche, am schlimmsten auch noch einfache Lösung, kann wie eine Geringschätzung des Leidens wirken. Vorschläge des Therapeuten werden als vermessen empfunden und ihnen das Unverständnis für die Schwere des Leidens unterstellt. Nach der Logik: Etwas was man einfach überwinden kann, das kann auch nicht so schlimm gewesen sein.

Die Wertschätzung des Leidenswegs mit all seinen Anstrengungen und Entbehrungen ist eine wichtige Grundlage zur Lösung. In diesem Fall konnte Marten sein Leiden in der Lageerfassung ausdrücken und es wurde wertschätzend geteilt. Mit der daraus resultierenden offenen Frage von Marten, was er tun könne, legte er schon die Spur. Anstelle einer Ansage in welcher ihm erklärt werden würde, wie er seine Herzratenvariabili-

tät einfach durch Entspannung verbessern könnte, wird ergebnisoffen, entdeckend vorgegangen. Die Position der gemeinsamen Erkundung ist konstruktiver und wahrhaftiger.
Wir möchten zusammen untersuchen, ob er sein Herz beeinflussen kann. Er lässt sich auf dieses Experiment ein. Dazu nutzen wir das Bio-Feedback mit Fingersensor, der Stressparameter und Herzwerte misst, um zu schauen, wie sein Körper sich fühlt, wenn er in seinen Gedanken wie in echt an einen Ort geht, an dem er schon einmal war und an dem er sich ganz besonders wohl fühlte. In dieser freien ressourcenorientierten Imagination sitzt er an einem Strand in Spanien, wo er einmal mit seiner Familie war. In seiner Imagination genießt er den Sonnenuntergang, genießt das goldene warme Licht, was alles zum Leuchten bringt und seinen Körper wärmt. Auch sein Herz wird von dieser Wärme berührt, die er tief in sich aufnimmt. Nach einer Ruhephase sichtet er das Bio-Feedback Protokoll (➤ Abb. 9.5). Ihn beeindrucken die guten Werte, die ganz klar mit seiner Ankunft am Strand einhergehen. Die Erfahrung ist seine ganz individuelle Erfahrung, die ihm keiner nehmen kann und die mit ihm geht. Nächstes Ziel: Diese rotgoldene Strandwärme für sein Herz mitzunehmen, wenn er zurück auf die Station geht. Seine Hand aufs Herz gelegt vermittelt dem Herzen unmittelbar Wärme, so bleibt die Verbindung erhalten und er kann sie erneuern. Er verlässt die Stunde mit dem Gefühl der Handlungsfähigkeit.
Es gelingt ihm mit dieser Haltung, gut in die Stationsgemeinschaft hinein zu kommen, dort aufzutauen, zu spielen und zu albern, schließlich auch in der Gruppe an Außenaktivitäten teilzunehmen.
Schließlich meint er, er könne die Hand weglassen, sein Herz kennt die Wärme. Mit therapeutischer Begleitung gelingt es Marten, zu lernen, allein rauszugehen. Dabei übersteht er sogar das Krachen eines China-Böllers. Zuhause wagt er, im Supermarkt einzukaufen. Der Schulbesuch klappt schließlich auch. Er wird Torwart in einer Sportmannschaft und gewinnt damit einen Preis und absolviert erfolgreich eine Lehre.

In diesem Fall konnte ein resignierter Junge mit chronischer körperlicher Erkrankung, traumatisiert durch fehlerhaftes Auslösen seines Defis, die Möglichkeit gegeben werden, sich selbstwirksam zu erfahren. Die begleitende Imagination war nicht irgendeine Traumreise. Sie entsprach seinem individuellen, ganz eigenen kohärenten, sinnhaften Aufgehobensein und Verbundensein mit der Welt, das er stellvertretend durch seine eigene warme Hand, sich und seinem Herzen im Alltag immer wieder gewahr werden ließ. Die psychosomatische Station und schließlich auch die ganze Kinderklinik gaben ihm den Raum eines unbesorgten Milieus, in dem er positive Erfahrungen proben und schließlich mit ins Leben nehmen konnte.

Ziel: Vom Objekt der Krankheit zum handelnden Subjekt werden

Die Erfahrung eigener Handlungsspielräume innerhalb der nicht zu ändernden Erkrankung gibt dem Kind Selbstvertrauen zurück. In dem Fallbeispiel Marten erlebte der Junge die Wirksamkeit seiner Gedanken und Vorstellungen auf sein Herz. Sein Herz „hörte auf ihn". Es begann eine neue Beziehung,

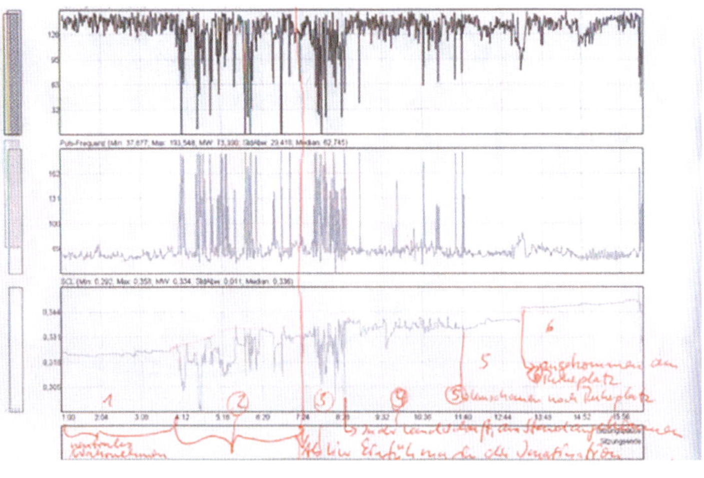

Abb. 9.5 Biofeedback während Imagination [P1308]

die ihn in eine versöhnlichere Haltung mit seiner Herzerkrankung führte. Er konnte Selbstverantwortung für sein Herz übernehmen.

Modell für ein Verständnis psychosomatischer Therapie als Resonanzprozess sowohl innerhalb der Person als auch zwischen Person und Welt

Im nächsten Abschnitt soll in einem Psychosomatikmodell die Fallarbeit eingeordnet werden, um die Entwicklungsfunktionen exemplarisch aufzuzeigen und zu verdeutlichen, wie die Therapie denkbar und strukturierbar ist. In diesem Modell sind die zentralen Funktionen für Entwicklung, wie sie bereits vorgestellt wurden, für das psychosomatische Erleben innerhalb der Person formuliert (➤ Abb. 9.6).

Der Kreis umfasst die Person. Obwohl untrennbar verbunden, sind darin Körper und Emotion in zwei Bereichen dargestellt, um die feinen Zwischenbezüge sichtbar und nachvollziehbar zu machen. Dabei ist die rechte Seite die Handlungsseite. Damit ist die Art und Weise gemeint, wie der Mensch sich selbst in seiner Innenwahrnehmung zuwendet. Die linke Seite ist die Erfahrungsseite. Hier liegt der Schwerpunkt darauf, wie sich der Mensch erfährt. Ebenso wie Körper und Emotion untrennbar verbunden, aber dennoch nicht gleich sind, so sind auch Handlung und Erfahrung verschieden. Die Handlung bedeutet ein Aktivum, sie wird gemacht. Die Erfahrung hingegen lässt sich nicht machen, sie ergibt sich aus der Handlung und den Faktoren der Mitwelt. Das hellblaue waagerechte Bewusstseinsfeld zeigt die dem Wachbewusstsein zugänglichen Bereiche. Die Psyche durchwebt alle Bereiche, sie ist sowohl mit dem Bewusstsein wie mit der Emotion und dem Körper untrennbar verbunden, wie auch mit dem sozialen Körper, z. B. der Familie. Person und Psyche sind eins und werden daher zusammen durch den Kreis dargestellt. Das ganze Geschehen wird im Resonanzfeld zwischen der individuellen Persönlichkeit, die ihren Ausdruck durch das Herz findet, und den ihr möglichen sinnhaften, kohärenten Bezügen, symbolisiert als Stern, gesehen.

Transfer des Modells auf den Fall des Patienten Marten

Wir beginnen auf der Handlungsseite mit der **ersten Zentralfunktion, dem Körpergefühl.** Marten fühlt sich insuffizient und ängstlich. Er hat kein Vertrauen in seinen Körper, insbesondere wegen des Herzens,

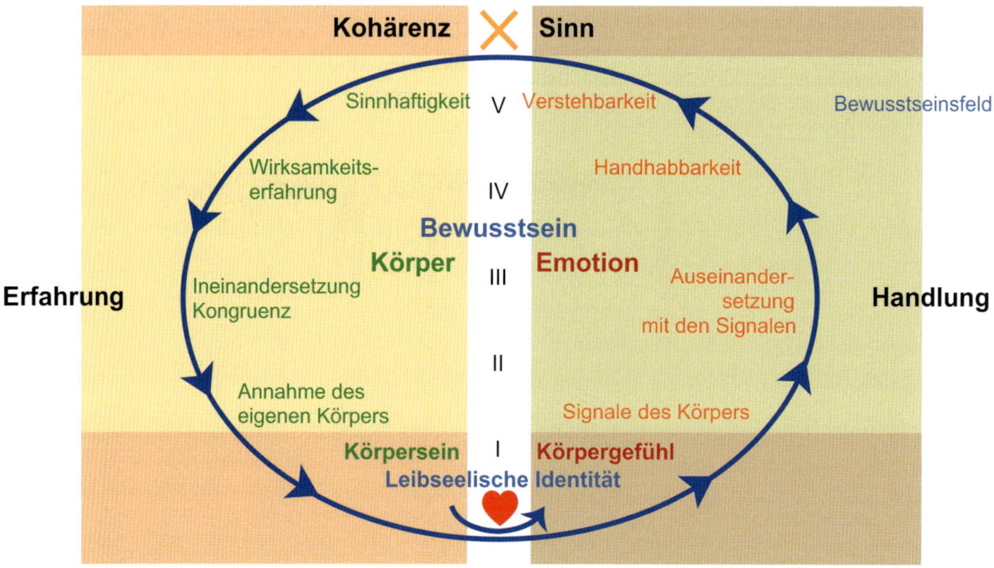

Abb. 9.6 Zentrale Funktionen der psychophysischen Selbstwahrnehmung und Entwicklung in der psychosomatischen Therapie [L253/P1308]

das ihm schon die meisten Probleme bereitete und so krank ist, dass er sogar einen Defi braucht, um zu überleben.

In der **zweiten Zentralfunktion: Wahrnehmung der Signale des Körpers** fokussiert er besonders Zeichen des Herzschlags erwartungsängstlich und nimmt jede Regung besonders sensibel und deutlich wahr.

In der **dritten Zentralfunktion, der Auseinandersetzung** mit den Signalen wünscht er sich, nicht weiterhin dem unberechenbaren Verhalten seines Herzens und den damit verbundenen Gefahren, wie Ohnmacht und Kontrollverlust beim Auslösen des Defis, unterworfen zu sein. Er ist bereit, zu erkunden, wie er selbst Einfluss nehmen kann, und macht die Imaginationsübung mit Biofeedback aufgeschlossen mit.

In der **vierten Zentralfunktion: Handhabbarkeit** erlebt er wie sein Entspannungszustand im warmen Sand an der spanischen Küste, wo er sich in vollkommener Resonanz in den Strahlen der rötlichen Abendsonne befunden hatte, sich tatsächlich auf sein Herz sehr beruhigend auswirkt. Dies belegt auch das Biofeedbackprotokoll.

In der **fünften Zentralfunktion: Verstehbarkeit** versteht Marten den Zusammenhang zwischen seiner Fähigkeit sich zu entspannen und der Reaktion seines Herzens als eine neue Handlungsmöglichkeit.

Auf der Erfahrungsseite. In der **fünften Zentralfunktion: Sinnhaftigkeit** erfährt Marten, dass sein Herz mit ihm zusammen auf seine sinnhaften Erfahrungen gut reagiert. Beide fühlten sich am Strand in der Sonne gleichermaßen wohl und gut aufgehoben.

In der **vierten Zentralfunktion: Wirksamkeitserfahrung** erfährt sich Marten als selbstwirksam. Damit überwindet er sein Objekt- und Opfersein gegenüber seiner Erkrankung.

In der **dritten Zentralfunktion: Ineinandersetzung, Kongruenz** erfährt Marten sein Herz nicht als Störung, sondern als einen Teil seiner selbst, zwar einen besonderen Teil, aber als einen Teil, mit dem er sich nun gemeinsam empfinden kann.

In der **zweiten Zentralfunktion: Annahme des eigenen Körpers** wirkt sich aus, dass das kranke Herz seinen schwierigen Stand verloren hat. Es ist integriert in die Person, womit das Körperbewusstsein positiv weiterentwickelt und der innere Frieden vergrößert ist, sowie die innere Anspannung und der daraus resultierende Stress vermindert.

In der **ersten Zentralfunktion: Körpersein** zeigt sich dies integriert in die leibseelische Identität von Marten als neues verbessertes Körpergefühl.

Nun geht es nach dieser inneren Entwicklung mit neuem Körpergefühl auf die Welt zu (➤ Abb. 9.7). Dafür ist in diesem erweiterten Modell die Handlung

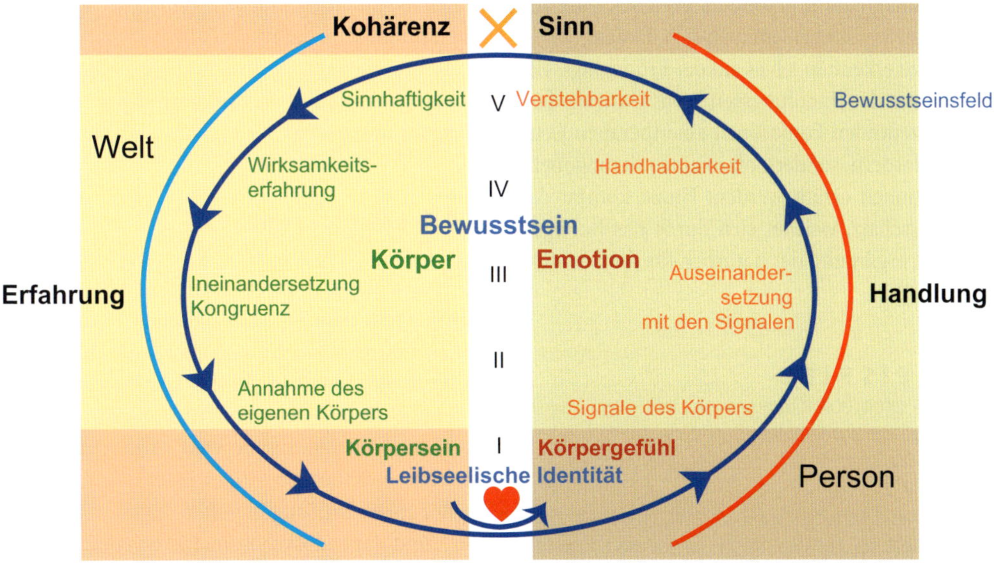

Abb. 9.7 Zentrale Funktionen der psychophysischen Selbstwahrnehmung und Entwicklung in der psychosomatischen Therapie, Ergänzung [L253/P1308]

auf die Welt hin (roter Halbkreis) und die Erfahrung von der Welt hin zur Person (hellblauer Halbkreis) farblich getrennt dargestellt. Auch dieser Prozess folgt wie natürlich den zentralen Funktionen. Wenn es aber stocken sollte, so lässt sich gut erkennen, für welche Funktion eine Intervention gefunden werden sollte.

Die Erfahrungen in der Außenwelt stärken und festigen Martens Entwicklung. Nach zwei, drei weiteren Entwicklungsrunden reicht es ihm, wenn er sich vorstellt, dass seine Hand sein Herz wärmt.

Beim Auslesen seines Defis nach der Therapie, berichtete Marten, dass sich die positiven Herzwerte wesentlich erhöht und die schlechteren Herzwerte deutlich verringert haben. So erhielt er in der Nachkontrolle noch eine sichere Bestätigung der Entwicklung.

Diese praxisbewährten Modelle helfen, den therapeutischen Prozess feingliedrig zu erfassen. Auch wenn das Modell vorab nicht bekannt war, lassen sich Fallverläufe darin mühelos aufgliedern. Die Funktionen entsprechen einer natürlichen Entwicklung. Hilfreich wird es, wenn die Entwicklung stockt, zu sehen, wo diese stockt. Kann die notwendige Funktion erst einmal erkannt und benannt werden, ist es viel einfacher, die passende therapeutische Idee, also den passenden Funktionsträger zu finden. Im Fall Marten war z. B. die Wahl des Biofeedbacks kombiniert mit Imagination besonders geeignet. Fast alle weiteren Entwicklungen ergaben sich daraus.

Es hilft zu erkennen, ob es auf der Erfahrungsseite fehlt oder auf der Handlungsseite. Das Gute ist, dass nicht alle zentralen Funktionen eine therapeutische Sitzung erfordern, sondern oft in einer Sitzung mehrere Funktionen erfüllt werden. Hinzu kommt der Erfahrungsschatz, welcher sich durch das Bewegen in der Welt ergibt und der natürlich für die Entwicklung mitzählt.

9

FALLBEISPIEL

Marco, 14 Jahre, Colitis ulcerosa – zu viel Stress: Marco fürchtet, wegen wiederholter Durchfälle die Schule zu besuchen. Die strenge Diät macht ihm zu schaffen. Er ist sauer auf alles, auf seine Erkrankung, auf sein Leben, dass er seinen Eltern diese Mühe macht. Nach Monaten ohne Schule führt der Weg in die Kinder- und Jugendpsychosomatik. Marco fühlt sich in der Klinik sicher, da Ärztinnen dort sind. Er nimmt die Abwechslung durch die Milieutherapie gut an und wird entspannter, lockerer. In der Psychoedukation wird Marco der Zusammenhang zwischen Immunsystem, Gefühlslage und Symptomatik erklärt. Er erkennt, dass durch seine angespannte, verärgerte, verbitterte und ängstliche Haltung viel Stress entstanden war und durch jede neue Angst schnell weiterer Stress entstand. Dadurch wurde sein Immunsystem geschwächt. Wir stellen gemeinsam fest, wir können seine Krankheit nicht ändern, aber sein Immunsystem viel besser aufrichten. Dazu erfassen wir in einem Lagebild seine Stressoren, Ängste und auch seine „Tankstellen" (i.e. Regenerationsorte). Die benannten Spannungen und Belastungen im Familiensystem können bearbeitet werden. Mithilfe von Imaginationen in der Einzeltherapie gelingt es ähnlich wie bei Marten, eine angstlösende, beruhigende innere Haltung zu entwickeln und in einer Landschaft, die seiner ganz eigenen Natur entspricht, sich zu entspannen und seinen Akku aufzuladen. In der Gruppentherapie stärkt sich seine Auseinandersetzungs- und Konfliktlösungsfähigkeit. Die akuten Schübe der Erkrankung werden weniger und kürzer. Marco spürt den Zusammenhang zwischen Stress und Symptomatik. Er nutzt seine in der Therapie entwickelten Fähigkeiten und stabilisiert damit bewusst sein Immunsystem.

Die interdisziplinäre Zusammenarbeit mit dem Stationsarzt, der Stationsärztin ist bei der chronischen Erkrankung besonders eng. Die Botschaften zum Patienten aus Sicht der Psychotherapie und ärztlicher Behandlung müssen sehr gut aufeinander abgestimmt sein, damit der Patient nicht durch differente Mitteilungen verunsichert wird. Die täglichen richtungsweisenden Fallbesprechungen tragen zu diesem Konsens bei.

9.4.4 Essstörungen

In Deutschland zeigt etwa ein Fünftel der Kinder und Jugendlichen im Alter zwischen 11 und 17 Jahren Symptome einer Essstörung (BzgA 2021). In der Kinderklinik sehen wir Kinder und Jugendliche mit Übergewicht und Gewichtsverlust. Essstörungen wie Anorexia und Bulimia nervosa sowie Binge Eating und ausgewähltes einseitiges Essen, aber auch Fütterstörungen im Säuglingsalter können in der Kinder- und Jugendpsychosomatik behandelt werden (➤ Abb. 9.8).

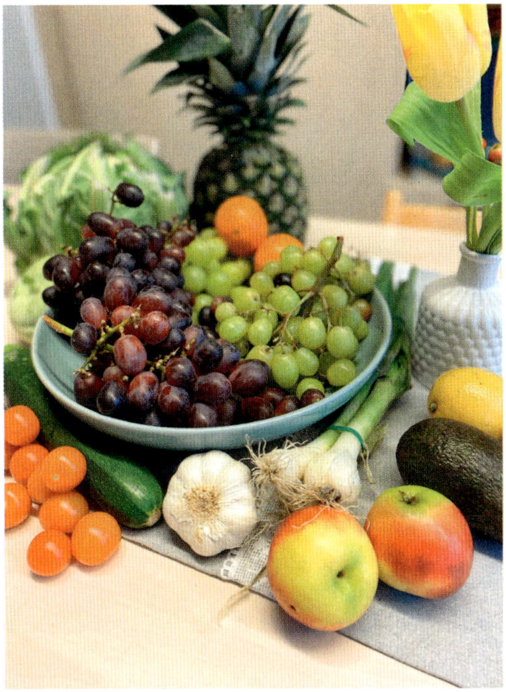

Abb. 9.8 Obst und Gemüse [P1308]

Behandlung der Anorexia nervosa

In Bezug auf die Anorexie finden sich in den Indikationsgesprächen oder auch bei Konsilbesuchen auf anderen Stationen der Kinderklinik **perfektionistische, sehr leistungsorientierte und erschöpfte Kinder.** Nicht selten kommen zahlreiche Faktoren zusammen, die einzeln nicht krankheitsauslösend sein müssen, aber durch ihr Zusammenwirken und die perfektionistische Haltung des Kindes dazu werden können.

In der Vorgeschichte von an Anorexie erkrankten Kindern und Jugendlichen zeigt sich sehr häufig die Thematisierung von gesundem Essverhalten in der Schule. Häufig ist dies in der Peer Group der Kinder und Jugendlichen ein Thema, wo ein sehr schlankes Ideal, entsprechend dem gesellschaftlichen Ideal, wie auch in sozialen Medien, favorisiert wird. Manchmal wird es jedoch auch in etwas verkürzter Weise im Unterricht thematisiert, im Sinne „Fett und Kohlenhydrate sollten vermieden werden". Die Annahme kombiniert mit dem Perfektionismus und der Leistungsorientierung dieser Kinder führt dazu, dass sie die Empfehlungen sehr genau und sehr eng umsetzen. Das bedeutet in der Regel den Verzicht auf Fett und Zucker sowie eine starke Reduktion der Kohlenhydrataufnahme. Es ist ein legaler Rahmen für ein inneres starkes Kontrollbedürfnis und eine Chance, dem gesellschaftlichen Ideal des schlanken Körpers, der mit Schönheit und Gesundheit assoziiert ist, intensiv zu folgen. Dickhäutigere und weniger perfektionistisch orientierte Kinder und Jugendliche relationieren die Ernährungsempfehlungen als richtunggebend und machen daraus keine Vorschrift, für sie entsteht durch die Vermittlung dieses Wissens kein Risiko.

Zusätzliche Belastungsfaktoren können hinzukommen, z. B. die erste Zahnspange, die perfekt geputzt werden muss oder am besten gar nicht erst schmutzig wird. Auch familiärer und/oder schulischer Stress und ungünstige Interaktionsmuster mit Mitschülerinnen und/oder Mitschülern können eine Essstörung begünstigen. Nicht selten wetteifern die Schülerinnen darum, wem es am besten gelingt, während der Schulzeit niemals zu essen (und zu trinken) oder wem es am besten gelingt, möglichst schlank zu sein. So entsteht für die betroffenen Kinder schnell eine Sucht, möglichst wenig zu essen und möglichst viele Kalorien zu verbrennen. Gedanklich sind die Kinder und Jugendlichen mit kaum etwas anderem beschäftigt, **die Gedanken kreisen permanent um das Essen.** Perfektionismus ist schon stressig genug, mit Mangelernährung und starkem oder bedrohlichem Gewichtsverlust verschlechtert sich die Situation dramatisch.

Die in der Regel immer intensiver werdenden Interventionen der Eltern mit nachdrücklichen und wiederholten Aufforderungen zum Essen tragen nicht zu einer Entspannung der Situation bei. Aufgrund ihres veränderten Körperschemas empfinden sich die abgemagerten Patientinnen häufig noch als zu dick und die gutgemeinten Ratschläge von Bezugspersonen als übergriffig. Die Folge ist einerseits sozialer Rückzug aus den bisherigen Beziehungen und nicht selten der intensive Austausch mit anderen Betroffenen, insbesondere im Internet. Eine Krankheitseinsicht ist anfangs nicht vorhanden, Dritte drängen zur Abklärung des Gewichtsverlusts. Erst wenn der Gewichtsverlust ein kritisches Ausmaß erreicht und Körperfunktionen gestört sind (z. B. Amenorrhoe, Bradykardie, Untertemperatur, Low-T4-Syndrom), entsteht eine gewisse Bereitschaft, sich in eine Therapie zu begeben. Häufig besteht bei den Patientinnen oder Patienten der dringliche Wunsch, möglichst schnell wieder aus der Kinderklinik entlassen zu werden. Das zwanghafte Verhalten soll weitergeführt werden, dabei können sie keine Störfaktoren gebrauchen. Das häufig zunächst medizinisch notwendige „Aufpäppeln" setzt die meist noch jungen Patientinnen und Patienten unter schwer auszuhaltende Spannungen. Nicht wenige der Kinder und Jugendlichen hatten bereits eine oder sogar mehrfache Behandlungen in Fachkliniken für Essstörungen in der Vorgeschichte. Für die meisten war es aber der erste Klinikaufenthalt wegen ihres Untergewichts (➤ Abb. 9.9).

Bei der Behandlung von Patienten und Patientinnen mit Anorexie, die bereits Vorerfahrungen mit stationären Behandlungen haben, zeigt sich in der klinischen Praxis, dass sie sehr häufig mit der Forderung nach normierten wöchentlichen Gewichtszunahmen konfrontiert waren. Abhängig vom Erreichen dieser fremdbestimmten Ziele dürfen die Patientinnen dann ggf. als Belohnung z. B.

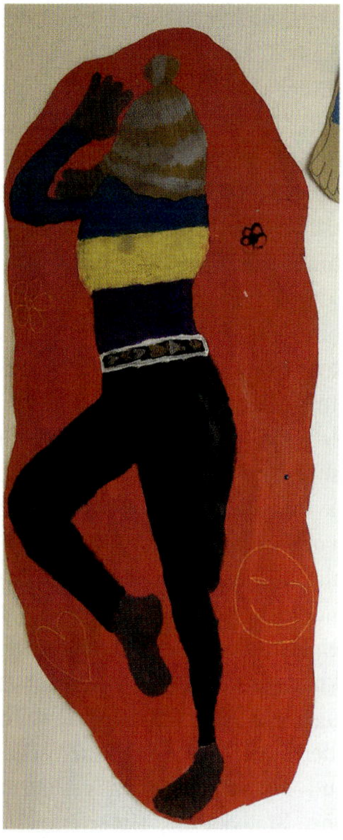

Abb. 9.9 Körper [O1118]

ihre Familien sehen. Diese Behandlungspraxis birgt jedoch eine große Gefahr, die Zwanghaftigkeit des Verhaltens durch die ebenfalls zwanghaften Normen der Behandler zu verstärken. Wie soll eine weitere zwanghafte Fixierung auf das Gewicht während der Behandlung die kranken Zwangsgedanken auflösen? Ebenso stellt sich die Frage, ob eine Krankheit so wie ein unerwünschtes Verhalten bestraft werden sollte. In der Praxis sehen wir häufig, dass die Kinder und Jugendlichen diese Form der Behandlung auch im Nachhinein als freiheitsberaubend und erniedrigend empfinden. So wird das zwanghafte Essverhalten durch den Zwang zum Essen intensiviert, um einer Bestrafung zu entgehen. Das Grundproblem, das zwanghafte Essverhalten, kann so nicht dauerhaft behoben werden.

In der neuseeländischen Leitlinie zur Behandlung der Anorexie wird ausdrücklich darauf verwiesen, dass die Behandlung mindestens keinen Schaden verursachen sollte (Hay et al., 2014). Um dies zu realisieren, sollte aus unserer Erfahrung die Behandlung von folgenden Fragen geleitet werden: Wie kann sich das eigene Verhältnis des Menschen zu der Nahrung und zu sich selbst verbessern? Wie kann eine eigene Entwicklung des Essens unterstützt und die Zwanghaftigkeit abgelöst werden?

Integratives entwicklungsorientiertes Behandlungskonzept der Anorexie

Äußerer Rahmen: In der Kinder- und Jugendpsychosomatik wird nur eine begrenzte Anzahl anorektisch Erkrankter aufgenommen, damit die Kinder gute Bedingungen haben, sich von der Krankheit lösen zu können. Wir haben beobachtet, wie belastend es für ein gerade gesundendes Kind mit Anorexie ist, einem anderen bei genau dem Verhalten zusehen zu müssen, von dem es sich gerade lösen will. Die an Anorexie Erkrankten profitieren in starkem Maße von der Milieutherapie und den Kontakten zu den Mitpatienten und -patientinnen, die ganz andere Probleme haben.

Der Behandlung zugrunde liegendes Krankheitsverständnis

Essen ist lebensnotwendig. Patienten mit Anorexie verschließen sich also scheinbar mit aller Macht dem Leben. Oft kämpfen die Behandelnden mit aller

9

Macht dagegen an. In diesem Machtkampf befinden sich die Patienten in einer ständigen Verteidigungs- und Abwehrreaktion. Das Personal in einer ständigen Kontroll- und mitunter Zwangssituation, die letztlich nur mit gegensätzlicher Zielrichtung von den Patienten geteilt wird. Die Anorexie wird auch von den Patienten selbst als Zwangssystem, wie ein Gefängnis, empfunden, es ist aber gleichzeitig eines, in dem sie sich sicher und kontrolliert fühlen und dem sie zwar manchmal entrinnen möchten, aber sie sich von ihren Gefängnisstrukturen letztlich mehr abhängig fühlen, als dass ihnen ihre Freiheit verlockend erscheint. Eine derartige Lebenshaltung kann man als emotional und kognitiv relativ geschlossenes System bezeichnen. In diesem Stress fällt die Entwicklung von einer neuen, lebenszugewandten, entspannten Haltung schwer.

Insbesondere bei der Behandlung von anorektischen Patienten, die sich scheinbar dem Leben verschlossen haben, geht es allerdings um die Öffnung des geschlossenen Systems.

Ein lebendiges Wesen kann sich nur dann gegenüber der Welt öffnen, wenn es sich in Sicherheit (Haken und Schiepek, 2000) und auch in Resonanz zu einem sinnhaften, sinnerfüllenden Sein (Schumann, 1995) erleben kann. Weder Sicherheit noch sinnhaftes Erleben kann in einem Machtkampf erlebt werden. Aus der Hirnphysiologie ist bekannt, dass Zulernprozesse im frontalen Kortex und damit auch Entwicklungsgeschehen gerade unter einem hohen Stresshormonspiegel unmöglich werden, da das Stammhirn im Stressmodus nur die Auswahl zwischen Flucht- oder Kampf ermöglicht. Beide Verhaltensweisen sind ein klares Hindernis zur Entwicklung aus dem Problem. Die Flucht kann von der Behandlung wegführen oder einfach nach innen gehen, der Kampf richtet sich gegen die, die das eigene System angreifen – also die mächtigen Behandler. Deshalb lohnt es sich, in der psychosomatischen Therapie der Anorexie auf diesen Machtkampf und auch auf massive Kontrolle, die einen Teil der Macht darstellt, zu verzichten. Die Zwangserkrankung Anorexie muss nicht mit dem Zwang zur Gewichtszunahme beantwortet werden. Es besteht, wie bei jeder Gesundung einer blockierten Fähigkeit, diese wieder zurück zu erlangen. Man kann Handlungen erzwingen, doch dadurch werden sie nicht zu eigen. Sie bleiben etwas von Anderen Gewolltes. Die eigene Fähigkeit, selbstbestimmt essen zu können, bildet sich in einem therapeutisch begleiteten eigenen komplexen Prozess.

Es lohnt sich, darauf zu schauen, was es eigentlich bedeutet, Nahrung aufzunehmen und sich zu fragen, unter welchen Bedingungen sich von Seiten des Organismus und der Persönlichkeit des Kindes der Hunger und das Wagnis des Lebens und infolge dessen auch das Essen wieder einstellen kann.

Im pränatalen Beginn des Lebens sind wir biologisch unreif und unfähig, selbst Nahrung aufzunehmen, aber durch die Nabelschnur bestens ernährt. Nach der Geburt entsteht das erste tiefe **Bedürfnis nach Nahrung und nach Nähe.** Es ist das erste existenzielle Bedürfnis unseres Lebens, in einem völlig neuen Lebensraum. Wir suchen instinktiv nach Nähe und nach etwas, was wir noch nie schmeckten. Das ganze Wesen des Babys ist offen für diese neue Erfahrung. Durch das Öffnen des Mundes werden wir eins mit der warmen, nährenden und gut schmeckenden Welt, vertreten durch einen Menschen. Das tiefe existentielle Lebensbedürfnis nach Nähe und nach Nahrung wird gestillt. Die Art und Weise wie wir berührt werden, lässt uns spüren, wie wir angenommen und geliebt werden, noch ohne zu wissen wer wir sind. Sie festigt unsere Selbsterfahrung und geht ins Körpergedächtnis über.

Diese ursprüngliche Situation macht deutlich, dass Essen und Trinken von Beginn an bedeutet, unseren Lebenshunger zu stillen, indem wir uns der Welt sehnsuchtsvoll öffnen und Befriedigung erleben. In dem Moment der Nahrungsaufnahme werden wir eins mit der Welt, die uns schmeckt und uns entspricht. In Bezug auf das Erleben von Sicherheit und Resonanz zeigt diese erste Szene des Trinkens zu Beginn des Lebens, wie Nahrungsaufnahme als psychophysisches Erlebnis gleichzusetzen ist mit einem sich öffnen zur Welt und bereit sein, diese in sich aufzunehmen.

Durch die Verweigerung des Essens – aus psychischen Gründen – wendet sich das Kind von seiner Lebenswelt ab bzw. verschließt sich vor dieser. Dies ist bei Kindern zu beobachten, deren Mutter oder Bezugsperson unter Stress und Anspannung steht und dies in die Füttersituation überträgt. Das Kind verweigert es, sich gegenüber dieser Situation zu öffnen. Die Lage wird sich wieder lösen, wenn es im Gegenüber die annehmende Haltung, Wärme und

Resonanz findet, die es braucht (siehe dazu auch das Fallbeispiel: Leo).

Da der Mensch seine Identität, sein Selbstkonzept und seine Sicherheit nur aus einer Welt beziehen kann, die er wertschätzt, bezieht er auch eine negative Identität und ein fragiles Selbstkonzept aus einer Welt, die spürbare Momente der Resonanz zu oft vermissen lässt. Das kann in jedem Lebensalter geschehen und zu jeder Lebensphase, in der das Kind besonderen Ereignissen und Umbrüchen ausgesetzt ist. Die Pubertät als Lebensphase der Wandlung vom Kind zum jungen Erwachsenen kann durchaus auch als Entwicklungs- und Reifungskrise bezeichnet werden. Insbesondere in der vorpubertären und pubertären Entwicklung begegnen die Kinder und Jugendlichen Idealvorstellungen über die körperliche Erscheinung und Leistungsnormen. In der aktuellen westlichen Kultur herrscht seit Jahrzehnten ein zunehmender Körperkult, z. B. Muskelaufbau, Tattoos, Nagelstudios für beste künstliche Fingernägel, Bleaching der Zähne, Piercings, Idealfigur und Idealgewicht, Enthaarung. Wobei man sich bei dem letzten Punkt fragen kann, ob nicht zusammen mit der kindlichen Idealfigur eine Infantilisierung des körperbezogenen Idealbildes in der westlichen Gesellschaft längst Raum genommen hat, was die Reifungskrise in der Pubertät verschärfen und verlängern könnte und ständiges Eingreifen zur Selbstoptimierung auf diese Normen hin begründen muss.

Die gesellschaftlich vermittelten Erwartungen an das Körperbild, an Perfektion und Rollenverständnis an Mädchen und Jungen können zu Insuffizienz und Unsicherheitsgefühlen führen, die so stark werden können, dass sie kompensiert werden müssen. Die alten Möglichkeiten der Kindheit mit freiem Spiel stehen weniger zur Verfügung. Woran sich orientieren? In der Pubertät büßen die Eltern einiges an Autorität ein. Sie sind in der Regel nicht die, an denen sich das Kind am liebsten ausrichtet. Spannungen im Eltern-Kind-Verhältnis verstärken den Autoritätsverlust. Das Selbstempfinden des Kindes/des Jugendlichen ist noch im Werden. Das kindliche Sein wird brüchig. Dem neuen jugendlichen Sein fehlt jede Erfahrung. Die Umbrüche in der körperlichen Entwicklung, der Wuchs von Schamhaaren, Ausbildung von Brüsten etc. fordern ein neues Selbstkonzept, ein neues Selbstverständnis, das sich nicht zeitgleich bildet.

Die Diskrepanz zwischen körperlicher Entwicklung und Identitätsentwicklung stellt eine große Herausforderung an die Balance zur Erhaltung des psychischen Gleichgewichts dar. Mangels eigener gereifter Ansichten und eigener Sinnorientierung, orientieren sich die Jugendlichen leichter an gesellschaftlichen Normen oder Normen von Peer Groups. Je größer die Unsicherheit ist, desto stärker die Neigung, sich an diese Normen zu halten. In der Not greifen Menschen auf alte Bewältigungsmuster zurück. In der Pubertät befindet sich das noch unsichere Ich, das einer großen und unüberschaubaren Welt gegenübersteht, in der Phase des fantastischen Realismus. In dieser Phase werden Ängste auch durch das strenge Einhalten von Ritualen und festen Ordnungen überwunden. Auch in der Religion besteht durch die Einhaltung bestimmter liturgischer Regeln eine Festigkeit, die Sicherheit und Einhaltung einer höheren Ordnung vermittelt. Auf das einstmalig entwickelte Generieren von Sicherheit aus festen Abfolgen in Kombination mit den Fähigkeiten der anschließenden Phase, des naiven Realismus der Entdeckung und Hinwendung zur naiven Realität, zur normativen und quantitativen Ordnung der Welt in Zahlen, Daten und Fakten, greift der Mensch zurück, wenn er seine Unsicherheiten mit zwanghaftem Verhalten kompensiert.

Das zwanghafte Verhalten führt zum sich Verschließen. Es eröffnet eine neue eigene, selbsterrichtete Welt. Diese Welt bietet Sicherheit durch die gewissenhafte, disziplinierte Einhaltung der Zwangsregeln. Ständige Kontrolle sichert die Welt weiter ab. Beispielsweise stellt für die Kinder und Jugendlichen mit Anorexie das zwanghafte Klammern an bestimmte Kilogramm-Marken, an Kalorien und an BMI-Werte diese Sicherheit dar. Es können gar Wettbewerbe unter den Erkrankten entstehen dies kann lebensbedrohliche Situationen auslösen. Dieses Verhalten stellt einen Lösungsversuch aus der Entwicklungsphase des fantastischen und des naiven Realismus (➤ Kap. 7) dar.

Die Behandlung bzw. Gesundung erfordert eine gut greifende Wende. Wir betrachten die Anorexie, wie auch die Bulimie und das Binge Eating, unter diesem Entwicklungsaspekt. Daher besteht der erste Schritt der Behandlung darin, dem Kind positive Erfahrungen in seiner Lebenswelt zu ermöglichen, die dieses Kind sich angenommen und sicher und sich aufgehoben fühlen lassen. Bilden sich diese Gefühle aus, so ist eine Öffnung des zwanghaft geschlossenen Systems und des verfestigten Verhaltensmusters möglich.

Daraus ergibt sich ein **entwicklungsorientierter Behandlungsansatz der Anorexie:**

- **Ziel 1:** Die Entwicklung zu einer Öffnung zur guten, kohärenten, passenden, lebendigkeitsspendenden und demzufolge sicherheitsgebenden Welt
- **Ziel 2:** Fundament für eine Entwicklung zu einem gesunden und natürlichen Essverhalten

Umsetzung in der Praxis

Gemeinsam umdenken. Die Klinikstation ist die einzige aktuelle Welt, konkret die einzige reale Gemeinschaft, auf die das an Anorexie erkrankte Kind sich beziehen kann. Daher sollte sie sich immer wieder besinnen, wie sie eine Welt sein kann, zu der das Kind sich öffnet. Dazu gehört auch ein vorbildliches Modell für gesundes Verhalten zu sein, durch die Lösung von der Fixierung auf Kalorienmengen, Gewichtswerten und Kontrollen.

Fokus vom Gewicht und vom Essverhalten nehmen. Das Essen wird mehr beiläufig als ein notwendiges, normales Mitmachen mit der Gruppe eingeführt. Liebevolle Zuwendung, unterstützt die Nahrungsaufnahme. Von Mitarbeitern und Mitarbeiterinnen begleitete Mahlzeiten mit freundlicher Kommunikation, mit Abwechslung der Gesprächsthemen beim Essen unterstützen die Gesundung. Beim Essen sollte nicht über das Essen oder Gewicht, Figur etc. gesprochen werden, um die Gedanken frei auf andere Felder zu führen, sind alle Themen gut, die nicht belastend sind. Auch Problem- und organisatorische Besprechungen belasten das Essen unnötig und sind besser in einer anderen Situation zu führen.

Das Setzen kleiner Maßstäbe und Geduld sind gut geeignet, um Raum für kleinschrittige, positive Erfahrungen zu lassen. Gleichzeitig sollte die Kontrolle auf das notwendigste Mindestmaß reduziert werden, um nicht der inneren Kontrolle der Patienten mit äußerer Kontrolle durch die Station zu begegnen.

Ein moderater Ernährungsplan inklusive seiner Vorlieben wird zusammen mit dem Kind erstellt. Dieser Plan enthält weder konkrete Mengen noch Kalorienangaben, auch wenn diese im Hintergrund selbstverständlich von den Behandelnden eingeschätzt werden. Gegenüber dem Kind werden keine Kalorien gezählt. Dies beinhaltet auch, dass Produkte mit Kalorienangaben aus dem Schrank verbannt werden – meist werden diese in neutrale Gefäße gefüllt, um die Nahrung wieder als Lebensmittel an sich empfinden und sich vom zwanghaften Denken in Kalorien und Mengen lösen zu können.

Der Zwang, etwas essen zu müssen, löst schon bei einem gesunden Menschen natürlicherweise viel Widerstand aus. Selbst die Lieblingsspeise kann Aversion auslösen, wenn sie nicht freiwillig mit Appetit, sondern unter Zwang verspeist werden muss. Mit großer Wahrscheinlichkeit würde eine unter diesen Bedingungen verzehrte Speise bald den Status „Lieblingsspeise" verlieren. Fremdbestimmtes Essen ist wie eine Zwangsernährung. Dies kann nur eine Zwischenlösung sein, um durch Kalorienzufuhr eine körperliche Stabilität zu ermöglichen, die Voraussetzung für eine nachhaltig wirksame Psychotherapie ist. Diese Zwischenlösung (i. e. Essen unter Zwang, Essen nach Plan) ändert nichts an den der Anorexie zugrunde liegenden Ursachen und kann deshalb allein nicht zu einer nachhaltigen Gesundung führen und sollte so kurz wie nur eben notwendig erfolgen.

Dennoch muss der **Ernährungsplan** wie ein Medikationsplan solange eine „medizinische Verordnung" sein, wie das Kind noch nicht die Fähigkeit hat, seine Nahrung selbst ausreichend zu wählen. Der Ernährungsplan ist in der ersten Phase der Behandlung meistens eine wichtige Hilfe und Stütze für das Kind. Die Last, sich Gedanken um die Wahl und die Menge machen zu müssen, ist von ihm genommen. Dies ist auch wichtig, weil es noch gar keine Relationen abschätzen kann. Bei der Aufstellung des Plans ist das Kind immer maßgeblich beteiligt. Oft gibt es hartnäckige Diskussionen. Aber es lohnt sich, da es für das Kind leichter ist, dem Plan zu folgen, wenn es mit dem behandelnden Team im Einklang ist. Im Laufe der Therapie kommt der Moment, wo das Kind selbst portionieren kann, meist zunächst noch unter ausklingender Begleitung.

Verstärkte Förderung der sinnhaften kohärenten Lebensbezüge des Kindes. Der Fokus der Behandelnden liegt bei Patientinnen und Patienten mit Anorexie darauf, zu entdecken, zu wem oder zu was das Kind sichtbar in Resonanz kommt. Auf der Station kann das z. B. eines der Therapietiere, aber auch ein bestimmtes therapeutisches Angebot oder eine bestimmte Aktivität sein. Dies gilt es im weiteren Verlauf zu fördern, denn es ist die Brücke zur lebendigen Welt.

Vertrauen als Basis. Patientinnen und Patienten mit Anorexie zeigen ein beachtliches Geschick bei der Manipulation ihres Gewichts. Trotzdem oder gerade weil ihnen häufig mit viel Misstrauen und Kontrolle begegnet wurde, lohnt es sich, ihnen ein prinzipielles Vertrauen zu schenken. Misstrauen muss immer Kontrollen nach sich ziehen, die wiederum Unsicherheiten auf beiden Seiten hervorrufen und somit neues Misstrauen erzeugen (Wurde doch etwas versteckt? Wurde heimlich etwas weggeworfen oder ausgespuckt?). Es entsteht ein Kreislauf aus Angst, Unsicherheit und Kontrolle – im Prinzip erzeugt es den ganzen emotionalen Motor einer Zwangssymptomatik. In dem Kontrollmodell werden Behandler und Patienten zu Gegnern, das Misstrauensklima erfüllt und vergiftet den Raum. Wer es schafft, etwas heimlich zu tun, wird implizit als Sieger, als Siegerin belohnt, durch den Sieg über die Kontrolle. Wir beziehen uns in unserem Vertrauen auf die eigentliche innere Not und Kooperationsbereitschaft des Kindes. Die ist vorhanden, schließlich versucht es in dem therapeutischen Raum mit therapeutischer Begleitung mutig, sich wieder ins Leben zurück zu kämpfen, und dazu braucht es auch Vertrauen in sich, in seine Beziehungen und die Welt. Das Vertrauen, dass es aus der Welt erhält, ist dabei eine wichtige Stütze.

Verdecktes Wiegen. Es lohnt sich, unregelmäßig und nach keinem festen Schema zu wiegen, z. B. 1- bis 2-mal wöchentlich an wechselnden Tagen. Um Stress zu meiden, lohnt sich auch verdecktes Wiegen, bis die Patienten sich sicher genug fühlen, um ihr Gewicht wahrzunehmen und auszuhalten. Für die Patientinnen und Patienten ist es somit schwierig, sich auf das Wiegen strategisch vorzubereiten, ihrem Denken und Planen ums Gewicht bei der Wiegesituation ist weniger Anreiz gegeben. Stress durch Gewichtsänderungen wird so möglichst vermieden. Das Ergebnis kann als Tendenz, nach unten oder nach oben, kommuniziert werden.

Ebenso wird das Kind nicht unter Druck gesetzt, in einem bestimmten Zeitraum ein bestimmtes Gewicht zu erreichen. Da auch keine Sanktionen folgen, entsteht langsam eine Lösung von dem zwanghaften Denken an das Gewicht.

Teilnahme an adäquaten therapeutischen Gruppen und Unternehmungen. Auch deutlich untergewichtige Kinder dürfen und sollen an gemeinsamen Erfahrungen und Aktivitäten teilnehmen, solange dies ärztlich abgesichert ist. Diesbezüglich bietet die Pädiatrie als Behandlungsort den Vorteil der engen Verzahnung von psychotherapeutischer und pädiatrischer Behandlung. Auch wenn Kinder aus medizinischen Gründen im Rollstuhl sitzen, werden sie als Beobachter, z. B. ausgestattet mit dem Fotoapparat, mitgenommen. So darf das Kind trotz des niedrigen Gewichts am Reiten oder Schwimmen teilnehmen. Es wird versucht, eine für das Kind passende Lösung zu finden. Beim Schwimmen darf es beispielsweise im Whirlpool sitzen. Zum einen kann es sich so weiterhin als Teil der Gruppe erleben, zum anderen eröffnet sich damit der geistige und emotionale Raum für Erfahrungen und Berührungen aus der Welt. Es soll Erfahrungen machen dürfen, die wieder Lebenshunger auslösen. Dieser geht des Öfteren einher mit steigendem Appetit, mit dem Gefühl, wachsen und sich als Mensch entwickeln zu können.

Gespräche mit dem Patienten über den Gewichtsverlauf. Wann und in welcher Situation mit Patientinnen und Patienten über ihren Gewichtsverlauf gesprochen wird, ist eine therapeutische Entscheidung. Das Gewicht und seine Entwicklung muss während der Therapie immer wieder mal reflektiert werden, das Thema wird auch zwanghaft häufig in den Einzelgesprächen von den Patienten eingebracht. Wichtig ist dabei, dass diese Reflexion ausschließlich im ärztlichen und/oder psychotherapeutischen Gespräch geschieht. Weder die Eltern noch das Pflege- und Erziehungsteam sollten das Gewicht thematisieren. Damit wird vermieden, dass sich viele Standpunkte in die Diskussion einbringen, die das ohnehin um Sicherheit und Orientierung ringende Kind einerseits verwirren und andererseits von diesem benutzt werden können, um sich im Sinne der noch zwanghaften Symptomatik wieder Kontrollraum zu erobern.

In der Einzeltherapie wird am Kohärenzgefühl gearbeitet. In der Einzeltherapie wird die gesamte Lebenslage in den Fokus genommen, das Gewicht bleibt dabei ein Nebengleis. Für die Entwicklung eines kohärenten Erlebens werden freie Imaginationen im Sinne innerer dynamischer Entwicklungserfahrung genutzt. Diese sind auch hilfreich zu einem besseren Umgang mit der Gewichtszunahme. Im Rahmen der tiefenpsychologisch fundierten Psychotherapie werden die Themen bearbeitet, die häufig Mitauslöser für die Erkrankung sein können: Schuld und Scham für die Zuwendung zum Leben, unverdientes Glück, familiäre Beziehungen sowie die Bearbeitung der Körperschemastörung.

Elternarbeit. Mit den Eltern erarbeiten wir, dass sie in der familiären Kommunikation das Thema Essen ruhen lassen. Dies ist für die betroffenen Familien häufig eine große Herausforderung, weil sich in der Vergangenheit oft das gesamte Familiengeschehen um dieses Thema gedreht hat. Da die ständigen Anforderungen und Vorhaltungen im therapeutischen Prozess allerdings sehr kontraproduktiv sind, besteht hier eine große Dringlichkeit, die Eltern zur Kooperation zu motivieren. Das Kind kann nur seinen eigenen Weg zum Essen finden. In den Elterngesprächen werden außerdem die Spannungen in der Familie erfasst und aufgearbeitet.

Zusatzernährung. Wenn das Kind noch Zeit braucht, um seinen Weg zur Welt zu finden, und zwischenzeitlich mit dem Gewicht an eine gefährliche Untergrenze kommt, kann die Sonde als Entlastung von der Ernährungsaufgabe dienen. Sie wird als Hilfe eingesetzt und ist nicht selten ein Motivator, es auch ohne zu schaffen. Das Kind braucht sein eigenes Zeitmaß für die Beziehungsaufnahme zur Welt. Die Therapeuten können nur die Bedingung dafür schaffen.

Erste Zeichen von Entwicklung. Das erste Anzeichen einer Veränderung ist der zurückkommende Hunger. Oft beginnt das erste eigene Essen heimlich und allein im Zimmer, vor allem bei Kindern, die im vorherigen Krankheitsverlauf stark kontrolliert und bewacht wurden. Dieses Essen ist kein angepasstes Essen, mit dem etwas Bestimmtes erreicht werden soll, es handelt sich dabei um eine eigene Entdeckung im eigenen Raum. Der Inhalt des Kühlschranks und auch Obst sollte den Kindern und Jugendlichen immer offen zur Verfügung stehen, ähnlich wie es in der Familie praktiziert wird. Die Patienten mit Anorexie lassen heimlich etwas in ihr Zimmer wandern. Dieser Entwicklung sollte nicht aufdeckend begegnet werden. Die Diskretion lohnt sich. Wenn das Kind den Raum hatte, sich selbst mit dem Essen auseinanderzusetzen, beginnt es schon bald, auch in der Gruppe zu essen.

Die Heißhungerphase. Nachdem das Kind nun wieder isst und es auch schmeckt, bricht sich der Hunger Bahn. Es gilt es nun, auszubalancieren. Die Schwankungen zwischen dem „Zuviel", verbunden mit dem Gefühl großen Unglücks, und der darauf folgenden Reaktion aus restriktivem Hungern und gesteigertem Aktivitätsdrang bewegen sich unter geduldiger, mäßigender und ausgleichender Begleitung aufeinander zu und kommen allmählich in ein Gleichgewicht. Mit sanfter, liebevoller Führung beim Portionieren normalisiert sich das Essverhalten. Auch in dieser Phase hilft die Orientierung an der sinnhaften Welt mehr als das Abzählen von Kalorien.

In dieser zwar verbesserten, aber noch nicht stabilisierten Phase ist das Kind besonders verletzlich. Es reagiert stark emotional auf familiäre Situationen. Die gute Zusammenarbeit mit der Familie rückt verstärkt in den Fokus. Dazu gehört auch das Ablösen belastender Umstände. Auch Eltern sollten es akzeptieren, wenn das Kind noch „heimlich" isst, oder zwischendurch isst, was es will und wann es will.

Als Entlassungsziel definieren wir keine bestimmte Gewichtsmarke. Stattdessen sollte ein normales, das heißt von Gedanken nicht übermäßig belastetes, und gesundes Essverhalten entwickelt sein, ebenso wie eine generell verbesserte Belastbarkeit, welche die Teilnahme am Leben, an der Schule und an Freundschaften ermöglicht. Das Gewicht korrespondiert sekundär mit diesen erworbenen Fähigkeiten.

Die meisten Patientinnen und Patienten schaffen diesen Prozess in einem Zeitraum zwischen zehn Wochen und sechs Monaten.

FALLBEISPIEL

Daphne, 15 Jahre – „in die Sonne schauen": Seit einem Jahr zeigt sich ein kontinuierlicher Gewichtsverlust. Die Familie hat einen Migrationshintergrund und unsicheren Aufenthaltsstatus. Daphne ist in Deutschland geboren. In der Schule erlebte sie Mobbing. Seit 14 Tagen kann sie fast gar nicht mehr essen. Das zarte, freundliche Mädchen wirkt sehr schwach. Um ihren unsicheren Aufenthaltsstatus zu verbessern, hatte Daphne so gut wie möglich in der Schule gelernt. Ihr Ehrgeiz diente ihr als Sicherung einer eventuell möglichen Zukunft in Deutschland, dem Land, in dem sie geboren wurde, zu dem sie aber nicht einfach gehören darf. Die Eltern haben auch nach 17 Jahren in Deutschland lediglich eine Duldung. Mit kontrolliertem Lernen und kontrolliertem Essen hat Daphne etwas unter Kontrolle gebracht und sich damit eine kleine Sicherheit erschaffen, die sie jetzt an den Rand eines Zusammenbruchs mit schwerer Erschöpfung führt. Die Kraft reicht nicht für die Bewegungseinheiten der Gruppe. In Einzelsitzungen erreicht Daphne in ressourcenorientierten freien Imaginationen eine gute Entspannung. Hier kann sie Naturerfahrungen und besondere Entdeckungen machen. Die Sonne am Meer wird zu einem inneren Leitbild für das Gesundwerden. So wird die Sonne imaginativ in den Speiseraum mitgenommen, schließlich auch gemalt und dort aufgehängt. Der Fokus beim Essen richtet sich klar auf die Gesundheit als Orientierung. Es hilft ihr etwas, die bedrückenden Gedanken zur Seite zu stellen und nicht nur auf den Teller zu schauen. Es gibt kein Muss, sondern ein Kann. Spielerisch wird Daphne unterstützt und trainiert, auch größere Happen zu schaffen. Als Daphne wieder in der Imagination in ihrer Natur wandelt, stellt sie plötzlich ein wunderschönes langes leichtes und weich fließendes weißes Kleid an sich fest. Sie hatte noch nie so ein Kleid getragen. Beschwingt tänzelt sie sich bewundernd am Strand entlang. Die Angst vor dem „Frau werden" war seit diesem Erlebnis verschwunden. Daphne brauchte danach noch eine Ermutigung, um die Klippe der angewöhnten Zerkleinerung von Nahrung zu überwinden. Hier half der einfache Anreiz, es als Übung zu betrachten, wieder „normale Happen" zu essen. Gemeinsam mit der Bezugstherapeutin begann der Einstieg in die Übung. Nach weiteren 3 Wochen konnte sie mit einem normalen Essverhalten und einem BMI von 17, wie er für Teenager normal ist, entlassen werden.

In diesem Beispiel wird die Grundidee deutlich, wie Generierung von Sicherheit nicht mehr durch zwanghaftes Wiegen und Kalorienzählen erfolgt, sondern durch einen Bezug auf eigene lebendige Potenziale und Ressourcen in einem sinnhaft kohärenten Erfahrungsraum. Wie konnte Daphne Sicherheit generieren? Trotz der fragilen äußeren Lebenslage der Familie gelang es Daphne, sich auf die stationäre Therapie einzulassen.

Im Rahmen der Milieutherapie erlebt sie warmherziges Angenommensein in einer freundlichen Gemeinschaft der Mitpatienten und des Teams.

Im Rahmen der kompetenzzentrierten Gruppentherapien erlebte sie sich bestätigt und bejaht mit ihren kreativen Fähigkeiten und erhielt vielen anregende Impulse.

Im Rahmen der Einzeltherapie entdeckte sie in der freien klientengeführten Imagination (IDEE) ihre inneren Bilder von sicherem Aufgehobensein in dieser Welt, machte kohärente sinnhafte Erfahrungen, erlebte sich lebendig. Diese innere, sicherheitsgebende Realität konnte sie in den Alltag transferieren und sich beim Essen darauf beziehen.

Meist verläuft die Therapie komplexer. In der Regel führen Dialoge der inneren Stimmen in eine Auseinandersetzung und konstruktive Richtung. Perfektionismus und Leistungsstreben müssen bearbeitet werden. Nicht selten befinden sich die Patientinnen und Patienten durch die permanenten eigenen Leistungsansprüche und ihre Kontrolle in einem Burnout-Zustand. Hohe Anspannungen müssen abgebaut werden. Eine zusätzliche beruhigende und angstlösende Medikation kann hier vorübergehend wirksam zur Spannungslösung beitragen und, wenn notwendig, auch als Hilfe zum Schlafen.

In der Regel ist viel **Arbeit mit dem Familiensystem** notwendig. Der folgende Fall stellt die psychosomatische Familienbehandlung unter zeitweiser Mitaufnahme der Mutter dar.

FALLBEISPIEL

Adam, 13 Jahre – „Auf dem Rücken der Pferde": Adam befand sich aufgrund einer Anorexia nervosa in stationärer Behandlung in der Kinderklinik. Nach somatischer Stabilisierung fiel dort auf, dass er nur in der Klinik, aber nicht bei Beurlaubungen nach Hause essen konnte. Die Entlassung wurde deshalb an eine psychosomatische Weiterbehandlung geknüpft. Im Vorgespräch noch während des Aufenthalts in der Kinderklinik wurden die familiäre Lage und die Therapiemotivation evaluiert.

Die Symptomatik bestand seit 5 Monaten. Regelmäßige kinderärztliche Vorstellungen mit Gewichtskontrollen führten nach einem Gewichtsverlust von 10 kg über 3 Monate schließlich zur Einweisung in die Kinderklinik.

Adam ist das einzige Kind seiner Eltern. Die Familie lebt in einem gemeinsamen Haus mit der Mutter des Vaters, auf zwei verschiedenen Ebenen. Wegen Adams Ängstlichkeit wird die Mutter zur Stabilisierung für eine Woche in Adams Zimmer mit aufgenommen. Adam, der sich zu Hause sehr zurückgezogen hatte, seit Wochen kaum noch Kontakte zu anderen Kindern pflegte, brauchte sehr lange, um mit den Mitpatientinnen und -patienten warm zu werden. Gleich zu Beginn startete eine intensive Arbeit mit beiden Eltern und Adam zur Sichtung der familiären Konfliktlage. Dabei zeigte sich eine sehr hohe, schon seit Jahren bestehende Spannungslage, die von Kind und Mutter als äußerst belastet erlebt wurde. Dies konnte väterlicherseits erstmals in dieser gemeinsamen bildhaften Evaluation deutlich erfasst und nicht mehr abgewehrt werden. Da die häusliche Konfliktlage mit der Mutter des Vaters und weiteren Verwandten des Vaters bestand, ergab sich eine besondere Herausforderung für den Vater, indem er beginnen musste, sich von seiner Herkunftsfamilie zu lösen. Im Verlauf der Therapie erkannte er die Unabdingbarkeit, zu Handeln und setzte erste Schritte um.

Adams Essverhalten regulierte sich durch Impulsgabe von außen. Es fiel ihm zunächst schwer, selbstbestimmt die Nahrung in Menge und Komposition zusammenzustellen, vor allem die Etablierung von Zwischenmahlzeiten brauchte Zeit und Anleitung. Einen mit ihm gemeinsam gestalteten Plan konnte er schließlich unter anfänglicher Hilfe durch das Pflegepersonal annehmen und umsetzen. Im Einzelgespräch mit Adam zeigten sich typische zwangsartige Gedanken bezüglich Kalorien und Hinweise auf eine Körperschemastörung. Adams größtes Potential lag beim therapeutischen Reiten, das ihn zur Einhaltung seines Essensplans motivierte. In der Beziehung zum Pferd gelang es ihm zeitweise, die anorektischen Gedanken zur Seite zu stellen und sie dann auch zunehmend selbstkritisch zu kommentieren. Zum Aufbau der Gedanken hatte auch ein korpulenter Freund beigetragen, der in eine andere Stadt gezogen war und Adam mit vielen Nachrichten per Handy zu Kalorien und zu seinem Abnehmen in Betrieb gehalten hatte. Außerdem sei es auch in der Klasse quasi Sport gewesen, so wenig wie möglich zu essen. Adam wirkte selbst unglücklich über den Kreislauf, in den er sich verstrickt hatte. Der bei dieser Erkrankung häufig anzutreffende Stolz auf das Untergewicht war bei Adam nicht zu beobachten. Er vermittelte vielmehr eine große Sehnsucht nach einem normalen Leben in einer normalen Familie mit Reitmöglichkeit. Diese Motivation trug dazu bei, dass er seine Mahlzeiten aß, aber auch ehrlich seine Möglichkeiten einschätzte. So bat er, den Plan beizubehalten, solange er noch nicht selbst entscheiden kann. Kurz danach gelang es ihm dann, zunehmend genussvolle, eigene Elemente in den Plan einzufügen. Adam nutze die Einzelgespräche auch, um sich manchen Ärger vom Leibe zu reden. Mit seiner kritischen Art, fällte er meist harte Urteile, die viel von seiner Resignation und Verbitterung verrieten. Im Laufe der Zeit und insbesondere mit gelungenen Familienerlebnissen taute Adam zunehmend auf und wurde in der Patientengruppe ein geschätzter Partner und Freund.

Bei zwei Belastungserprobungen gelang es der kleinen Kernfamilie, sich wieder mehr zu finden. Dabei wurden die Eltern instruiert, das Essen und Essverhalten in keiner Weise zu thematisieren, weder in Bezug auf Adam noch in Bezug auf sich selbst oder Andere. Schließlich gelang auch eine Belastungserprobung zu Hause, wo Adam seinen Essensplan gut einhalten konnte. Nach einem 14-tägigen Familien-Belastungserprobungsurlaub mit Reiten und Wandern hatte Adam trotz starker körperlicher Belastung sein Gewicht gehalten und war bei guter Stimmung. Die letzte Hürde, den Aufbau des Schulbesuchs, schaffte Adam in den letzten Behandlungstagen auf Probe.

Essen als Form der Stressregulierung

Fressen, Hungern, Selbstverletzung und übermäßige Bewegung sind uralte Verhaltensformen bei Wirbeltieren (Hüther, 2004). Ihre psychische Grundlage entsteht aus einem Mangelgefühl: Mangel an Sicherheit, an Gemeinschaft, an emotionaler Annahme, an Selbstwert.

Übermäßiges Essen kann auch als eine Sehnsucht nach der Einverleibung der im ganzen Sinne nährenden Welt verstanden werden, an der es mangelt. Essen ist dabei der Ersatz für eine passende, befriedigende und lebendig herausfordernde Welt. Kinder mit dieser Erkrankung sind grundsätzlich offen und therapeutisch gut erreichbar. Nach diesem Modell geht es in der Therapie primär darum, die Welt zu entdecken, die zu einem erfüllenden Gefühl der Lebendigkeit und Sinnhaftigkeit führt und in der Folge das Symptom diese Funktion nicht mehr übernehmen muss.

FALLBEISPIEL

Anton, 17 Jahre, Adipositas – „Musik macht stark": Anton hatte ausgeprägtes Übergewicht (104 kg, 170 cm Körpergröße). Er hatte sich sozial stark zurückgezogen, hatte kaum Freunde, durch eine Erkrankung des Bruders war die Familie insgesamt stark belastet. Anton kommt mit großem Schamgefühl für seine körperliche Verfassung in die Therapie. Bald entdecken die Mitpatienten seinen Humor und seine musikalische Begabung. Anton fühlt sich bald wohl in der Gruppe und nimmt seinen kohlenhydratarmen Ernährungsplan ernsthaft und hochmotiviert an. Da er sehr bewegungsscheu ist, braucht er eine gut motivierende Begleitung für aufbauende Bewegungseinheiten. Er genießt das Spazierengehen mit dem Stationsarzt, was er als Anerkennung empfindet. Es ergeben sich Phasen, in denen Anton fast in scheinbar anorektisches Verhalten verfällt, aber schnell wieder herauskommt. Schließlich zeigt sich seine Beziehung zur Musik als wesentliches und weitertragendes Element. Wenn er auf seinem Instrument spielt, himmeln ihn alle Mitpatienten an. Sein Selbstbewusstsein wächst, er baut Freundschaften auf. Die Welt steht ihm offen. Bei seiner Entlassung wiegt Anton 78 kg und zeigt ein normales Essverhalten.

Bei der Behandlung der Adipositas sollte es gelingen, die Bezüge in die Welt so gut aufzubauen, dass sie quasi als psychische Nahrung das Kind erfrischen und nährend aufbauen. Dann braucht das übermäßige Essen diese Funktion nicht mehr zu erfüllen.

Das Essen in der Ernährungstherapie dient nicht allein dem Sattwerden, sondern vermittelt Geschmack und Genuss verbunden mit gesunder, heilsamer Ernährung in einer positiven sozialen Gemeinschaft. Die **Ernährungstherapie** zielt darauf ab, die Patientinnen und Patienten zu einem selbstständigen und gesunden Ernährungsverhalten zu befähigen (➤ Abb. 9.10).

- Das Angebot gesunder Nahrungsmittel bildet die Grundlage. Durch vielfältige und ästhetisch ansprechende Lebensmittel werden die Kinder an gesundes Essen herangeführt, z. B. an frische Früchte und Gemüse der Saison, Vollwertprodukte und Salate.
- Dazu gehören eine besonders gut abgestimmte Lebensmittel- und Essensbestellung sowie die Berücksichtigung spezieller Diäten.
- Es erfolgt für jedes Kind mit entsprechendem Bedarf eine individuelle Ernährungsberatung.
- Die gesunde Lebensmittelauswahl wird auch mit gemeinsamen Einkäufen geübt.
- Empfehlenswert ist eine stationseigene Küche, die einer ganz normalen häuslichen Küche entspricht. Je nach Therapieverlauf kann das Essen in Gemeinschaft, zu zweit oder in Kleingruppen zubereitet, präsentiert und in großer Runde gemeinsam gegessen werden. So lernen die Patientinnen die Zubereitung und können dies nach der Entlassung zuhause anwenden.

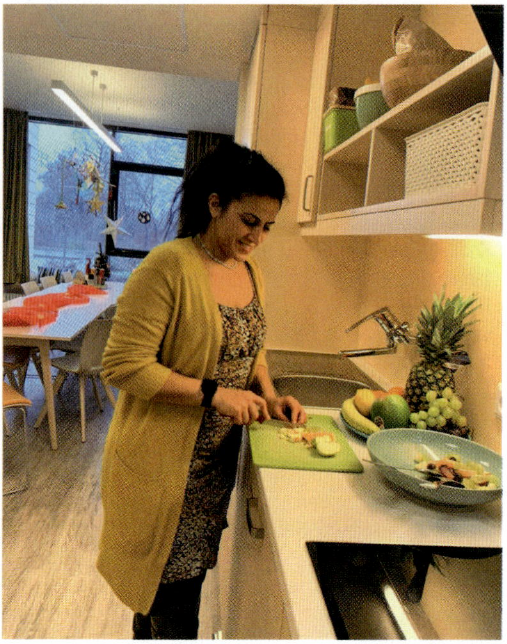

Abb. 9.10 Ernährungstherapie in der stationseigenen Küche [O1117]

- Das gemeinschaftliche Essen von Kindern und Personal gehört zum festen Bestandteil der Ernährungstherapie. Die Gemeinschaft während des Essens dient dazu, die Nahrungsaufnahme mit einer positiven Grundhaltung und Stimmung zu verbinden. **Alle organisatorischen oder konfliktbelasteten Themen werden vom Essen ferngehalten und erhalten zu anderen Zeiten am Tag ihren Raum.**
- Das geht nicht ohne grundsätzliches Vertrauen in die Patientinnen und Patienten, denn die Nahrungsaufnahme kann in einem von Misstrauen geprägten Feld nicht verträglich gelingen. Vertrauen, auch unter Einbezug der symptomatischen Schwächen der Patienten, ist eine unverzichtbare Basis für den Gesundungsprozess.
- Die Beobachtung des Essverhaltens sollte stets diskret geschehen, Nahrungsprotokolle ohne das Einbeziehen der Patientinnen und Patienten geführt werden.
- Nach dem Essen bietet es sich bei vorliegender Indikation an, kurze Reflexionsgespräche anhand der Ernährungspyramide zu führen, um die

Ernährung bewusster zu machen und im richtigen Sinne zu verankern.
- Die Ernährungstherapie erfolgt im Verbund mit der Psychotherapie und der weiteren ärztlichen Behandlung.

Im folgenden Beispiel zeigt sich die besondere **Bedeutung des Modelllernens** von den anderen Essenden und von der herzlichen Gemeinschaft, die auch bei anorektischen Patientinnen und Patienten eine wichtige Rolle spielt.

FALLBEISPIEL

Leo, 1 Jahr, „Essen und Trinken lernen" – Zustand nach Frühgeburt und monatelanger Sondenernährung: Leo gelingt die Gewöhnung an eigenes Trinken nicht. Weder in der Klinik noch zu Hause möchte Leo Nahrung annehmen. Wiederholt wird er in der Klinik sondiert. Organische Befunde für diese Schwierigkeit sind nicht zu erheben. Die Eltern, besonders die Mutter, ist nach monatelanger Begleitung von Leo auf der Intensivstation am Ende ihrer Belastbarkeit.

Mangels Entwicklung wird der Plan gefasst, das Essen durch Milieutherapie und Auflockerung der Eltern-Kind-Interaktion auf der psychosomatischen Station zu begleiten. Dort wird Leo interessiert und begeistert von der altersgemischten Gruppe der Mitpatientinnen und -patienten empfangen: „Hurra, wir haben ein Baby!" Leo wird unter den aufmerksamen Augen der Mutter in seinem Kinderwagen von den Mitpatientinnen durch die Räume und die Halle der Abteilung gefahren. Er genießt die lustige Zuwendung sichtlich. Mit dem Team der Krankenpflege und des Arztes im Hintergrund, fällt Druck von der Mutter ab. Das tägliche Wiegen wird abgestellt, da der Fokus auf das Gewicht die Mutter zu sehr stresst und somit ihrer Sicht auf ihr Kind und der Beziehungsentwicklung im Wege steht.

Am Essenstisch mit den Kindern beobachtet Leo alle genau. Auch ihm wird etwas angeboten, was er nach einiger Zeit annimmt. Beide Eltern erhalten parallel zur Milieutherapie Einzelgespräche, in denen sie ihre Lage aufarbeiten und einen Ausblick für die Zeit nach der Entlassung aufbauen. Die Mutter öffnet sich zunehmend und entspannt mehr. Leo trinkt unterdessen aus der Flasche. Der Stationsarzt hat das Gewicht im Blick. Gegenüber den Eltern wird es lange nicht thematisiert, damit für die Familie kein Druck und Stress entsteht. Als Leo nach drei Wochen entlassen wird, hat er schließlich 1 kg zugenommen. Die Eltern erhalten poststationäre Gespräche, um die Unsicherheit nach der Entlassung zu überwinden und die Entwicklung zu stabilisieren.

Im nächsten Fallbeispiel zeigt sich, wie schwierig häufig die Interpretation des Symptoms „nicht essen wollen" ist und wie wichtig auch die **Differenzialdiagnostik** ist. Abneigungen gegen das Essen und Unwohlsein nach dem Essen können vielfältige Ursachen haben.

FALLBEISPIEL

Linda, 16 Jahre – „Ein langer Leidensweg": Linda kam mit 26 kg Körpergewicht und einer Größe von 136 cm in sehr eingefallenem, traurig resigniertem Zustand in die Klinik. Sie hatte die 10. Klasse besucht, bevor sie wegen Anorexie in die Kinder- und Jugendpsychiatrie einer weiter entfernt liegenden Klinik eingewiesen worden war. Dort war sie fixiert und zwangsernährt worden, weil sie nicht mehr gegessen hatte. Sie berichtete immer wieder über Schmerzen nach dem Essen, über Übelkeit und Erbrechen. Weil eine Gewichtszunahme auch nach Wochen ausblieb, war eine Kinderärztin hinzugerufen worden, die eine Diagnostik und Behandlung in der Psychosomatik empfohlen hatte.

Die initiale somatische Diagnostik auf unserer Station hatte den Verdacht auf das Vorliegen einer chronisch-entzündlichen Darmerkrankung ergeben. Die weitere Diagnostik ergab einen Morbus Crohn mit einer langstreckigen Stenose des Dünndarms, durch die fast keine Nahrung mehr passieren konnte. Lindas auffälliges Essverhalten, das Herumstochern in der Nahrung, Essen nur von kleinen Happen und schließlich die komplette Nahrungsverweigerung, hatte eine handfeste somatische Ursache gehabt, die aufgrund der Verknüpfung von Nahrungsaufnahme und Bauchschmerzen zu einem Verhalten geführt hatte, das auch bei Patientinnen mit Anorexia nervosa beobachtet werden kann. Der anhaltende Druck der Eltern, doch mehr zu essen, und schließlich die Zwangsernährung in der Psychiatrie hatten zu sekundären psychischen Traumata geführt, die es Linda auch unter der sehr wirksamen antiinflammatorischen Therapie der Grunderkrankung sehr schwer machte, zu einem normalen Essverhalten zurückzufinden.

Die erste Phase der Therapie bestand in der medikamentösen Reduktion der Entzündung des Darms und einer Ernährungstherapie über Sondenernährung. Nachdem die entzündliche Symptomatik sich deutlich gebessert hatte und glücklicherweise auch die Stenose funktionell nicht mehr so ausgeprägt war, konnte eine neue Ernährung aufgebaut werden, die von der Patientin aber nur langsam und angstvoll angenommen werden konnte.

Die Freiheit, essen zu können wie sie möchte, ist ein wichtiges Behandlungsziel. Psychotherapie hilft, eine neue, positive Beziehung zum Essen herzustellen. Der Stationsarzt gibt ihr die Sicherheit, dass sie die Nahrung nun besser vertragen wird. Die Familie wird in die Entwicklungen eng einbezogen. Die Perspektive, mit dem Rückgang der Entzündung und Gewichtsaufbau wieder an eine normale Entwicklung anknüpfen zu können, ermutigt sie und hilft, die Resignation zu überwinden. Damit wagt sie, zu essen und nimmt langsam zu. Mit der Gewichtsnormalisierung stellt sich ein Aufholwachstum ein.

9.4.5 Therapie der Insomnie

Wer weniger schläft, hat mehr Zeit, seine Träume zu erfüllen.

(Nossrat Peseschkian)

Dieser Satz des aus dem Iran stammenden Psychiaters lässt Jugendliche aufhorchen. Leider gehört die Schlafstörung zu den häufigsten Komorbiditäten in der Kinder- und Jugendpsychosomatik. Schlafstörungen sind im Kindes- und Jugendalter häufig. Bis zu 40 Prozent der Kinder im Vorschul- und Schulalter sind von Schlafstörungen betroffen (Schlafstörungen bei Kindern und Jugendlichen – www.neurologen-und-psychiater-im-netz.org). Jungen scheinen ein höheres Risiko für alle Formen von Schlafstörungen zu haben als Mädchen.

Unzureichendem Schlaf folgen emotionale Unausgeglichenheit, Müdigkeit und Unkonzentriertheit im Tagesgeschehen, Leistungs- und in der Folge Selbstwertminderung sowie noch mehr Grübelei und zunehmende Schlaflosigkeit, bis hin zu körperlichen Beschwerden und depressiver Stimmung. Mangelnde Regeneration führt in eine Abwärtsspirale. Deshalb sollten Schlafstörungen so früh wie möglich behandelt werden. Es geht nicht nur um den Schlaf an sich, sondern auch um das, was das Kind wachhält. Meist sind es Sorgen und unverdauliche Erfahrungen oder Hilflosigkeit gegenüber bestimmten Erlebnissen. Die Schlafstörung sollte somit an beiden Enden bearbeitet werden: Was hält wach? Und was lässt zur Ruhe kommen? (➤ Abb. 9.11)

Bearbeitung der Sorgen, die das Kind wachhalten:

- Unterstützung eines gesunden, angepassten Schlaf-/Wachrhythmus im Rahmen der Milieutherapie
- Körperliche Auslastung am Tag
- Psychoedukation
- Entspannungsverfahren
- Einrichtung von Schlafhygiene
- Einrichtung eines Schlafplatzes, der Geborgenheit und Sicherheit gibt, dem Kind ein Gefühl des Aufgehobenseins vermittelt
- Durchführung von „Gute-Nacht-Ritualen"
- Einsatz von ressourcenorientierten Imaginationen
- Behutsame Medikation zum Übergang, falls notwendig

Im ➤ Kapitel 12 findet sich der Fall Mauro zum Thema Schlafstörung.

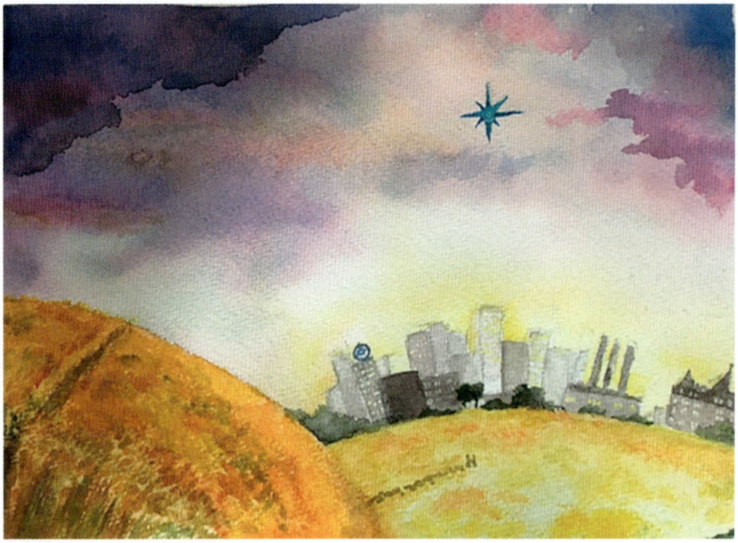

Abb. 9.11 Der richtige Stern [T1293]

9

9.4.6 Ausscheidungsstörungen

Spätestens, wenn es auf die Einschulung zugeht, wünschen sich Eltern und auch Kinder, dass es nun klappt mit dem Toilettengang. Aber auch ältere Kinder und Jugendliche sind meist schon seit vielen Jahren von der Symptomatik des Einnässens und/oder Einkotens betroffen.

Vor einer stationären Behandlung hat es nicht selten enttäuschende Therapieversuche gegeben, die zu Resignation geführt haben. Im Indikationsgespräch zeigen sich Kinder und Jugendliche in der Regel sehr schamhaft, weil ihnen ihr Problem sehr peinlich ist.

Um diese Scham möglichst zu lösen, empfiehlt es sich bereits im Indikationsgespräch, aber auch im therapeutischen Verlauf nur so wenig wie möglich in Anwesenheit des Kindes mit den Eltern über das Problem zu sprechen. Dies entspricht der Haltung, das Kind als Person anzunehmen und die Erkrankung in der Bedeutung darunter zu setzen. Für das Kind ist es entlastend zu erfahren, dass es ganz normal und in Ordnung ist, wenn etwas nass oder dreckig wird. Es wird nie dafür Ärger bekommen. Zur Aufnahme wird gleich in das Procedere mit der Wäsche eingeführt, so dass es sich sicher fühlen kann, wo die dreckige Wäsche hinkommt, wenn etwas daneben geht. Es bietet sich an, dass die Eltern die schmutzige Wäsche an den Besuchstagen mit nach Hause nehmen, allerdings kann es auch sinnvoll sein, wenn es auf der Station die Möglichkeit gibt, zu waschen.

Liegen die beiden Störungen Enuresis und Enkopresis kombiniert vor, sollten sie nacheinander behandelt werden (Gontard, 2019). (Mit-)Ursache der Enuresis ist häufig eine chronische Obstipation mit konsekutivem Kontrollverlust über die Funktionen des Beckenbodens. Deshalb sollte zunächst immer erst die Enkopresis behandelt werden. Ist der Stuhlgang regelmäßig und unter Kontrolle, sind die Voraussetzungen gegeben, auch das kindliche Einnässen behandeln zu können. Je nach Ursache stehen verschiedene spezifische, aber höchst unterschiedliche Behandlungsmöglichkeiten zur Verfügung. In der Regel sollten ca. 6 Monate zwischen der Behandlung der Enkopresis und der Behandlung der Enuresis liegen. Nicht selten sistiert die Enuresis von allein nach erfolgreicher Behandlung des Einkotens.

Allgemeine Maßnahmen zur Behandlung:

- Diagnostik und medizinische Mitbehandlung nach den Richtlinien der Kinder- und Jugendmedizin
- Altersgerechte kognitive Umstrukturierung der Toilettensituation (s. Beispiel „Königszeit“)
- Umstrukturierung des Wasserlassens
- Effektive, sichere und schonende Behandlung von Kindern mit chronischer Obstipation durch Kombination von Toilettentraining, Belohnungsprogrammen und Unterstützung durch eine verdauungsfördernde Ernährung
- Entwicklung bzw. Verbesserung der Selbst- und Kontrollwirksamkeit über den Schließmuskel durch Biofeedback

Behandlung der Enkopresis

Zu Beginn sollen ein paar Gedanken stehen, die einführen in die besondere Zeit der frühen Erfahrungen, zu der die Entwicklung eines Körperselbsts, einer körperlichen Identität, eines Selbstbewusstseins, eines Ichs und gleichzeitig auch die Entwicklung der Ausscheidungskontrolle gehört.

Wenn das Leben beginnt, sind wir uns selbst fremd. Wir wissen nicht, dass es uns gibt. Wir schauen, hören, fühlen heraus in die Welt, die uns anschaut, berührt und klingt. Die Welt zeigt uns, wer wir für sie sind. Diese ersten Selbsterfahrungen können sehr unterschiedlich sein. Wir können vermittelt bekommen, dass wir ein Mittelpunkt sind oder dass wir eine stille Randexistenz in einer Familie von sechs Kindern haben, dass wir in Gefahr sind oder dass wir eigentlich gar nicht da sein sollten.

Der eigene Körper wird zunächst als etwas Bewegliches begriffen, den wir entdecken wollen. Beim Greifen nach dem eigenen Körper werden wir belohnt mit der Entdeckung, dass diese Berührung sich *mehr* anfühlt, als wenn wir etwas anderes berühren. Irgendwann identifizieren wir uns mit diesem *Mehr* und entdecken, dass dieser Körper *uns* ist. Weitere Entdeckungen führen dazu, dass der Körper absichtlich bewegt wird, es wird gekrabbelt, gelaufen, gestürzt, wieder aufgestanden. Wir sind unterwegs und bezeichnen uns mit dem Namen, mit dem wir gerufen werden. Schon jetzt klingt der Stolz auf den Namen verschieden.

Der Umgang mit der Ausscheidung gehört zu unseren alltäglichen Erfahrungen. Schon bevor das

Denken beginnt, erleben wir, wie unser unterer Körperbereich begrüßt, gesäubert und bekleidet wird. Wir fühlen wie angenehm, positiv, selbstverständlich oder wie unpassend, unangenehm oder eigentlich unmöglich das Geschehen ist. Manche Kinder werden irgendwo hingesetzt und wenn „was kommt", bricht große Freude aus, es wird gelobt. Andere erleben Ärger und Ablehnung („Iih" oder „Bäh"), weil es dreckig ist oder sogar rumgeschmiert wurde, das Produkt wird mit angewiderter Geste entfernt. So kann es kommen, dass das beginnende Ich sich merkt: „Ich bin eklig, wenn das kommt.", „Ich bin nicht o. k." Als Lernerfahrung resultiert daraus der Wunsch, dass es besser nicht dazu kommt. Das Kind versucht, darüber hinwegzufühlen, anders zu fühlen. Es wird verdrängt, das eklige Geschäft zu erledigen. Es entstehen Unruhe, Versagensgefühle, Enttäuschung und Scham.

- Die Sauberkeitsentwicklung geht mit der Ich-Entwicklung einher – daher muss das Kind die Bewertung des Stuhlgangs aufgrund seiner Entwicklung als Bewertung seines Selbst empfinden. Bei deutlicher Aversion des Erwachsenen kann die Ausscheidung ins Stocken geraten.
- Schmerzhafte Obstipationen hindern das Kind am Stuhlen, dies führt zu einer Verbindung von Ausscheidung mit Schmerz. Hier ist zügiges Handeln erforderlich, damit sich diese Erfahrung im Kind nicht festigt.
- Der Gang zum Arzt resultiert häufig im Abführen. Dabei entsteht das Gefühl der Unkontrollierbarkeit („Mir passiert etwas", „Es wird etwas mit mir gemacht."). Das Kind erlebt sich in der Objektrolle. In der Regel wiederholen sich die Interventionen des Abführens. In der Zwischenzeit „sammeln" die Patientinnen und Patienten den Stuhl. In der Folge der Rückhaltemanöver kommt es zur Daueranspannung der Darmwand mit konsekutiver funktioneller Lähmung der Peristaltik. Das Rektum „leiert" aus (habituelles Megacolon). Durch den permanenten Druck auf den Beckenboden wird die Sensibilität für Blase und Darm herabgesetzt.
- Es kommt zur Überlaufenkopresis. Assoziiert mit anderen emotionalen Defiziten auch zum Einkoten, Stuhlschmieren, Kot verstecken.

Infolgedessen ergibt sich eine fatale Kettenreaktion: Die Scham für sich selbst und das Identitätsgefühl von „Ich bin eklig." erzeugen Angst und Aggression, die Ausgrenzung durch andere führt zur Stigmatisierung und in die Objektrolle. Häufig erleben die Kinder auch Ablehnung innerhalb ihres wichtigsten sozialen Systems („Du tust nicht, was du sollst!"), sie erleben sich in der Versagerrolle, was wiederum zu Angst und Aggression führt.

Alles, was reift, braucht Erfolg und wohlwollendes Entgegenkommen und Räume zur Erfahrung.

Räumliche Dimension: Der Ort Er sollte dem Kind Ruhe, Sicherheit und Vertrauen bieten. In der Anamnese zeigt sich oft, dass das Kind keinen friedlichen Raum für die Ausscheidung findet. Hier ist es wichtig, die verschiedenen Szenarien abzufragen: Wo und wie ist es zu Hause/im Kindergarten/in der Schule/in öffentlichen Gebäuden? Kinder berichten über Toiletten in ihrem Zuhause, die ergonomisch wackelig sind, von Geschwisterkindern gestürmt oder von Eltern bewacht werden, nicht heizbar sind. In Kindergärten finden sich häufig halbe Schwungtüren, so dass schnell hingesehen werden kann und sich das Kind beobachtet oder unter Druck gesetzt fühlt. In der Schule finden sich häufig Toiletten, die ängstigen, in denen vandaliert wird oder Drangsal durch andere Schüler droht. Bei sekundären Ausscheidungsstörungen finden sich häufig solche Hürden, die dem ungestörten Stuhlgang im Weg standen. Zudem stellen sowohl der Eintritt in den Kindergarten als auch in die Schule aufregende Ereignisse dar, die in Lebenszeiten fallen, in denen die Ausscheidungsregulation noch nicht sicher gefestigt ist.

In der Klinik wird ein angenehmer und sicherer Toilettenort gestaltet. Es muss ein bisschen reizvoll und schön sein, dorthin zu gehen. Eine Möglichkeit besteht darin, dem Kind (etwa fünf bis ca. acht Jahre) die Geschichte anzubieten, dass es eine Toilettenzeit haben kann, in der es König oder Prinzessin ist. Eine Prinzessinnen-/Königszeit, während der niemand stören darf. Das Buch der „Klokönig" (Clara Suetens und Sandra Grimm) kann diesen Prozess unterstützen. Der missliche Gang zur Toilette erhält eine positive Umdeutung. In dem das Kind die Königs- oder Prinzessinnenrolle annimmt, wandelt das die missliche Versagerrolle, die mit der Toilettensituation verknüpft ist. Der König/die Prinzessin kann sich auch wünschen, was während dieser Zeit geschieht, z. B. kann das Kind Musik oder Geschichten hören, einige wünschen sich auch direkte Begleitung. Dabei wird die Toilette immer gemütlich gestaltet und gut geheizt.

Für ältere Kinder, denen die Königsrolle zu kindisch erscheinen würde (mit 9–14 Jahren), lässt sich die Idee einer sehr erwünschten Aussicht von diesem Ort unterbringen. Es wird dann ein Paravent aus einem großen Pappkarton gebaut und mit Landschaftsplakaten beklebt oder einfach bemalt. Hinter dem Paravent entsteht ein privater, geschützter Platz, der dem Spüren des Körpers zuträglich ist. Sogar die Mitarbeiterinnen des Teams bleiben dahinter zurück, wenn sie reinschauen.

Auch wenn der Ort schön und die Rolle verbessert ist, besteht meistens wegen schmerz- und schamvoller Vorerfahrung Angst vor der Ausscheidung selbst. Für die Kinder (ca. fünf bis acht Jahre) kann die Ausscheidung in ein neues Narrativ gekleidet werden. Der Stuhlgang wird als „Überraschung" tituliert, da niemand die Form vorhersagen kann, sodass das Kind neugierig auf das eigene Produkt werden kann. Mit dem Buch *„Vom kleinen Maulwurf, der wissen wollte, wer ihm auf den Kopf gemacht hat"* (von Werner Holzwarth und Wolf Erlbruch) lässt sich das Thema von einer inspirierenden Therapeutin gut einführen. In dem Buch geht es darum, wessen Exkremente den Maulwurf getroffen haben. Bei dieser Spurensuche müssen die Exkremente verschiedener verdächtiger Tiere im Umfeld des Maulwurfs mit dem *corpus delicti* vergleichen werden (➤ Abb. 9.12, ➤ Abb. 9.13). Und es wird spielerisch auf die Frage hingeführt: Und wie sieht das eigentlich bei mir aus?

Diese spannenden Exkremente lassen sich auch in der Ergotherapie mit braunem Ton nachbauen, was besonders für die Kinder geeignet ist, die Stuhl schmieren oder die zu reinlich erzogen sind. Die Endprodukte können den Eltern oder anderen als Rätselaufgabe vorgelegt werden. Damit werden hier verschiedene Möglichkeiten einer lockeren Stuhlbetrachtung und -auffassung bewegt, die letztendlich dem Stuhlen an sich auch lockerer die Bahn bereiten. Ist das Motiv der kommenden Überraschung gezündet, erwartet das Kind das Ereignis freudig.

Ein zusätzlicher Anreiz kann durch ein Überraschungsbuch gesetzt werden: Aus Tonkarton gebastelt, wird jede Überraschung mit Fotodokumentation und Namensgebung gewürdigt. Diese Intervention vermittelt implizit eine furchtlose Akzeptanz der Ausscheidung als etwas Normales, das man fotografieren und liebevoll bezeichnen kann (➤ Abb. 9.14).

Bei einer Wochenendbeurlaubung nach Hause müssen die Eltern das Überraschungsbuch weiterführen. Das ist keine Nebensache, sondern erfordert auch von ihnen, ihre Einstellung zum Stuhlgang zu reflektieren. Daraus ergeben sich fruchtbare Gespräche, die manche Aspekte hervorbringen – auch für die Zeit nach der Entlassung.

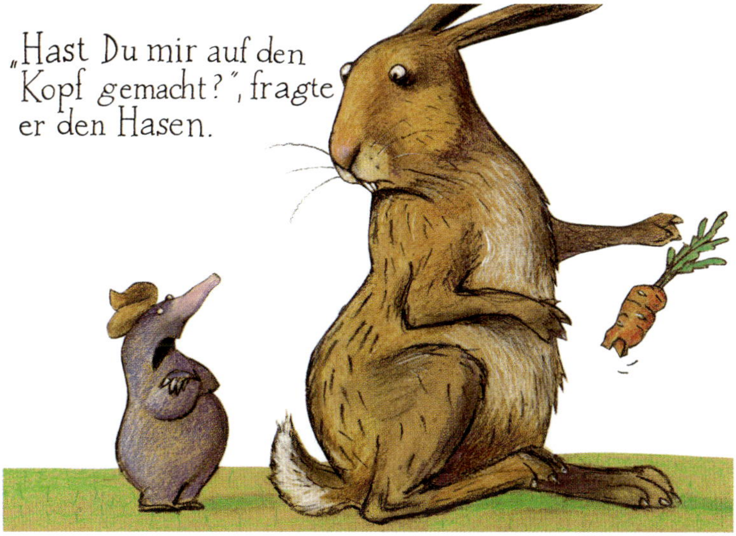

Abb. 9.12 Ausschnitt aus „Vom kleinen Maulwurf, der wissen wollte, wer ihm auf den Kopf gemacht hat" (Werner Holzwarth/ Wolf Erlbruch) [V1009]

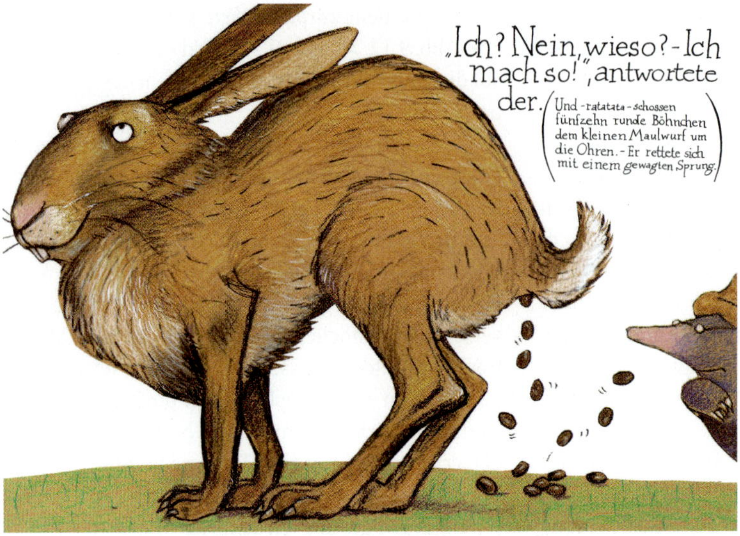
„Ich? Nein, wieso? - Ich mach so!", antwortete der.
(Und - ratatata - schossen fünfzehn runde Böhnchen dem kleinen Maulwurf um die Ohren. - Er rettete sich mit einem gewagten Sprung.)

Abb. 9.13 Ausschnitt aus „Vom kleinen Maulwurf, der wissen wollte, wer ihm auf den Kopf gemacht hat" (Werner Holzwarth/Wolf Erlbruch) [V1009]

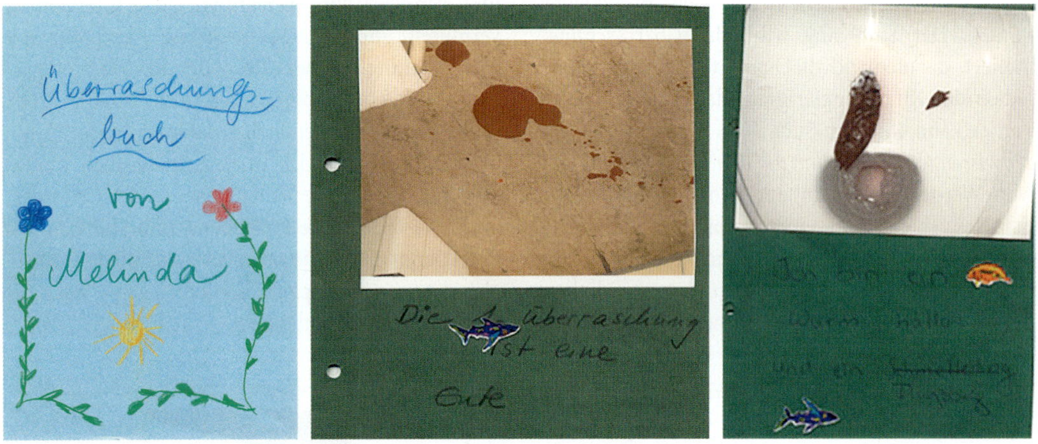

Abb. 9.14 Dokumentation im Überraschungsbuch [P1308]

Bei älteren Kindern können als leichte Unterstützungsmaßnahmen gegen die Obstipation auch Wannenbäder und bei Schmerz ggf. auch Vaselinezäpfchen eingesetzt werden, die sich die Kinder dann selbst einführen.

Wannenbäder in einem gut duftenden, atmosphärisch gemütlichen Bad haben zusätzlich entspannende Eigenschaften, die der verbesserten Körperwahrnehmung zuträglich sind. Sich in seinem Körper wohlfühlen und dabei gut duften, ist ein wesentliches Gesundheitsgefühl bei der Ablösung der Enkopresis.

Regelmäßiges Stuhltraining Zum Stuhltraining gehört es, vor dem Frühstück ein warmes Getränk zu trinken, bestens geeignet ist Apfelsaft mit heißem Wasser aufgegossen. Damit entsteht ein sicherer Impuls zum Stuhlgang vor oder nach dem Frühstück. Die ersten Tage der Therapie wird nach Möglichkeit drei Mal Stuhltraining/Königs- bzw. Prinzessinnenzeit durchgeführt. Morgens nach dem Frühstück, nach dem Mittag und nach dem Abendbrot gibt es zehn Minuten ungestörte und gute Zeit, in der eine Überraschung kommen kann. Schon die durchgeführte Trainingssitzung gilt als Erfolg und wird zum

Beispiel mit einem Tokenprogramm (= Belohnungsprogramm) rückgemeldet.
Psychologisch ist es wichtig, dass die Belohnung des Stuhltrainings nicht an den Stuhlgang gebunden ist, um Versagen auszuschließen. Die wichtigste Funktion des Stuhltrainings ist es, in Sicherheit, Wohlsein und Abgeschiedenheit eine gute Bedingung für die Wahrnehmung des Stuhlimpulses zu schaffen. Wenn sich Stuhlgang einstellt, gibt es eine zusätzliche Belohnung. Beispielsweise einen Leuchtestern, der auf ein Blatt am Bett geklebt wird, sodass abends die Erfolge zum Einschlafen leuchten. Auch Murmeln sind beliebt. Nachdem sieben zusammengesammelt sind, gibt es eine größere Belohnung. Je nachdem, zu welcher Tageszeit sich der Stuhlgang öfter eintaktet, werden die anderen Trainingszeiten gestrichen. Es erfordert Feingefühl, die gute Übung nicht zu überreizen. Bleibt der Stuhlgang kontinuierlich, wird das Training ganz abgesetzt.

Unterstützt wird die Therapie durch ausreichendes Trinken und stuhllockernde Ernährung, z. B. Orangen, Tomatensaft, Joghurt und Vollkornprodukte. Wenn notwendig, wird auch Makrogol zur Regulierung der Stuhlkonsistenz eingesetzt. Abführende Maßnahmen durch rektal applizierbare Medikamente (z. B. Einläufe, Klistiere oder Mini-Klistiere) werden von den Kindern meist abgelehnt. Sie sind zur Dauerbehandlung obsolet.

Einzel- und familientherapeutisch gibt es mitunter viele Problemlagen zu bearbeiten. Zur **Entlassungsvorbereitung** muss die Toilettensituation zu Hause analog zu der in der Klinik gestaltet werden. Mit mitbetreuenden Institutionen, wie Kindergarten oder Schule, sollten ebenfalls Gespräche geführt werden, um eine ausreichend gute Toilettensituation, notfalls mit Sonderregelungen, zu sichern.

Das Kind braucht für mindestens ein halbes Jahr gute Unterstützung und entgegenkommende Bedingungen. Das gilt nicht nur für die Toilettensituation. Das gerade saubergewordene Kind verhält sich lauter, auch mal oppositioneller, nach unserer Beobachtung klingt dies nach etwa sechs Monaten auch wieder ab. Es ist wichtig, dies den Eltern zu erklären, damit sie auf das Kind mit moderater Führung reagieren und nicht mit einer überstarken Reaktion die Symptomatik erneut auslösen. **Wichtig:** Nach wochenlanger Symptomfreiheit dem Kind sagen, dass es gesund ist.

Psychosomatische Therapie der Enuresis

Die Prävalenz für nächtliches Einnässen liegt im siebten Lebensjahr bei 10 %, tagsüber nässen noch 6 % der Kinder ein (Gontard, 2019). Der Psychiater Nossrat Peseschkian bezeichnet die Enuresis in seinem Buch „Der nackte Kaiser" (2011) als die „Fähigkeit, nach unten zu weinen". Er geht besonders auf die nicht selten zugrunde liegende Trauerproblematik in Kombination mit Anpassung ein. Die Erfahrung aus der klinischen Praxis kann das in vielen Fällen bestätigen. Wir erleben überwiegend Kinder mit erhöhter Unruhe, die einen zu vollen Terminkalender oder einen Verlust hinter sich haben, die bindungsunsicher sind. Als Symptomkette abgefragt kann dies auch das Störungsbild ADHS ergeben, weshalb diese Kinder häufig mit ADHS vordiagnostiziert sind und medikamentös behandelt werden. Fast jedes Kind mit Ausscheidungsstörung ist emotional unausgeglichen, mit Ängstlichkeit und wechselnden Stimmungen. Daher besteht eine hohe Komorbidität mit der emotionalen Störung des Kindesalters. Bei 20–50 % der Kinder mit Enuresis kommen psychische Komorbiditäten vor. Bei den sekundären Fällen, die in der Vergangenheit bereits einmal für sechs Monate trocken waren und dann erneut einnässen, liegt der Anteil psychischer Komorbidität noch höher, bei rund 40–75 %. Ab dem Alter von fünf Jahren sollte eine unzureichende Entwicklung der Ausscheidung als Störung behandelt werden (Gontard, 2019).

In der Regel fühlt sich das Kind bezüglich seines Symptoms hilflos, da etwas von ihm verlangt wird, was die anderen in seinem Alter mit Leichtigkeit können, es selbst dazu aber nicht in der Lage ist. Gerade im Alter des naiven Realismus, wo Kinder gerne genauso sein wollen wie die anderen, körperlich und leistungsmäßig mithalten wollen, ist dies eine große Herausforderung. Insbesondere das nächtliche Einnässen entzieht sich gänzlich dem eigenen Willen. Häufig hat das Kind bereits Erfahrungen mit Flüssigkeitsreduktion in den Abendstunden gemacht. Diese erfolglose Intervention ist für Kinder sehr leidvoll. Zur stationären Aufnahme kommen die Kinder oder Jugendlichen mit sehr niedrigem Selbstbewusstsein, dem Gefühl ganz geringer Selbstwirksamkeit, sie sind häufig sehr resigniert.

Für die **stationäre Therapie der Enuresis** ergeben sich verschiedene Schritte:

1. **Schritt: Das Kind ankommen und sich sicher fühlen lassen,** um ohne weitere Einflüsse, außer dem Milieuwechsel, einen Blick auf die Störung zu haben. Unabhängig von der Ausprägung der Symptomatik gilt zunächst die **Beobachtung ohne Interventionen.** Es ist wichtig, zu ergründen, ob die Symptomatik sich durch den Milieuwechsel verändert, evtl. gar verschwindet. Durch die Beobachtung können behandlungsrelevante diagnostische Fragen geklärt werden:
   - Häufigkeit des Symptoms am Tag und in der Nacht
   - Einschätzung des vegetativen Erregungsniveaus des Kindes (ist es eher angespannt oder eher entspannt?)
   - Stärke der Schambesetzung der Symptomatik (z. B. ob das Kind Wäsche versteckt)
   - Umgang des Kindes mit der Symptomatik (Kann es den Harndrang spüren? Ignoriert es das Resultat?)
2. **Schritt: medizinisch-diagnostischen Untersuchungen,** z. B. Sonografie der Harnblase mit Restharnbestimmung, Urinuntersuchung, Urodynamik mit Beckenboden-EMG **erfolgen erst nach der Ankommenszeit**
3. **Schritt: Therapie**
   - **Die psychosomatische Krankenpflege** nimmt eine enge Begleitung auf. Sie hilft beim Wäschewechsel, erinnert ans Umziehen, hat die Reaktionen des Kindes im Blick. Sie wechselt die Bettwäsche nachts und morgens, erlebt die Stimmung des Kindes beim Aufwachen. Die Nachtwache prüft in Absprache mit dem therapeutischen Team und dem Kind, wann das Einnässen auftritt. Ergeben sich durch die Beobachtung feste Zeiten, setzen wir das nächtliche Wecken kurz davor. Wenn dies gelingt, wird das Kind im trockenen Bett aufwachen. Eine gute Erfahrung, die vor allem den psychologischen Effekt hat, das Selbstwertgefühl und das Selbstbewusstsein zu stärken – und damit indirekt die Gesundungsfähigkeit.
     Flüssigkeitsrestriktion hat sich in der Regel nicht bewährt und gilt heute als nicht zielführend.
   - **Verbesserung des Selbstbewusstseins mit positiver Verstärkung:** Von Beginn an erhält das Kind einen kleinen blauen Himmel oder eine Wolke. Für jede trockene Nacht bekommt es einen Leuchtestern, der auf die Wolke geklebt wird. Abends leuchten dem Kind die Erfolge entgegen. Bei einer nassen Nacht passiert nichts.
   - **Elternarbeit:** In den Elterngesprächen sollte eine genaue Anamnese erfolgen und evaluiert werden, ob es sich um eine primäre oder sekundäre Symptomatik handelt. Außerdem sollte der Umgang der Eltern mit dem Symptom reflektiert werden. Wichtig ist auch die Erfassung der psychosozialen Hintergründe – insbesondere Tod, Trauer, Trennungen, belastende Erlebnisse und Sorgen. Es sollte erarbeitet werden, in welcher Familiensituation das Symptom wieder auftrat.
   - **Psychotherapeutisch:** Das subjektive Krankheitserleben wird als Analogie externalisiert und mit einem Gesundheitsbild verbunden, das die Therapie begleitet. Es wird mit dem Körperbewusstsein verbunden. Es werden Bedingungen zur Verbesserung der Körperwahrnehmung geschaffen, parallel dazu läuft die psychotherapeutische Aufarbeitung der psychosozialen Lage.

Bedingungen zur **Verbesserung der Körperwahrnehmung:**

- **Äußere Bedingungen:** Es wird eine Harmonisierung zwischen der Hochangespanntheit am Tag und dem zu tiefen Spannungsabfall in der Nacht, durch die das Kind „wie abgeschaltet ist“, angestrebt. Dazu wird in der Mittagszeit eine Ruhepause bzw. eine Entspannungseinheit eingeführt. Manche Kinder sind auch für den Gedanken zu begeistern, ihrem Körper das „trockene Schlafen“ beizubringen – dieser „trockene Schlaf“ gelingt immer, wenn es sich um einen Mittagsschlaf handelt. Es stärkt die Selbstwirksamkeit des Kindes.
- **Innere Bedingung:** Wichtig für die Gesundung ist v. a. Entspannung, die durch die Realisierung der äußeren Bedingungen geschaffen wird.

FALLBEISPIEL

Thomas, 11 Jahre – „Primäre Enuresis, trocken schlafen können": Meilensteine seiner frühkindlichen Entwicklung liefen bis auf die Sauberkeitsentwicklung regelrecht. Er kotete bis zur stationären pädiatrisch-psychosomatischen Behandlung in seinem 7. Lebensjahr ein. Die Enuresis bestand weiterhin. Danach erhielt Thomas ambulante Therapie in einer Kinder- und Jugendpsychiatrischen Praxis zur Besserung der Enuresis nocturna. Ein Versuch mit Klingelmatte war gescheitert. Im 9. Lebensjahr war ein Aufmerksamkeits-Defizitsyndrom mit Hyperaktivität (ADHS) festgestellt und mit 20 mg Medikinet retard behandelt worden. Da sich das Einnässen nicht besserte, war eine erneute stationäre pädiatrisch-psychosomatische Behandlung veranlasst worden.

Thomas besucht eine Realschule, kann gut allein spielen, kleiner Freundeskreis. Das Einnässen war für die Mutter unterdessen nur noch sehr schwer zu ertragen. Jede Nacht schwamm Thomas schon gegen 2:00 Uhr im Bett. Einschlafen gegen 22:00 Uhr, Toilettengang zuvor. Extrem tiefer Schlaf. Thomas zeigte große Verzweiflung und Leidensdruck bezüglich des Einnässens. Er fand sich auf der ihm vertrauten Station gut ein. Die Beobachtung ergab, dass er schnell mit hohen Mengen Urin auch mehrfach nachts einnässt.

Trotz dreimaligem nächtlichem Wecken mit Begleitung zur Toilette war er morgens nass.

Thomas zeigte sich lustlos und fahrig in allen Gruppenangeboten, hatte weder Hunger noch Appetit. Daher Auslassversuch des Medikinets, das auch den Appetit mindert. Eine Verhaltensbeobachtung mit dem Conners-Bogen in verschiedenen Situationen auch in der Schule zeigte unter der Auslassung des Medikinets keine pathologischen Werte. Es ergab sich eine Verbesserung des Ess- und Lernverhaltens. Die Eltern griffen dies ungern auf und beschrieben an den Folgewochenenden ein aggressives Verhalten von Thomas. Dennoch stimmten sie später zu, als Thomas auch in der Familie deutlich entspannter und zugänglicher war. Mit den Eltern wurden Stresserzeuger identifiziert und reduziert, zum Beispiel Thomas sehr voller Terminplan.

Thomas wird mit der Zeit immer ruhiger, lässt sich gut führen, integriert sich immer besser in die Gruppe, hält sich an Absprachen und wirkt allgemein entspannter. In der Einzeltherapie kann er seine Vorstellung vom Einnässen bildhaft mit zeichnerischer Analogie äußern und in der Imagination gelangt er zu einer bildhaften Lösung. Dabei ergab sich, dass ein Nachtlicht eine besonders positive Funktion hat, ergänzt durch Visualisierung eines im Trockenen lebenden Wüstentieres. Zusätzlich sollte durch eine regelmäßige Entspannung um die Mittagszeit die Tiefe seines Nachtschlafs gemindert werden. Seine ersten Versuche, in der Hängematte mittags zur Ruhe zu kommen, verliefen eher aufregend, da Thomas die Ruhe mit allen Kräften vermied. Einmal zum Liegen gebracht, schlief er innerhalb von Minuten sehr tief ein und wachte nach 1 ½ Stunden wieder auf. In der Folgenacht war er trocken. Trotzdem blieb es schwer, Thomas zur Entspannung zu bekommen. Um es interessanter und neu zu gestalten, wurde das Biofeedback eingeführt. Thomas war begeistert, wie der Fingersensor seine Entspannungsparameter auf den Bildschirm übertrug. Visualisierung mit Hilfe eines Farbkreises, durch dessen Schichten der Entspannungsfortschritt sichtbar wird und der zur Belohnung in einen Sonnenaufgang am See mündet. Auch hier schlief er tief ein und war in der Folgenacht wieder trocken. Im Weiteren vermied Thomas die Entspannung, ließ das Biofeedback-Gerät auch andersherum laufen, in dem er bewusst Spannung erzeugte. Hier zeigte sich einerseits sein Forscher- und Experimentiergeist, aber auch, dass ihm die Zusammenhänge zwischen dem Schlaf bzw. der Entspannung am Tag und dem Trockensein nicht ausreichend bewusst waren. Im Einzelgespräch wurde geklärt, ob ihn auch emotionale Gründe von der Entspannung abhielten. Er fürchtete, durch Entspannung am Tag auch einzunässen, weil Schlaf für ihn doch mit Einnässen verbunden war. Dies führte zu intensiver gemeinsamer Betrachtung, dass er noch niemals am Tag eingenässt hatte. Demzufolge ist sein Tagesschlaf immer ein trockener Schlaf. Damit wurde ihm klar, dass er trocken schlafen kann. Ihm wurde verdeutlicht, dass er als einziger Patient das Privileg hat, im Schlaf automatisch üben zu können. Jede Stunde trockenen Schlafes am Tage, bringe seinem Körper den trockenen Schlaf für die Nacht bei. Thomas griff diesen Ansatz freudig auf.

Die Folgenacht war er sogar ohne den Mittagsschlaf trocken, woran sichtbar wird, wie sehr das Einnässen mit seinem lädierten Bewusstsein von sich selbst zusammenhängt und wie deutlich eine Besserung verläuft, wenn sie sich auf ein neues, gesünderes Selbstbewusstsein gründet. Seitdem machte er oft gern Mittagsschlaf und war an allen Nächten trocken. Nur die erste Nacht bei der ersten Belastungserprobung zuhause war noch nass. Thomas verbrachte auf der Station den Morgen genießerisch in seinem trockenen Bett. Seine Mutter schenkte ihm ein Kissen, das mit dem für ihn wichtigen Symbol aus der Einzeltherapie – einem Wüstentier – für das Trockensein in Verbindung stand. Zum Einzelgespräch saß er auch gern stolz in seinem trockenen Bett. Nach weitgehend erfolgreichen Belastungserprobungen am Wochenende, in denen Thomas sich sogar auf Körperkontakt und Zärtlichkeit mit seinen Eltern einlassen konnte, wurde er nach Hause entlassen.

Im poststationären Termin 12 Tage nach der Entlassung zeigte sich, dass Thomas in der ersten Woche zuhause nass gewesen war, dann aber mit zusätzlichem Wecken seit fünf Nächten trocken war. Eltern und Kind waren in guter Stimmung,

Nicht selten taucht die Symptomatik um die Entlassung herum noch einmal auf. Dies könnte mit der Aufregung zu tun haben, das neu erlernte Verhalten nun auch nach Hause transferieren zu müssen.

Die Mutter vermittelte, dass sie wieder Vertrauen in Thomas fasste. Das war sehr wichtig für ihn. Die Interaktion in der Familie war insgesamt friedlicher geworden, der Streit, den die Mutter nach Absetzen des Medikinets erwartete, war ausgeblieben. Stattdessen zeigte sich weiterhin eine bessere emotionale Zugänglichkeit des Kindes. Thomas wurde unter diesen entspannenden häuslichen Bedingungen und mit dem abgespeckten Terminkalender schließlich ganz trocken.

Therapie der funktionellen Harninkontinenz/Enuresis diurna am Tag

Wieder steht die Verhaltens- und Symptombeobachtung ohne Intervention am Anfang. Wie bei allen Patienten wird die familiäre Lage mit dem Kind und seinen Bezugspersonen erfasst und bearbeitet.

In der klinischen Praxis haben so gut wie alle Patientinnen und Patienten gemeinsam, dass sie das Signal zur Harnentleerung zu schwach oder gar nicht spüren oder eine unbewusste Vermeidungshaltung dazu aufgebaut haben. Sie sind es leid, zur Toilette geschickt zu werden, und suchen diese höchst unmotiviert, am liebsten gar nicht, auf. Bald danach nässen sie dann doch ein. Oft verhalten sich die Kinder trotz des Einnässens dann so, als ob nichts passiert sei. Abhängig von den Befunden der medizinischen Diagnostik besteht eine gute Aussicht für Besserung, wenn die Urinentleerung in ein anderes Motiv übertragen werden kann.

Biofeedback. Das Biofeedback ist bei Sphinkter-Detrusor-Dysfunktion sehr wichtig und wirksam. Aber auch bei Harninkontinenz ohne Dysfunktion dient es der psychologischen Stützung des subjektiven Gefühls, die eigene Muskulatur spüren und lenken zu können. Selbstwirksamkeit motiviert zur Harnkontrolle.

Blasentraining Kinder ab dem Alter von sechs Jahren mit Enuresis, die ständig etwas Harn verlieren, sind über das Denken in Zahlen, Daten und Fakten gut erreichbar. Sie können dafür gewonnen werden, den Urin in einen Messbecher zu entleeren. Verbunden mit der Botschaft: Du sollst so wenig zur Toilette gehen wie möglich und solange aufhalten wie du kannst – dann in den Becher entleeren. Der Messwert, in Milliliter, wird vom Pflegepersonal in einer Säule visualisiert. Erstes Ziel ist es, zu entdecken, welches die höchste Säule ist – es ergibt sich quasi ein interner Wettbewerb mit sich selbst und manchmal auch mit Mitpatienten mit gleicher Symptomatik. Das führt zum bewussten Spüren des Harnsignals und darüber hinaus zu einem gewissen Haltemanöver bzw. zur Motivation, es bis zum Messbecher zu schaffen. Auch zwei Patienten können sich untereinander vergleichen. Die Säulen werden auf ein Blatt übertragen, das im Zimmer der Pflege oder im Patientenzimmer hängt. Es gibt Rückmeldung und Lob für die hohen Säulen. Über eine gewisse Zeit – ca. 1 bis 2 Wochen – geführt, hilft die Übung dem Kind, den Harndrang zu spüren. Es erlebt sich selbstwirksam und trocken. Im Verbund mit der Aufarbeitung anderer Einflussfaktoren, z. B. Stressreduktion, familiäre Spannungen etc. kann es gut gesund werden.

Wenn es darum geht, dass das Kind – in diesem Fall ein Junge – motivierter, öfter und gerne entleert, sich regelrecht darauf freut, lässt sich in der Toilette ein Ziel einbauen, das sich lustig bewegt, wenn der Strahl drauf trifft. Das geht natürlich nicht, wenn ein Verbot für das „Pinkeln im Stehen" besteht. Dieses Verbot ist in dieser Phase kontraproduktiv und sollte dann natürlich aufgehoben werden.

Eine besondere Beobachtung. In der Therapie zeigt sich bei Jungen, die die Toilette von Beginn an nur im Sitzen benutzen dürfen, ein mangelndes Gefühl für das selbstwirksame Wasserlassen. In manchen Fällen ist es möglich, den Vater hinzuzuziehen und die beiden „Männer" ins Freie zu schicken, mit der Aufgabe des spaßvollen Hoch-, Weit- und Zielpinkelns. Auch hier lautet die Empfehlung, Jungen mit solchen Problemen besser im Stehen entleeren zu lassen. Sie entwickeln damit ein besseres und spaßvolles Bewusstsein ihrer Wirksamkeit und der Erfolg stellt sich schneller ein.

9.4.7 Therapie der dissoziativen Störungen und Traumafolgestörungen mit starker körperlicher Symptomatik

Psychosomatische Therapie der dissoziativen Störungen (Konversionsstörungen)

In der Kinderklinik werden in der Regel die dissoziativen Störungen mit eindrucksvoller körperlicher Symptomatik, z. B. nichtepileptische Anfälle, sensorische oder motorische Funktionsausfälle (Kraftverlust, Lähmungen, Gang-, Sprech- oder Sehstörungen) aufgenommen. Bei hoher psychopathologischer Vulnerabilität und Komorbidität können traumatische Erfahrungen, akute Belastungsfaktoren sowie aktuell überfordernde Entwicklungsaufgaben als Auslöser wirken. Typisch ist ein emotional invalidisierendes Familienklima, das den authentischen und direkten Ausdruck von Bedürfnissen und Befindlichkeiten des Kindes hemmt (Noecker, 2011). Bei der Vorstellung der Kinder und Jugendlichen in der Kinderklinik wird häufig eine schwere körperliche Erkrankung befürchtet. Ergeben sich aus der Diagnostik keine oder nur wenig erklärende somatische Befunde, setzt in der Regel kurzzeitig Erleichterung ein. Schnell entspinnen sich aber wieder Sorgen und Ängste des Kindes und der Familie darum, von einer psychischen Erkrankung betroffen zu sein. Nicht selten erheben Eltern dann den Verdacht, es könne sich um reine Simulation handeln. Dieses Missverständnis muss schnellstens ausgeräumt werden, um Aggression der Eltern gegen das Kind und die damit verbundene Demütigung des Kindes erst gar nicht entstehen zu lassen. Vielmehr gilt es, den Eltern und dem Kind ein Krankheitsmodell anzubieten, das genauso verständlich und nachvollziehbar sein sollte, wie eine rein organische Erkrankung.

Ein einfaches und undramatisches Stress-Reaktions-Erklärungsmodell lässt sich aus der besonderen Lebenslage des Kindes erarbeiten. Im Grundprinzip sollten dabei individuelle intrapersonale stressauslösende Faktoren kombiniert mit den Stressoren der interpersonalen Lage in Kombination gesehen und erläutert werden. Die einzigartige Reaktion auf den Stress, die dieses Kind zeigt, wird als die aktuell einzig mögliche Reaktion des Kindes angenommen. Nur durch Weiterentwicklung der Reaktionsfähigkeiten und -möglichkeiten kann eine Änderung erfolgen. Gleichwohl müssen äußere Faktoren kritisch überprüft und gegebenenfalls geändert werden.

Wegen der erheblichen Funktionsausfälle ist eine stationäre Therapie meist indiziert. Mit der Verlegung in die pädiatrische Kinder- und Jugendpsychosomatik beginnt die psychosomatische Therapie. Das Kind wird in die milieutherapeutische Gemeinschaft aufgenommen und erhält ganzheitliche Zuwendung. Mit der Teilnahme an Ergo-, Kunst- und tiergestützter Therapie erlebt das Kind neue Erfahrungsfelder. Durch Zuwendung fühlt es sich gesehen und angenommen. Das ist vermutlich das wichtigste Element der Therapie.

Auf der **körperlichen Ebene** wird das Kind mit vorsichtigen, muskelaufbauenden Übungen der Physiotherapie abgeholt, ebenso dienen Körperwickel der Besserung der Wahrnehmung und schaffen gleichzeitig eine Atmosphäre zum Wohlfühlen. Darüber wird dem Kind wieder ein Einstieg in das Leben geboten, gleichzeitig akzeptieren wir die Zeit, die das Kind dafür braucht. So wird ein Gesichtsverlust des Kindes vermieden, gleichzeitig ermöglicht es dem Kind einen Weg, ohne auf eine psychische Symptomatik fixiert zu werden.

Begleitet wird die Entwicklung des Kindes von einer **individuellen Psychotherapie.** Mit psychotherapeutischen Interventionen lässt sich mit dem Kind und der Familie die jeweilige Lage erfassen. Darüber hinaus ist es die Aufgabe der Psychotherapie, den Blick auf resiliente Lebensbezüge und kohärente Zusammenhänge zu richten, die mit den eigenen inneren Regungen und Bedürfnissen des Kindes zusammenpassen. Ergänzt durch die Arbeit mit der Familie entwickeln sich zunehmend ein Verständnis der Dissoziation und ein Ausblick auf eine neue Haltung und verändertes Verhalten. So wird die Symptomatik im Verlauf nicht mehr benötigt, um bestimmte Funktionen im System zu erfüllen, die die Familie nun durch ihre gemeinsame Entwicklung selbst übernimmt.

In der pädiatrischen Kinder- und Jugendpsychosomatik werden zahlreiche Kinder mit komplexen Störungsbildern behandelt, z. B. Komorbiditäten mit Vocal-Cord-Dysfunktion, mit Epilepsie und PTBS.

Grundsätzliche **Bestandteile der Behandlung** sind:

- Stabilisierung der basalen Stimulation in der Krankenpflege durch Körperwickel, Wasserbett, Düfte
- Zuwendung durch Milieutherapie
- Erarbeitung psychophysischer Integrität durch körperbezogene neue Selbsterfahrungen, auch der Selbstwirksamkeit
- Annahme der Symptomatik als Ausdruck für etwas noch zu Entdeckendes
- Übung in der rechtzeitigen Erkennung psychosomatischer Signale sowie Reaktion darauf durch Atemtechnik und individuell erarbeitete Handlungsmöglichkeiten
- Ein- oder Fortführung einer supportiven medikamentösen Therapie, wenn indiziert
- Nutzung imaginativer Verfahren für das Erleben von subjektiver innerer Sicherheit und für das ressourcenorientierte Entwickeln von Lösungen
- Bewusstwerdung der Symptomfunktion
- Ablösung der Symptomatik durch Ablösung der Symptomfunktion mit gesunden Mitteln, ggf. unter Miteinbezug des gesamten Familiensystems

Am **Fallbeispiel Billie** lässt sich die psychosomatische Therapie bei dissoziativem Krampfanfall und dissoziativer Bewegungsstörung verfolgen. Insbesondere der Anteil der **Familienmitbehandlung wird hier ausführlich dargestellt.** Dissoziative Störungen entstehen in einem konflikthaften Zusammenhang. Dieser muss konstruktiv miteinbezogen werden, wenn er zum Lebensraum des Kindes gehört.

FALLBEISPIEL

Fortführung des Falls „Billie"

Während der Schulzeit erlitt die 17-Jährige bei einer Bewegungsübung einen Krampfanfall und wurde mit dem Rettungswagen in eine Klinik eingeliefert. Dort wurde der Verdacht geäußert, dass es sich um einen psychogenen Krampfanfall handeln könnte und eine Weiterbehandlung in der Kinder- und Jugendpsychosomatik empfohlen. Im Vorgespräch zeigte Billie eine große Behandlungsmotivation. Billie wurde übergangsweise nach Hause entlassen, da eine Weiterbehandlung erst nach vier Tagen möglich war. Zu Hause traten Zittern und Erschöpfungszustände, Gehstörungen, Funktionsausfall der Beine auf. Als Notfall kam sie dann im Rollstuhl zur Aufnahme auf die pädiatrische Kinder- und Jugendpsychosomatik und konnte die ersten Tage nicht gehen.

In der **Milieu- und Gruppentherapie** wurde mit Hilfe von Entspannungsverfahren, mit Spiel und der Abwesenheit von Leistungsansprüchen hauptsächlich beruhigend gearbeitet. Dies vermittelte Billie ein Gefühl des Angenommenseins, ganz so, wie sie war. Lob und Zuspruch in Bezug auf ihre Person (und explizit *nicht* auf Leistung), auf ihren Humor, ihre Freundlichkeit und ihre Wesensart hielten die Mitarbeiterinnen und Mitarbeiter in einem kleinen Heft fest, das die Patientin abends zum Lesen bekam. Das stärkte das Selbstwertempfinden. Für Billie war dies besonders wichtig, da sie (wie viele andere Kinder und Jugendliche) verinnerlicht hatte, dass sie nur geliebt wird, wenn sie gut und erfolgreich ist. Dabei fehlte die Basiserfahrung: Ich werde geliebt, so wie ich bin.

Billie wünschte sich, wieder die **Kontrolle über den Körper** zu erlangen. Sie erhielt Massage, Physiotherapie, aufsteigende Fußbäder, Entspannungsverfahren und zum Einschlafen ein „Gute-Nacht-Ritual", zudem liebevolle Zuwendung, eine Kopfmassage, eine Duftlampe, Geschichten oder Ganzkörperwickel in trockenen, gewärmten Decken. Billie spürte ihre Beine zunehmend wieder, die Anfälle traten nicht mehr auf.

Die familiäre Lage, die analog zeichnerisch erfasst wurde, benötigte dringend Lösungen. Billie litt unter der übermäßig drückenden Autorität des Vaters, unter der Abwertung des Bruders, unter ihrer Anstrengung und Verantwortung, die sie auf sich nahm, um den Bruder zu trösten und andererseits familiär ausgleichend das Gegenteil vom Bruder zu werden/die perfekte Tochter zu sein. Die permanente Leistungsanstrengung erschöpfte sie vollkommen. Billie erkannte, dass sie es immer allen recht machen wollte, sich selbst dabei aber vollkommen zurückstellte. Die erste Änderungsmotivation war nun, es keinem mehr recht zu machen. So begann eine oppositionelle Phase gegenüber der Station. Billie wollte plötzlich nach Hause entlassen werden. Im Klärungsgespräch äußerte Billie Sorgen um ihre Mutter bezüglich häuslicher Gewalt durch den Vater, der auch ab und an zur Flasche greife und schon andere geschlagen hätte. Billie fühlte sich einerseits illoyal, als Verräterin gegenüber ihrer Familie, andererseits wusste sie, dass schon Bekannte mit ihren Eltern darüber gesprochen hatten. Es hatte sich allerdings nichts geändert. Sie zeigte sich resigniert und zugleich hochverantwortlich. Es wurde Billie zugesichert, die Problematik mit Fingerspitzengefühl aufzugreifen, so dass ihr „Verrat“ nicht sichtbar würde. Statt die Klinik zu verlassen, hatte Billie es geschafft, der Therapeutin ein großes Problem anzuvertrauen. Billie konnte von da an erleben, dass sie mit der Verantwortung für ihre Familie nicht mehr allein dastand, dass sie von der Therapeutin und dem Team geteilt wurde. Billie blieb dann doch gern in der Klinik.

Eine Kontaktpause zwischen ihr und den Eltern verhalf ihr zu mehr Abstand. Einzeltherapeutisch konnte mit Billie erarbeitet werden, wie sie ihr Verhaltensschema verstehen und verändern kann. Dazu diente die Externalisierung ihrer Lage, außerdem die Entwicklung eigener innerer Leitbilder. In ressourcenorientierten Imaginationen gelang es ihr, sich und ihrer eigenen freien Art/ihrer natürlichen Lebendigkeit näher zu kommen, sich gut zu spüren. Infolgedessen gelang es ihr leichter, ihre eigenen Bedürfnisse zu spüren und sie in ihrem Leben zu integrieren.

In der Kontaktpause zwischen Billie und ihrer Familie begann eine intensive **Familienarbeit** zwischen den Eltern und der Therapeutin. Mit beiden Elternteilen sowie dem Bruder wurden jeweils im Einzelgespräch ein Bild der Lage der Familie aus ihrer subjektiven Sicht und ein Lösungsbild der Lage zeichnerisch externalisiert. Dabei zeigten sich in der Ist-Lage die gleichen hierarchischen Verhältnisse und Spannungen, wie sie zuvor von Billie beschrieben worden waren. Die Soll-Lage-Lösungsbilder zeigten sehr ähnliche Vorstellungen von Gemeinschaft auf Augenhöhe, auf einer Ebene oder im Kreis miteinander. Die Erfahrung dieser Gemeinsamkeiten in den Zielbildern bildete die Grundlage und Zielmotivation für die Familienmitglieder, sich wieder einander annähern zu können und zu wollen.

Eine **gemeinsame intensive Familiensitzung** kann 2–2,5 Zeitstunden beanspruchen. Nach Beendigung der Kontaktpause trafen sich alle zusammen, auch mit Billie. Sie stellten sich die eigenen beiden analogen Lagebilder mit Ist- und Ziellage gegenseitig vor. Es gilt dabei die wichtige **Kommunikationsregel:** Jeder darf seine Sicht haben. Sie wird angenommen. Verständnisfragen dürfen gestellt werden. Es gibt keine Diskussion, keine Widerrede und keine Vorhaltungen.

Die Regel lässt sich mit einer kohärenten Metapher gut begründen. In Bezug auf die konkrete Sitzanordnung im Raum stellt die Gesprächsleitung fest: „Wir sitzen alle im selben Zimmer. Wenn ich den Raum beschreiben sollte, in dem ich bin, von dem ausgehend was ich sehe, so bin ich in einem Raum mit einem Fenster, aber ohne Tür, da ich diese nicht sehen kann. Aus Perspektive meines Gegenübers ist es ein Raum mit Tür, aber ohne Fenster. Wir könnten jetzt aneinandergeraten, denn jeder behauptet, Recht zu haben. Die Wahrnehmungen beider widersprechen sich und dennoch haben beide Recht. So ist eine Familie auch ein Raum. Es lohnt sich für alle, zu hören, was jeder in diesem Raum sieht. Die Perspektive ist unterschiedlich, jeder sieht etwas anderes, und doch gehört alles zusammen.“

Kohärente Metaphern bewirken Vorstellungsbilder, die in der Lage sind, unterschiedliche Ebenen der Beteiligten in einer gemeinsamen höheren und verbindenden Ebene zu integrieren, ohne die Unterschiedlichkeit zu verlieren.

Gemeinsam auf die Lage schauen. Keiner weiß vorher, was die anderen für eine Sicht haben, daher entsteht eine große Dichte und Aufmerksamkeit füreinander, die sehr nützlich ist. Die einzelnen Mitglieder stellen zuerst ihre Sicht der Lage vor. Die Zuhörenden müssen zum Schluss jeder Präsentation signalisieren, dass sie verstanden haben oder – noch besser – kurz zusammenfassen, was sie verstanden haben. Das heißt nicht, dass sie einer Meinung darüber sind. Wenn derjenige, der seine Lage vorstellt, sich ausreichend verstanden fühlt, darf der nächste seine Lage nach dem gleichen Procedere vorstellen. Von den Problemlagen sind alle betroffen. Daher kommt die Runde mit den Lösungslagen zur richtigen Zeit gleich hinterher. So wird ein Abgleiten in den Strudel der Probleme verhindert. **Der Blick wird von der großen Belastung, die nun ausreichend beschrieben und verstanden wurde, auf das Lösungspotential der Familie gewendet.**

Billies Familie erlebte überrascht, wie viel Ähnlichkeit und Einigkeit sie in ihren Lösungsbildern sehen. Aus diesem Blick entstand eine warme emotionale Atmosphäre des Miteinanders im Raum. Die Familie bekam nun die Aufgabe, zusammen auf einem Blatt ein gemeinsames Lösungsbild zu malen, eine Synopse aller. In diesem interaktiven Prozess lockerten sich die Spannungen. Die erste gemeinsame Aktion auf Augenhöhe ließ jedes Familienmitglied erfahren, dass es gemeinsam gehen könnte. Das fertige Bild nahm die Familie mit nach Hause und suchte sich einen Ort, um es aufzuhängen.

Bevor alle auseinandergingen, erhielt jeder zwei kleine Notizzettel. Auf den einen durfte jeder drei kleine, wirklich selbst zu schaffende Dinge schreiben, die er oder sie tun oder lassen wollte, um das gemeinsame Lösungsbild zu verwirklichen. Auf den anderen wurden drei kleine Wünsche an die Familie notiert, deren Umsetzung ebenfalls sehr hilfreich wäre. Diese Wünsche teilten sich die Teilnehmer gegenseitig mit. Damit war der erste Schritt zum Transfer in den Alltag getan.

Der Vater fragte nach dem Familiengespräch nach einem weiteren Einzelgespräch. Daraus entwickelte sich eine kleine Gesprächsreihe von 4 Sitzungen, in denen er sehr offen über seine Probleme sprach und es gelang, dass er von der hilflosen Gewalt und seinen Abwertungsausbrüchen hin zu einer besseren Regulierung seiner Affekte fand. Dabei wandte er auch das Modell Wutvulkan an, welches in Kap. 11 Integrative Individualtherapie vorgestellt wird.

Das Familiengespräch war eine wichtige Grundlage für die Entlassungsvorbereitung. Bei Belastungserprobungen zu Hause gelang es der Familie, mehr miteinander zu sprechen, ein spürbares Gemeinschaftsgefühl baute sich auf. Zwischen Vater und Bruder zeigte sich eine Besserung, die Mutter wurde entspannter. Billie brauchte ihr Dasein nicht mehr mit dem Muster der Überanstrengung als Helferin für alle und als perfekte Tochter zu sichern. Zum poststationären Termin kamen gute Rückmeldungen.

Gute Ratschläge allein könnten ein Familiensystem in Schieflage nicht wieder ausrichten. Das psychotherapeutische Setting, in dem Raum und Motivation geschaffen wird, eigene Lösungen zu finden, bietet den Familienmitgliedern die Möglichkeit, Erfahrungen zu machen, die ihnen langfristig helfen können, im Alltag gut miteinander auszukommen und im Idealfall, miteinander glücklich zu sein. Dazu kann die Funktion dieser externalisierenden analogen integrativen Methodik des Elterngespräches einen wichtigen Beitrag leisten: Die Beteiligten äußern ihre Sicht und Einsicht, machen es auch für sich selbst sichtbar. Dadurch gelangen sie in eine fruchtbare Distanz, aus welcher heraus sie handlungsfähiger werden, ihre relevanten Inhalte zu einem Lösungsentwurf zu bringen. Es ist ihr Ergebnis. Kein noch so brillant, emphatisch und klug vorgetragener Ratschlag hat die Wirkung, wie das nachvollziehbar selbst Erarbeitete.

Kindeswohlgefährdung: Misshandelte und missbrauchte Kinder werden in der Regel zuerst in der Kinderklinik versorgt. Diese Notlagen erfordern ein schnelles und umsichtiges Aufarbeiten der Zusammenhänge und eine vorrausschauende Planung, um das Kind und auch die Angehörigen zu sichern. Kinderkliniken haben in der Regel interdisziplinäre Kinderschutzgruppen bestehend aus Sozialarbeit, Psychologie, Medizin und Krankenpflege.

Erfahrungen aus der Praxis haben gezeigt, dass die Meldung der Kindeswohlgefährdung an das Jugendamt und vorsichtshalber in Kopie gleichzeitig auch an das zuständige Familiengericht erfolgen sollte. So wird vermieden, dass eine Weitergabe der Meldung an das Familiengericht aufgrund der sehr starken Überlastung der Jugendämter ausbleibt, mit desaströsen Konsequenzen für das Kind, aber auch für die Klinik. Wenn Gefahr im Verzug ist, benötigt die Klinik eine sofortige Unterstützung durch das Familiengericht. An Wochenenden kann das besondere Probleme bereiten.

KAPITEL

10 Pragmatische Sozialtherapie – sich selbst im Umgang mit anderen handlungsfähig und erfolgreich erleben

„Verbunden werden auch die Schwachen mächtig."
Friedrich Schiller

Die Speisekarte ist nicht das Essen. Wir lesen die Worte, hoffnungsvoll überblicken wir das verlockende Angebot. Vielleicht können wir das Essen schon riechen, aber noch nicht schmecken. Erst wenn wir es wirklich bekommen, können wir essen und schmecken, spüren wie es uns bekommt und nährt (➤ Abb. 10.1).

Auf der Speisekarte der Kinder- und Jugendpsychosomatik stehen manche Gerichte: Freude, Erleben von Verbundensein miteinander und mit der Welt, Freundschaft, Geborgenheit, Herausforderungen, gestärktes Vertrauen in sich selbst und die Welt, sicheres Selbstbewusstsein, befreites

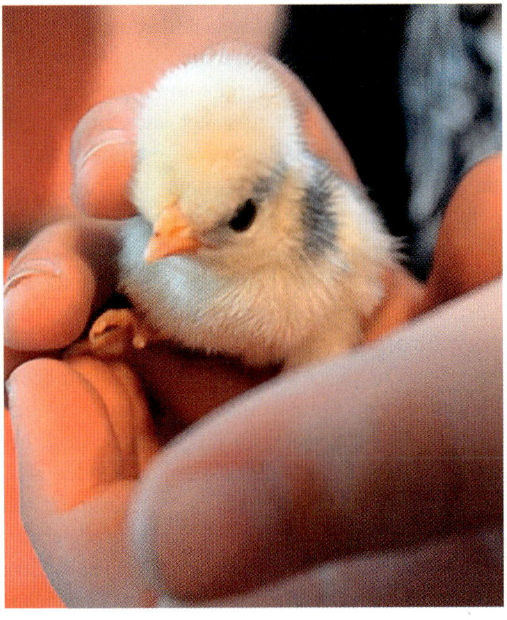

Abb. 10.1 Kontakt zur Welt [O1116]

Körperbewusstsein, Selbstachtung, Selbstannahme, gute Konflikt- und Konfliktlösungsfähigkeit, Verantwortungsfähigkeit, soziale Kompetenzen …

Ziele und Möglichkeiten sind die Speisekarte. Das Essen die pragmatische Sozialtherapie. Diese ist so facettenreich, wie die Angebote des Lebens und die Fähigkeiten des Teams, diese zu vermitteln.

Die drei Pfeiler der biopsychosozialen Behandlung therapeutischer Raum, Struktur und Kommunikation und Gemeinschaft werden zum größten Teil in der pragmatischen Sozialtherapie verwirklicht.

Neue Erfahrungen mit sich in der Außenwelt: Durch Erkundung neuer Erfahrungsräume, für die es keine Gewohnheitsmuster gibt, wird der Erfahrungsschatz erweitert. Gerade die oft längeren Krankheitsverläufe der psychosomatisch erkrankten Kinder lassen negative Erlebnismuster entstehen, die im Kontext mit den üblichen alltäglichen Erfahrungsräumen im Gedächtnis tief verankert sind. Die Lösung aus dem häuslichen Kontext bringt daher auch die Chance einer Lösung aus den Erlebnismustern mit sich. Zumindest vorübergehend befindet sich das Kind in einer offenen Orientierungsphase, es hat sich noch nicht in einer Abwehr- und Schutzhaltung gegen die oft so schlecht erlebte Welt eingerichtet. Es ist daher für neue Erfahrungen gut erreichbar. In dieser Phase kann es gelingen, das Kind gleich in einen neuen Modus zu führen, in dem es sogar auf einem erweiterten Erfahrungslevel bleiben kann.

„Der Mensch kennt nur sich selbst, insofern er die Welt kennt, die er nur in sich und sich nur in ihr gewahr wird. Jeder neue Gegenstand, wohl beschaut, schließt ein neues Organ in uns auf." J. W. v. Goethe

Zum Beispiel beim Wasserskifahren (s. Fallbeispiel in ➤ Kap. 8), beim Capoeira, beim therapeutischen Reiten, in der tiergestützten Therapie auf dem Tierhof, in der Natur, beim Schwimmen, beim Stadtgang mit Entdeckungen, im Elfenwald, bei einer Wasserquelle und bei den lebensweltorientierten Maßnahmen.

Aus solchen Angeboten entsteht ein zielführendes, stärkendes und befähigendes, pragmatisches Therapieangebot.

In der Gemeinschaft gelingt die Erweiterung der bisherigen sozialen und lebenspraktischen Kompetenzen spielerisch und durch gemeinschaftliche Aktivitäten, in denen sich jeder als wertvoller und geachteter Teil der Gruppe erleben kann. In der Vergangenheit erlebten sich die meisten Kinder als Belastung für die Anderen. Ihnen mangelte es oft daran, sich als Mensch mit einer positiven Bedeutung für ihre soziale Gemeinschaft zu empfinden. Daraus folgt eine Unsicherheit des Selbstbewusstseins und des Selbstbildes. Die Überwindung dieser unsicheren, negativen Selbstauffassung ist für die Gesundung essentiell. Nur wenn das Kind von sich annehmen kann, dass es „in Ordnung" ist, gelingt es ihm, die Besserung seiner Beschwerden als Gesundheit auch anzunehmen. Wer von sich selbst nichts hält, sich selbst verachtet oder schuldig fühlt, dem fällt es folglich schwer, sich ein „Gutsein", ein „besser gehen" zu erlauben, das doch die Voraussetzung für die subjektive Perspektive von sich selbst ist, um gesund werden zu dürfen. Das Gefühl „in Ordnung" zu sein, eine Stimmigkeit zwischen sich und der Welt zu erleben, stabilisiert den weiteren Verlauf. Wenn es im ersten Schritt auf der Station gelingt, folgt die wichtige Aufgabe, es zu stabilisieren und in den Lebenszusammenhang zu transferieren.

Talente und Fähigkeiten können in der Einzeltherapie höchstens angesprochen werden, aber sie tatsächlich wieder zu entdecken, neu zu spüren, zu erfahren, zu entwickeln, das gelingt viel einfacher und nachhaltiger in einer guten gemeinschaftlichen Gruppe.

Der Mensch braucht als soziales Wesen eine Gruppe von Menschen, zu der er sich zugehörig fühlen kann. Das Kind hat zur Aufnahme in der Klinik seine gewohnte Gruppe – die Familie oder Wohngruppe – vorübergehend verlassen. Die neue Gruppe, Mitpatienten und das Mitarbeiterteam der Station, kann nun die Chance nutzen, möglichst gut zu der Gruppe zu werden, die dieses Kind zu seiner Entwicklung braucht. Dabei kommt schnell die Wirkung der Rolle, die ein Kind mitbringt, und die, welche es in der Station erhalten könnte, ins Spiel. Ein Kind mit der Familienrolle „Schwarzes Schaf" kann auf der Station zum Beispiel zu einem ehrenwerten, verantwortungsbewussten „Kaninchenpfleger" werden und daraus die Kraft und das Selbstbewusstsein für weitere positive Rollen bilden. Es kann seine Fähigkeiten und seinen Charme in der Welt ganz anders und neu sichtbar machen.

10.1 Die Bedeutung der Rolle für die Therapie nutzen

„Denn jedes Individuum drängt danach, weitaus mehr Rollen zu verkörpern, als die, die ihm im Leben gestattet sind zu spielen und sogar in ein und derselben Rolle mehrere Variationen darzustellen."

(Moreno, 1934 zitiert nach Stadler und Kern, 2010, S.135)

Im Spiel und im Zusammensein der Kinder und Jugendlichen ergeben sich Rollen. Jeder Mensch hat sich im Laufe seines Lebens unweigerlich in Rollen erlebt und Rollen anderer antizipiert. Schon junge Kinder spielen Vater, Mutter, Kind, ohne Vater und Mutter gewesen zu sein, aber sie haben Eltern erlebt, kennen Rollen aus Geschichten und Filmen. Die Kinder probieren im Spiel Rollen aus.

Allein der Lebenslauf vergibt unweigerlich Rollen, die werten Mitmenschen, später auch Hierarchien und Organisationen. Beispielsweise in der Familie durch die Geschwisterposition, in Gruppe und Schule je nach Betragen oder nach Bewertung des Betragens einen Pausenclown, ein Großmaul, oder ein Mauerblümchen, schlimmstenfalls ein Opfer und noch vieles mehr. Jede erfahrene Rolle hat spürbare Bedeutung, im Positiven, wie im Negativen.

Unterstützt durch den mitmenschlich und liebevoll gelenkten Zusammenhang der Station ergeben sich oft Rollen als Helfer für Jüngere und Schwächere, Sprecherrollen für die eloquenten Kinder, aber auch Rollen für besondere Gestaltungskraft und Geschicklichkeit.

Das **Theaterspiel** schafft besonders viele Rollen: Drehbuch schreiben, Regie führen, Schauspieler/Darsteller sein. Diese Kinder und Jugendlichen gewinnen durch Gestaltungsaufgaben für die Gruppe. Die Sprecher können die Moderation übernehmen und bei kleinen Aufführungen Ansagen machen. Helferrollen können durch Fürsorgeaufgaben entstehen. Kinder können in dieser Rolle wachsen. Dabei sollte auch beachtet werden, dass sie selbst Zuwendung sowie eigenen Raum und Zeit für sich selbst erhalten. Wenn jedes Kind sich selbst in seiner Bedeutung für die Gruppe erlebt, entwickelt es damit eine positiv gestimmte Identität. „Identität ohne persönliche Bedeutung ist keine Identität. Persönliche Bedeutung ohne Bedeutung in der sozialen Umwelt ist keine Bedeutung, weil sie nicht wirksam ist, nicht in die Wirklichkeit einfließt.“ (Zenk 1999, S.386).

So wie die Rolle in der sozialen Umwelt das Selbstverständnis des Kindes prägt, so führen die sozialen Interaktionen zwischen den Kindern untereinander und dem Team darüber hinaus zu einer Erfahrung von Bedeutung überhaupt. **Bedeutung** ergibt Orientierung und Sinn im Handeln. In der klinischen Praxis fällt auf, wie sehr das Lebensgefühl vieler Patienten durch eine hohe Bedeutung der Krankheitssymptome gelenkt wird, die zu einer persistierenden introspektiven Haltung führen. Durch den geschlossenen Kreislauf der Selbstfokussierung verringert sich die Möglichkeit, vom Leben positiv betroffen und berührt zu werden. Es entstehen komorbide Symptome, eine depressive Stimmung und das Gefühl von Sinn- und Hoffnungslosigkeit. Gesundwerden erfordert, neue Bedeutungen in der Welt und in sich selbst zu erfahren. Dies zeichnet Entwicklungsprozesse grundsätzlich aus. Die Erweiterung des Bisherigen durch neue Bedeutung – zum Beispiel die Bedeutung der Achtsamkeit und Rücksicht gegenüber anderen Menschen oder die Bedeutung der liebevollen Wahrnehmung vom eigenen Körpersignal – kann nicht durch Belehrungen entstehen, sondern benötigt eine eigene Reaktion des Kindes auf die Erfahrung dieser Bedeutung. Bedeutungen existieren nicht objektiv, sondern sie entstehen in sozialer Interaktion. Das heißt, die Vermittlung von Bedeutungen kann kein Imitier- oder Kopiervorgang sein, sondern erfordert ein Prozess mit kreativer Beteiligung.

G.H. Mead (1863–1931), amerikanischer Philosoph, Soziologe und Psychologe, hat mit seinen Gedanken die Soziologie, Pädagogik und Psychologie nachhaltig bereichert. Er war ein Praktiker und Pragmatiker, der zusammen mit John Dewey die philosophische Richtung des amerikanischen Pragmatismus begründete. Dieser bedeutet, dass eine Theorie nur dann eine Bedeutung hat, wenn sie für das praktische Handeln (altgriechisch: pragma) nützlich ist. Herbert Blumer war ein Schüler von G. H. Mead und benannte später den Ansatz von G. H. Mead mit dem Begriff des **Symbolischen Interaktionismus,** der heute etwas bekannter ist.

Diese Grundlagen von G.H. Mead (s. z. B. Mead, 2008) sind wertvoll für die Vorstellung von Entwicklung zur Gesundheit, die ohne die Entwicklung von gesundem Verhalten in der Psychosomatik nicht erreichbar ist. In diesem Sinne werden viele Interaktionen benötigt, die Erfahrungen und Reaktionen ermöglichen.

Es folgt als Beispiel ein sehr authentisches Skript mit dem Titel „Zettel“, das für ein Theaterstück von einer Jugendlichen geschrieben wurde und auch zur Aufführung kam:

„Ich sitze mal wieder in der Schule und denke über vieles nach … ich frage mich, was die anderen wohl von mir denken, ob sie denken, ich bin total der Streber. Ich habe Angst. Wieso können nicht einfach alle sich gegenseitig akzeptieren? Jeder hat einen Grund für das, was er tut. Auch wenn er ihn vielleicht nicht mal selber kennt. Warum muss immer so viel Hass und Zwietracht verbreitet werden? Eigentlich möchte doch jeder einfach nur leben. In Ruhe. Nach seinen Vorstellungen. Ohne dafür verurteilt, kritisiert oder gar ausgeschlossen zu werden. Jeder hat doch den Wunsch, sich angenommen zu fühlen. Das liegt in der Natur des Menschen. Er ist ein Herdentier. Er braucht die Herde zum Überleben. Deshalb hat er Angst, sie zu verlieren. Ein Überlebensinstinkt. Den jeder hat. Warum machen dann so viele etwas, das genau die Angst schürt, diese Herde zu verlieren? Jeder müsste doch diese Angst kennen. Vielleicht tun sie es genau wegen dieser Angst. Wenn man zuerst seinen Platz in der Herde sichert, kann ihn keiner mehr wegnehmen. Aber wäre es nicht viel leichter, viel kräftesparender für alle, für jeden einen solchen Platz zu gewähren? Ohne Ängste zu schüren, ohne manchen das Gefühl zu geben, sie gehören nicht in diese Herde. Selbst wenn man es nur aus der Angst macht, selber von der Herde verstoßen zu werden. Denn wenn niemand mehr so handeln würde, müsste auch niemand mehr fürchten, aus der Herde verstoßen zu werden. Folglich gäbe

es keinen Grund, sich durch abweisendes Verhalten einen Platz in der Herde zu sichern. Wäre das nicht für jeden einzelnen viel einfacher?

Ich wünschte, alle würden sich gegenseitig akzeptieren, respektieren, es als positiv ansehen, dass nicht alle gleich sind. Ich wünschte, es herrsche mehr Liebe und weniger Hass in dieser Welt. Ich wünschte, alle würden sich gegenseitig unterstützen, sich helfen, ein stabiles Fundament aufzubauen, anstatt den anderen das Baumaterial zu stehlen oder sogar ein bereits begonnenes Fundament einzureißen, um es als das eigene zu verwenden. Warum neidisch sein auf ein Talent des anderen? Jeder kann etwas Anderes gut und das ist doch auch gut so. Warum versuchen so zu sein wie alle anderen sind? Die Einzigartigkeit jedes Einzelnen ist die wahre Kraft. Nicht die Gleichheit aller, die sowieso nicht erreicht werden kann. Wenn jeder versucht, dieses Ideal zu erfüllen, strengen sich alle an, um ein Ideal vorzuspielen, das von keinem die eigentliche Person darstellt. Dadurch wird zum einen die Einzigartigkeit jedes einzelnen verdeckt, wodurch diese Kraft nicht ausgeschöpft werden kann, zum anderen muss sich jeder anstrengen, um dieses Ideal zu erfüllen und wertvolle Kraft geht verloren. Warum sich das Leben schwerer machen als es eh schon ist? Warum sollten alle nach einem Ideal leben, das in Wahrheit nichts als Vortäuschen ist? Wenn jeder vortäuscht, wem soll man dann noch trauen? Man weiß dann nie, ob jemand nur so ist, wie er ist, weil er versucht, dieses Ideal zu erfüllen. Das sorgt nicht für mehr Zusammenhalt, wie man bei einer gleichen Masse im ersten Moment denken könnte, sondern für ein Auseinanderdriften, weil niemand so ist, wie er wirklich ist oder man zumindest nicht weiß, wer nur vortäuscht und wer nicht. So kann sich niemand wirklich kennenlernen. Doch echter Zusammenhalt entsteht dadurch, dass man sich gegenseitig kennenlernt und akzeptieren lernt.

Eigentlich ist es auch logisch. Es ist wie beim Essen. Man bekommt nicht genügend verschiedene Nährstoffe, wenn man sich nur von z. B. Nudeln ernährt. Man benötigt auch Gemüse, Obst, von allem eine Mischung. Sonst entstehen Mängel. So ist es auch in einer Gesellschaft. Jede Person wird gebraucht. Nicht als jemand, der ein Ideal vorspielt, sondern als die Person, die er ist. Mit all ihren Stärken und Schwächen, mit all ihrer Einzigartigkeit. Denn in der Einzigartigkeit eines jeden einzelnen liegt die wahre Kraft, die Wwahre Chance. Nicht in der vorgetäuschten Gleichheit.

Die Reaktion der Mitmenschen hat einen großen Einfluss darauf wie viel man sich zutraut. Wie viel man sich traut von seiner Einzigartigkeit in die Welt zu tragen. Und nur, wenn möglichst viele sich trauen, ihre Einzigartigkeit in die Welt zu tragen, kann Schönes, Neues, kann Fortschritt entstehen und friedliches Zusammenleben sowie der eigene Seelenfrieden ermöglicht werden. Deshalb ist es so wichtig, anderen nicht ihr Fundament wegzureißen, sondern ihnen zu helfen, es weiter aufzubauen. Dann wirst du sehen, dass auch dir geholfen wird, dein Fundament aufzubauen, ohne dass dafür ein anderes abgerissen wurde. Und so können viele sichere Fundamente entstehen und im Endeffekt alle ihre Häuser sicher bauen und so sicherer leben. Alle. Jede und jeder Einzelne."

Jede Aktivität, bei der sich Menschen zu einem gemeinsamen Projekt zusammenfinden, hat das Potenzial für die Entwicklung jedes Einzelnen in der Gruppe, die zu einer Einheit werden kann.

Dieser Gruppenprozess soll zur Veranschaulichung und wegen seiner zentralen Bedeutung in der Therapie hier in den **zentralen Funktionen** (> Abb. 9.6) erfasst werden. Im Funktionsablauf können unterschiedliche Interpunktionen gesetzt werden. Der Prozess kann die Interpunktion bei dem Individuum und seiner intra- und interpersonalen Lage und der individuellen Realität setzen. Von ZF Ii - ZF Vi. Ebenso kann im Prozess die Interpunktion beim kohärenten Sinn und Seinszusammenhang und der sozialen Realität gesetzt werden. Dies führt von ZF Vs zu ZF Is.

Die Entscheidung zum Beginn bei ZF Vs, also mit einer Erfahrung in der therapeutischen Gemeinschaft, im therapeutischen Raum zu starten, wird aufgrund der psychischen Lage des Kindes getroffen. Letztlich bildet sich jede Erfahrung auf beiden Seiten ab. Es ist aber sehr hilfreich, sich der Wirkung bewusst zu sein, und in der therapeutischen Arbeit und den therapeutischen Angeboten immer wieder zu reflektieren, wo eine Interpunktion, wo der Schwerpunkt zu diesem Moment des Prozesses liegen sollte. Die pragmatische Sozialtherapie findet überwiegend auf der sozialen Seite des Funktionsablaufes statt, in dem sie einen sinnhaften Entwicklungsraum für Kompetenzen gibt.

Auch im Beispiel des Theaterspiels beginnt die Therapie auf der Seite der Gemeinschaft – im Modell die gelbe Seite der Selbsterfahrung in der Gruppe, daher das „s" (➤ Abb. 9.6) (➤ Tab. 10.1).

Tab. 10.1 Zentralfunktionen für Entwicklung – Praxis

	Zentralfunktionen für Entwicklung	Bedeutung
Vs	Gemeinschaft	Teil einer Gemeinschaft sein, bestenfalls eine, die gemeinsame Werte teilt, ein WIR-Gefühl durch gemeinsame Erfahrungen vermittelt, in deren Ansicht der Wert des Menschen in seiner Einzigartigkeit auch für die Gemeinschaft Geltung hat
IVs	Selbsterfahrungen	Selbsterfahrung im Theaterspiel in der Gemeinschaft
IIIs	Ineinandersetzung	Sich im Miteinander zusammen als wertvoller Teil in einer Gemeinschaft, in einer Aktion erleben
IIs	Selbstbesinnung, Selbstbewusstsein	Spüren was jetzt möglich ist, was zu einem gehört, was „ich" kann … Rolle spielen, Skript schreiben …
Is	Erweiterung der Identität	Erleben und Bewusstsein: ICH BIN …
Ii	Veränderung der interpersonalen Lage …	Innerlich wächst das Gefühl mehr zu können, mehr Aufgaben gewachsen zu sein
IIi	Interpersonale Lage	Die Akteurin wird in der Stationsgemeinschaft kompetenter und mit neuen Aspekten erlebt
IIIi	Auseinandersetzung mit der Lage	In der Einzeltherapie kann die neue Kompetenz aufgegriffen, verstärkt und für andere Hürden als Lösungsimpuls entdeckt werden
IVi	Entwurf von Veränderung	Lösungsentwürfe und Veränderungsvisionen
Vi	Sinn/Kohärenzerleben	Realisierung im Lebenszusammenhang
…	Die Entwicklungsspirale	… geht hier weiter …

Gemeinschaftliches Wiederentdecken der Welt und von sich selbst in der Welt

Der gemeinsame Spaß an den Aktivitäten, wie auch gemeinschaftlich geteilter Ärger, Teil einer Gruppe zu sein, sich mit den anderen zusammen zu erleben, bedeutet für Patienten, sich wieder zu spüren, die Kraft einer Gruppe zu erleben. Damit löst sich die introspektive Haltung. Der Gesundungsprozess beginnt. Es gibt im Therapieprogramm Zeiten für Freispiel, für das Finden von Interessen und Freundschaften. Therapie ist auch das, was nicht geplant ist, sondern spontan und in Freiheit geschieht.

Zur Therapie gehört es, gemeinsam in die Welt zu gehen, sie wieder zu entdecken:

- Das Weihnachtsmärchen im Theater besuchen …
- Ins Kino gehen …
- Einem Konzert lauschen …
- Eine Burgwanderung machen …
- Sich in einem Museum umschauen …
- Picknick an einem See machen …
- Von Parkbänken springen und sich dabei fotografieren lassen …
- In den Wald gehen …
- Schwimmen gehen …
- Wasserski fahren …
- Und ganz besonders die Welt im Kontakt, in Resonanz mit den Tieren zu entdecken

10.2 Tiergestützte Therapie

Tiere gehören zur natürlichen Lebenswelt. Sie sind sinnlich erfahrbare Spiel- und Schmusepartner, manchmal auch Begleiter auf dem Weg zurück ins Leben. 75 % der Kinder, die mit Haustieren aufwachsen, wenden sich an ihr Haustier, wenn sie sich emotional belastet fühlen (Julius et al., 2014, S. 166). Tiere haben für Kinder eine hohe **emotionale und soziale Unterstützungsfunktion** (Endenburg 2003, S. 123). In der Beziehung zum Tier werden ursprüngliche emotionale und soziale Bedürfnisse befriedigt (Beetz 2003, S. 77).

FALLBEISPIEL

Ein traumatisierter Junge, der in seinem Leben sehr viel Unsicherheit und Bedrohung durch Gewalttaten erleben musste, sammelte Schnecken von den Wegen an der Klinik, um sie vor dem Zertreten zu retten, und baute hingebungsvoll ein Terrarium für sie. In dieser seiner Rettungstätigkeit spiegeln sich sein Bewusstsein und sein Mitgefühl für die wehrlosen, dem Tritt ausgelieferten Schnecken, die er ins sichere Gebüsch übergab, manche zur Beobachtung in ein Terrarium in sein Zimmer mitnahm. Schließlich baute er ein Aquarium, in das er zwei Fische setzte. Ihm fiel beim Blick ins leere Aquarium auf, dass die Fische einen Schutzplatz benötigen, den sie in diesem Aquarium sicher noch vermissten. Dafür bringt die Therapeutin eine höhlenähnliche große Muschel mit, in die die Fische sofort einziehen. Der junge Patient schaut den Fischen stundenlang freudig und voller Mitgefühl zu, wie sie in den erworbenen Schutz einziehen. Seine Spiegelneuronen signalisieren ihm Schutz, er wird ruhiger. So lässt sich ein Therapieprozess durch Spiegelhandlungen führen.

Den Schutz nimmt er gut an, obwohl er noch einige Zeit benötigt, um auch mit allen Menschen zu sprechen und Teil der Gruppe zu werden. Doch wer sich mit ihm für die Tiere interessiert, zu dem spricht er und öffnet sich. So gelingt es schließlich auch dem Team. Deutlich wird hier, dass zur Tiergestützten Therapie viele Tiere gezählt werden können, auch jene aus der freien Natur. Es gibt auch Rettungsmanöver für Marienkäfer. Wer rettet, kann dafür auch eine Retter-Medaille erhalten, somit ist gleich wieder etwas für die positive Identitätsentwicklung getan. Hühner wären auch gut für die Therapie geeignet, aber in der Klinik wegen der Vogelgrippe schwierig zu halten.

Bedingungslose Akzeptanz und Zuwendung erfährt der Mensch nur vom Tier. Das Kaninchen wendet sich schnuppernd den Kindern zu und schon entsteht eine Beziehung. Der Großesel auf dem Tierhof lässt sich von einem blassen, schmalen, kleinen Jungen führen, der wegen einer chronisch-entzündlichen Darmerkrankung fast ein Jahr in verschiedenen Krankenhäusern verbracht hat. Der Junge wagt sich hinaus, was schon eine Leistung für ihn ist, und wächst an diesem Führen des Esels unglaublich. Was für eine neue Rolle, was für eine großartige belebende Selbsterfahrung: Ich kann einen riesigen Esel führen!

Die Akzeptanz des Kindes durch das Tier ist von großer Bedeutung für eine gesunde emotionale Entwicklung (Beetz 2003, S. 82). „Tiere akzeptieren Menschen in der Regel ohne Bedingung, während Menschen einander beurteilen und kritisieren. […] Die ohne Bedingungen erfahrene Zuneigung des Tieres ist ein wichtiges Zeichen der potentiellen Güte und Freude, die Tiere Kindern geben können. Das Kind spürt, dass das Tier ihm wohlgesonnen ist und es von ihm akzeptiert wird, auch wenn es vielleicht gerade Probleme hat." (Endenburg 2003, S. 123). Gegenüber einem Tier braucht das Kind keine Angst davor zu haben, nicht anerkannt oder für sein Benehmen oder sein Aussehen kritisiert zu werden. Gerade in schwierigen Lebenssituationen sind Tiere eine wertvolle Stütze, indem sie dem Menschen vermitteln, wichtig und unersetzlich zu sein (Greiffenhagen und Buck-Werner 2012, S. 46). Die Tiere schaffen damit genau das, was dem Menschen schwerfällt: bedingungslose Annahme und Zuwendung, Freude an der Gemeinsamkeit. Sie sind damit ein Vorbild für uns Menschen.

Insbesondere Hunde „vermitteln den Kindern […] ein Verhaltensprofil der Zuwendung, des Verstehens, des konfliktfreien Daseins" (Bergler 2009, S. 40). Sie bieten dem Kind Zuneigung, Schutz und Geborgenheit (Bergler 2009, S. 42). Für die Kinder ist es ein Ereignis, mit dem Hund Gassi gehen zu dürfen. Einerseits beschützt der Hund sie, andererseits führen sie ihn.

Der Umgang mit dem Tier verlangt von den Kindern auch, sich an **Regeln** zu halten, die dem Tier Sicherheit geben. Regeln werden in dieser Weise als etwas Positives und Notwendiges gelernt.

Der Beziehungsaufbau zu einem Tier wirkt sich positiv auf die **Empathie** und das **Sozialverhalten** des Kindes aus. Es fördert die Fähigkeit, sich in die Absichten, Bedürfnisse und Gefühle eines Lebewesens hineinzuversetzen, „sensibel für ein anderes Lebewesen zu werden […] und mit diesem mitempfinden zu können, es einfühlsam und bewertungsfrei anzunehmen" (Vernooij und Schneider 2010, S. 128). Dies wirkt sich auch auf die zwischenmenschlichen Interaktionen aus, da der Kontakt mit einem Tier Kinder gut darin unterstützen kann, ein besseres Verständnis für die Gefühle und Bedürfnisse anderer Lebewesen und Menschen zu erlangen (Beetz 2003, S. 81 f.).

Der Kontakt mit Tieren dient außerdem dem **Stressabbau** und der **Beruhigung.** Viele Studien belegen, dass Tiere die Fähigkeit besitzen, „die Aktivität des sympathischen Nervensystems zu reduzieren und damit physiologische Stressreaktionen abzupuffern“ (Julius et al., 2014, S. 76). Die Anwesenheit eines Tieres führte in fast allen Studien zu einer positiven Beeinflussung von kardiovaskulären Faktoren, z. B. einer Senkung der Herzfrequenz oder des Blutdrucks, und zwar sowohl im Alltagsleben als auch in spezifischen Stresssituationen.

Eine gute Mischung entsteht durch eine Kombination verschiedener Therapietiere. Es ist hilfreich und nicht sehr aufwändig, zwei Kaninchen in einem großen Außenkäfig zu halten. Die Pflege sollte regelmäßig unter der Betreuung eines Teammitglieds mit den Kindern geschehen. Viele Kinder suchen den Kontakt zu den Kaninchen selbständig, setzen sich zu ihnen, suchen Trost. Bei Indikationsgesprächen und den dazugehörigen Stationsbesichtigungen können die Tiere wie Ankerplätze wirken, an denen das Kind mühelos und gerne Anschluss findet. Sie können mit ein tragender Grund sein, warum ein Kind sich entscheidet, die Therapie in der Klinik überhaupt antreten zu wollen.

Ausgebildete Therapiehunde können gut regelmäßig auf der Station eingesetzt werden. Für viele Kinder und Jugendliche ist dies ein besonderes Highlight, dem sie freudig entgegenblicken. Den Hunden sollten in den Wohnzimmern und den Therapieräumen Ruheplätze zur Verfügung stehen, da sie dringend Pausen benötigen. Damit sind sie auch ein gutes Vorbild für manches Kind, das zusammen mit dem Hund besser zur Ruhe kommen kann, oder darüber gut lernt, die Bedürfnisse des Hundes wahrzunehmen und zu beachten. So kann ein Gruppe Kinder leise werden, weil es für den geschätzten Hund sonst zu laut ist.

Einen sehr guten Überblick über die Effekte der Tiertherapie erarbeitete die Universität Dresden. Die Ergebnisse sind hier auszugsweise bezogen auf die Kinder- und Jugendpsychosomatik dargestellt (➤ Tab. 10.2).

10.3 Förderung lebenspraktischer Fähigkeiten

Viele Patienten und Patientinnen in der pädiatrischen Kinder- und Jugendpsychosomatik haben neben ihrer Hauptdiagnose zusätzliche Einschränkungen, wie Unselbstständigkeit, Unsicherheit, soziale Ängste oder ein schwieriges Sozialverhalten, ohne dass die ICD-Kriterien für eine Störung des Sozialverhaltens oder Angststörung immer voll erfüllt wären. Diese Defizite lassen sich gut in der pragmatischen Sozialtherapie aufgreifen und zu Fähigkeiten wandeln.

Lebenspraktische Fähigkeiten werden zur Bewältigung alltäglicher Herausforderungen benötigt. Der Alltag in der stationären Kinder- und Jugendpsychosomatik bietet ein natürliches Aufgabenfeld. In diesem lassen sich Aufgaben in einer selbstverständlichen Weise vergeben, die impliziert, dass es dem Kind zuzutrauen ist, diese Aufgabe zu übernehmen. In der interdisziplinären Fallbesprechung sollte festgelegt werden, welches Kind welche Kompetenzaufgaben braucht, die Umsetzung erfolgt in der Regel im sozialen Alltag der Station.

Mit Hilfe von Kompetenzaufgaben, z. B. Busfahrtraining, Einkaufstraining, Haushaltsaufgaben, Botengänge, Kontaktaufgaben o. Ä., werden die lebenspraktischen Fähigkeiten der Patientinnen und Patienten gefördert, sodass sie sich die Welt langsam zurückerobern können. Eine niedrigschwellige Beauftragung gegenüber dem Kind durch Mitarbeiter des pädagogischen Teams und der Pflege bettet die Aufgabe in das „normal Mögliche“ ein, was signalisiert, dass sie zu schaffen ist. Wenn es sich um besondere Aufgaben handelt, werden sie im ärztlichen/psychologischen Einzelgespräch der Psychotherapie gegeben, was zuweilen notwendig und sinnvoll ist, da sie dort explizit mit den erarbeiteten Ressourcen des Kindes verknüpft werden können.

Zur Kompetenzaufgabe muss nicht zwingend „Lust“ oder „Spaß“ bestehen, es muss keine intrinsische Motivation vorliegen. Im Gegenteil, es ist sogar eine Befreiung davon. Es reicht vollkommen, wenn die Aufgabe aus äußeren Gründen erfolgt, so dass lediglich eine Einwilligung oder mindestens kein großer Widerstand besteht. Es ist leichter, etwas anzunehmen, um es einfach zu machen, als sich dabei auch glücklich fühlen oder Lust dazu haben zu müssen. Der Verzicht auf diese Lust macht es möglich, dass sie sich einstellen kann, dass sie vom Kind aus selbst wiederentdeckt werden kann. Das geht nur, wenn sie weder erwartet noch vorausgesetzt wird.

Die **Kompetenzaufgabe** löst das Kind selbstständig. Sie gibt dem Kind die Chance, sich erfolgreich zu erleben, sich als wirksamer Teil einer Gemeinschaft

Tab. 10.2 Positive Effekte der tiergestützten Therapie (nach Nestmann, 1994; angepasst durch die Autoren für die stationäre psychosomatische Behandlung)

Physische/physiologische Wirkungen	Psychologische Wirkungen	Soziale Wirkungen
• Senkung von Blutdruck, Herzfrequenz und Puls • Kreislaufstabilisierung • Muskelentspannung • Biochemische Veränderungen und neuro-endokrine Wirkungen • Schmerzveränderung • Beruhigung • euphorisierende Effekte (bspw. durch Freisetzung von Beta-Endorphinen) • Stabilisierung des Immunsystems • Verbesserung von Gesundheitsverhalten • Förderung von Tagesstruktur/Regelmäßigkeit • Allgemeine motorische Aktivierung, Muskeltraining, Bewegung an frischer Luft/Spiel • Aktivierung der Verdauung • Anregung zu besserer Ernährung (bspw. Reduzierung von Übergewicht) • Anregung zu besserer Körperpflege • Praktisch/technische Unterstützung • Schutz und Sicherheit • Aufgabenerleichterung	• Förderung emotionalen Wohlbefindens • Akzeptiert werden, wie man ist/geliebt werden • Zuwendung, Bestätigung, Wertschätzung, Trost, Ermutigung • Zärtlichkeit, Intensität, Zuneigung, Begeisterung • Förderung von positivem Selbstbild, Selbstwertgefühl, Selbstbewusstsein, Selbstsicherheit • Erfahrung von Autorität und Macht • Erfahrung von Bewunderung • Gefühl, gebraucht zu werden • Verantwortungsbedarf, Bewältigungskompetenz erleben etc. • Zutrauen • Förderung von Kontrolle über sich selbst und die Umwelt • Kontrollerfahrungen in Pflege, Versorgung, Führung und erreichtem Gehorsam • Erfordernis der Selbstkontrolle • Sensibilisierung für eigene Ressourcen • Zwang zu aktiver Bewältigung, Vermittlung von Bewältigungskompetenz und Kompetenzerfahrung • Förderung von Sicherheit, Reduktion von Angst • Unbedingte Akzeptanz • Konstante und kontinuierliche Zuneigung • Unbedrohliche und belastungsfreie Interaktionssituation • „Aschenputteleffekt" (gleich wie unattraktiv, ungepflegt, hilflos, langsam etc.) • „Einfache Welt" (Füttern, Nahsein, Vertrautheit) • Stressreduktion, Beruhigung, Entspannung • Wahrnehmungs- und Interpretationsmodulierung von Belastung • „Gelassenere" Stressbewertung • Umbewertung/Umbilanzierung von Ereignissen • Trost und Beruhigung, Ablenkung, Relativierung von Konsequenzen • Aufwertung kleiner Freuden etc. • Soziale Integration • Erfüllung von Bedürfnissen nach Zusammensein, Geborgenheit, • Erfahrung von Nähe, Gemeinsamkeit, Nichtalleinsein • Regressions-, Projektions- und Entlastungsmöglichkeiten (Katharsis) • Stilles Zuhören • Ermöglichen affektiver Entladung und offenen emotionalen Ausdrucks • Erinnerungsmöglichkeit • Antidepressive und antisuizidale Wirkung durch oben genannte Punkte	• Aufhebung von Einsamkeit und Isolation – Tier selbst ist Interaktionspartner (indem es Verhalten des Kindes spiegelt, gibt es wertvolle Rückmeldungen) – Tier ist „Eisbrecher", ermöglicht Kontakt zur Station – Fördert Beziehung zu anderen • Nähe, Intimität, Körperkontakt • Streitschlichtung, Zusammenhalt – gemeinsamer Gesprächsstoff – Zusammengehörigkeit • Vermittlung positiver sozialer Attribution (wie Sympathie, Offenheit, Unverkrampftheit)

zu fühlen, ggf.in dem etwas für die Gemeinschaft beigebracht werden kann, stolz auf sich zu sein, sein eingeengtes Verhaltensrepertoire zu erweitern und sein Selbstbewusstsein auszubauen. Es kann sehr lohnend sein, aus einer kleinen Kompetenzaufgabe etwas Großes zu machen. Das folgende Beispiel zeigt dies.

FALLBEISPIEL

Tino, 7 Jahre, Essstörung, Schlafstörung, schwieriges Sozialverhalten: Ein blasser, untergewichtiger Junge mit schlechtem Ernährungszustand kommt aus deprivierten und deprivierenden Verhältnissen einer sehr großen Familie, in der es ihm nicht gelang, eine geachtete Position einzunehmen. Sein Verhalten war fahrig, unsicher, er wusste wenig mit sich anzufangen und benötigte viel Einzelbetreuung. In den Standardeinheiten der Gruppentherapien konnte er sich nicht einfügen, es gelang ihm auch auf der Station scheinbar nichts. In den sozialen Kontakten im Freispiel zeigte er sich schnell von kleinen Anlässen frustriert und zog sich zurück, oder die anderen zogen sich von ihm zurück. In dieser insgesamt unbefriedigenden Lebenslage konnte er nicht besser essen, schlafen und „zu sich zu kommen".

Auch wenn der Fall unter der Hauptdiagnose Essstörung geführt wurde, zeigte sich hier das Mischbild einer komplexeren Symptomatik, die als Folge der deprivierten Lebensumstände gesehen wurde. Das Ziel, durch ein gutes Essverhalten wieder Gewicht aufzubauen und körperlich stärker zu werden, war nur mit einer Gesamtverbesserung seiner Verfassung zu erreichen. Im fehlte es an Ruhe und Konzentration, an Hunger und an Anschluss an die Gruppe, die soziale Gemeinschaft. Die Symptomatik wirkte wie ein zusätzliches ADHS. Da noch unklar war, wie viel seines Verhaltens eine Reaktion auf die Verhältnisse ist und wie viel möglicherweise als ADHS betrachtet werden sollte, wurde im interdisziplinären Teamgespräch erst einmal beschlossen, zu schauen, ob er seine Fähigkeiten im Entwicklungsraum der pädiatrischen psychosomatischen Station ausbauen kann. Dazu gehörte auch die Entscheidung, ihm Kompetenzaufgaben zu geben. Zusätzlich wurde ihm sein erfolgreiches Tun darin durch Fotos der guten Tat gespiegelt und ein kleines Album angelegt, das mit ihm und den Eltern angesehen werden konnte. So konnten auch die Eltern mit einer positiven Rückmeldung über Tino einbezogen werden und Wertschätzung für ihren kleinen Sohn durch das Team erfahren, gleichzeitig auch sehen, was ihr Kind gut kann.

Timo erhielt die Kompetenzaufgabe, das Laub auf dem großen Balkon der Station zu einem großen Haufen zusammenzufegen. Er nahm dies gern an und fegte über 40 Minuten konzentriert einen großen Haufen zusammen, halb so groß wie er selbst. Das Foto seines Werks mit ihm wurde gleich ausgedruckt. Timo schaute stolz auf sein Werk. Er erfuhr den Dank der Station, weil er den Balkon so sauber von den Blättern machte. Gemeinsam mit ihm wurde der Laubhaufen in den grünen Sack gestopft. Er fühlte sich damit gut und gut angesehen. Es wurde das erste Bild des Albums: Tino neben seinem Laubhaufen mit Besen in der Hand. Nach dieser Aktion entwickelte Tino mehr Appetit. Mit weiteren einfachen Kompetenzaufgaben, die Tino gut schaffen konnte, auch immer wieder die Blätter auf dem Balkon zum Haufen fegen, gelang ein Aufbau seines Selbstbewusstseins, was in der Folge seine sozialen Kompetenzen und seine Frustrationstoleranz verbesserte, so dass Tino gruppenfähiger wurde und auch mehr an den allgemeinen Gruppenangeboten teilnehmen konnte. Seine Eltern ließen sich gerne mitnehmen in den neuen ressourcenorientierten Blick auf Tino. Sie wurden angeleitet, wie sie ihn positiver ansprechen und auffassen können. Er erhielt viel Lob von den Eltern, weil er in der Klinik gut mitmachte. Die scheinbar unscheinbare Kompetenzaufgabe ergab bei Tino den entscheidenden Impuls, den Wendepunkt für seine Entwicklung aus der Symptomatik heraus.

In diesem Fall von Tino hatte die Kompetenzaufgabe den **Fokus positive Selbsterfahrung.** Sich als erfolgreich zu erfahren, steht im Vordergrund. So sollte die Kompetenzaufgabe sicher im Rahmen der aktuellen Fähigkeiten des Kindes liegen. Wiederholungen mit verschiedenen Aufgaben stärken das Ergebnis.

Liegt hingegen der **Fokus auf Verhaltenstraining,** indem das Verhaltensrepertoire zu erweitern ist, muss die Aufgabe einerseits voraussichtlich schaffbar sein, aber auch eine gewisse Anforderung an Neues enthalten. Die Motivation des Patienten für die Aufgabe muss keineswegs von innen kommen. Es ist sogar vorteilhafter, die unliebsame Aufgabe für die Station zu tun, eben weil es gebraucht wird. Das entledigt das Kind davon, es selbst reizvoll finden zu müssen. Nach dem Motto: Der Mensch wächst mit seinen Aufgaben.

FALLBEISPIEL

Dario, 12 Jahre, Enuresis nocturna, Unselbstständigkeit, Unsicherheit: Dario kam aus einer verwöhnenden Mutter-Sohn-Beziehung. Seinen Vater sah er nur selten. Er verhielt sich in der Gruppe gegenüber den Älteren und den Mitarbeitern sehr zurückhaltend und gegenüber Fremden sehr schüchtern, überhaupt gegenüber Fremdem und Neuem eher ängstlich. In der Schule meldete er sich nicht. Im freien Spiel kann er gut in den Kontakt mit anderen Kindern kommen. Viel Unterstützung brauchte er, um sein Zimmer halbwegs in Ordnung zu halten. Er traute sich wenig zu. Nachdem der Beziehungsaufbau gelungen war, bekam er kleine Kompetenzaufgaben, die ihn vor eine Herausforderung stellten. „Geh doch bitte zur Nachbarstation und hole 3 Mullbinden. Unsere sind alle. Frag dort nach Schwester Katrin, sie gibt sie raus." Dario machte sich zögernd auf den Weg. Er kam tatsächlich mit den Binden zurück und erhielt viel Dank. Nun wurde daraus eine Rolle. Dario, der Helfer. Schließlich konnte Dario sogar mit der verantwortungsvollen Aufgabe zur Bank geschickt werden, um dort beim Kassierer die Stationskasse zu wechseln. In der Einzeltherapie wurden seine Erfahrungen bei diesen Aktionen reflektiert. Wie hatte er es eigentlich geschafft? Bei der Analyse entdeckte Dario seine ihm bis dahin unbewussten Fähigkeiten, fremde und neue Situationen zu überwinden. Er konnte von seinen Erfolgen lernen und diese schließlich auch in der Schule anwenden und sich dort melden. In der Elternarbeit wurde der versunkene Vater aktiviert und die Mutter konnte verstehen, welchen Dienst an Zutrauen und Zuversicht sie ihrem Kind tut, wenn es etwas selbstständig machen darf, und wie viel ihm verlorenginge, wenn er weiterhin zu stark umsorgt werden würde.

Das **Busfahren** stellt für sozial ängstliche Kinder oder Kinder und Jugendliche mit einer somatoformen und/oder klaustrophobischen Begleitsymptomatik eine große Hürde dar. Zusammen mit Mitarbeitenden oder in der Gruppe beginnen sie, ihre Ängste zu überwinden.

Der öffentliche Nahverkehr erfordert manche Fähigkeiten. Nicht selten müssen sich Kinder reindrängeln, durchdrängeln, sind kleiner als umstehende Erwachsene. Im Bus ist es eng, der persönliche Nahraum wird von anderen Menschen belegt. Die Luft wird knapp. Es können andere Schüler mitfahren, die nicht immer freundlich sind. Schwindel und Übelkeit sind typische Symptome, die in solcher Situation auftreten können. Wie viel einfacher ist es doch, mit dem Auto zur Schule gefahren zu werden. Das kann aber nicht jede Familie aufbringen. Zudem besteht damit eine Abhängigkeit von den Eltern, die der Selbstständigkeitsentwicklung im Wege steht.

Es empfiehlt sich für regelmäßige Gruppenaktivitäten, wie zum Beispiel das Schwimmengehen oder Fahrten zu städtischen Angeboten, den öffentlichen Nahverkehr mit einer Gruppe von Patienten zu nutzen. Dabei bauen die Kinder und Jugendlichen in der Sicherheit der Gruppe erst einmal wieder Vertrauen auf.

In der Einzelbegleitung können Steigerungen eingebaut werden. Fahren zu Zeiten der vollen Auslastung, wie Schulbeginn und Schulende, schnelles Umsteigen von einem Bus in den nächsten, dabei mit Humor im Schwung bleiben und viele interessante Aspekte in der Umgebung wahrnehmen. Sich vorne in die erste Reihe stellen, um genügend Luft vor der Nase zu haben. Es bringt viel Freude, auf diese Weise unterwegs zu sein, und festigt die therapeutische Beziehung.

Das Verhalten der Begleitperson ist dabei modellhaft. Nach der Fahrt darf das körperliche Befinden reflektiert werden. Bei mehrfacher Wiederholung gelingen Busfahrten in der Regel problemlos auch allein. Die Visualiserung des Erfolgs ist gut mit einem Buspass möglich, in den für jede gelungene Fahrt ein Eintrag oder ein Stempel kommt.

Für das gemeinsame Kochen oder den Stationsbedarf selbstständig oder in einer kleinen Gruppe **einkaufen** zu gehen, bedeutet, Verantwortung übertragen zu bekommen. Es bietet den Kindern und Jugendlichen vielfältige Herausforderungen, etwa den Weg allein zu gehen, alles im Markt zu finden, nach besonderen Produkten fragen zu müssen und hinterher auf der Station abzurechnen. Bereits eingeübte Fähigkeiten werden hierbei eingesetzt.

Der Umgang mit Medien gehört zu den sozialen Kompetenzen. Zwischen Regulierung von außen und dem sinnvollen Nutzen in eigenen Spielräumen gibt es notwendigerweise viel zu lernen. In Zeiten des sozialen Rückzugs nutzen Kinder und Jugendliche teils exzessiv ihr Smartphone. Wie dem Druck begegnen, den Freunden ständig antworten zu müssen? Nicht antworten kann die Freundschaft kosten. Wie geht man mit dem Internet um? Es ist natürlich sinnvoll, die freundschaftlichen Kontakte weiterhin aktiv zu erhalten. Deshalb empfehlen sich feste Handyzeiten am Tag. Zur Medienkompetenz gibt es immer wieder Informations- und Gesprächsrunden.

Manche Kinder können ihr Smartphone zuhause nachts schwer loslassen. Es entsteht Stress und die Schlafstörung kommt zurück. Eine kreative Lösung für dieses Problem half einem 14-jährigen Mädchen und ihrem Freund: Es wurde ein Handybett gebaut, in dem das Handy auch schlafen gehen konnte

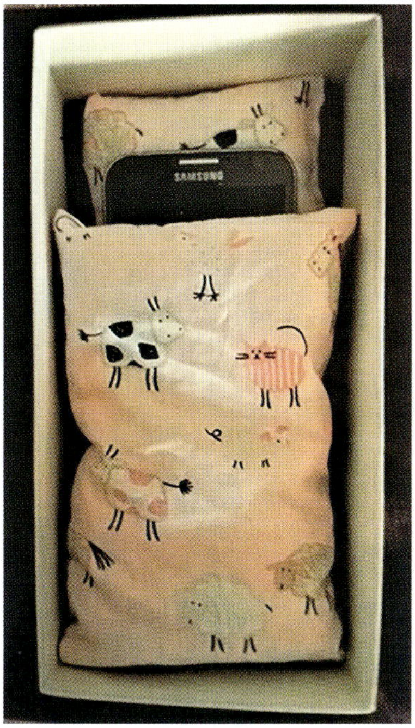

Abb. 10.2 Handybett [P1308]

(➤ Abb. 10.2). Ein Beispiel für die Bildung innerer Ordnung durch konkrete kohärente Lösungsbilder.

Die Station ist kein Hotel. Deshalb besteht für alle die Chance, mitzuhelfen. Ein Plan für Haushaltsdienste, in dem die einzelnen Aufgaben wöchentlich gewechselt werden, kann hilfreich sein. Dazu gehören etwa das Tischdecken und -abräumen, das Ein- und Ausräumen der Spülmaschine, das Blumengießen, der Kaninchendienst etc. An diesen Aufgaben wächst das Selbstbewusstsein der Kinder und Jugendlichen, auch wenn sie häufig gerade in der Anfangszeit nicht davon begeistert sind. Schließlich hilft auch die Erfahrung, es zu schaffen. Nicht selten führt es zu der Bereitschaft, das Haushaltsplanmodell auch in der Familie einzuführen, da es als gerecht empfunden wird.

Die kinder- und jugendpsychosomatischen Krankheitsbilder gehen nicht selten mit einen Mangel an adäquatem Ausdrucksvermögen einher, der Fähigkeit, sich einzubringen und wenn notwendig auch wehren zu können. Das Training **sozialer Kompetenzen** wie Kommunikation, Konfliktlösungsfähigkeit und soziale Wahrnehmung durch Rollenspiel etc. sollte im Prinzip den ganzen Tag im Rahmen der gemeinschaftlichen sozialen Herausforderungen auf der Station stattfinden. In täglichen Gruppen wie einer Mittags- und Abendrunde können die Kinder lernen, sich auszutauschen, zuzuhören und gemeinsame Ideen zu entwickeln. Dabei hilft eine Struktur, wie beispielsweise „Gute Runde“ und „Schlechte Runde“, wo Kinder jeweils einen positiven und einen kritischen Beitrag leisten können. Zusätzlich können in einer Sozialen-Kompetenz-Gruppe unter der Leitung einer Sozialarbeiterin und/oder Psychologin soziale Fähigkeiten gezielt geübt werden.

Die Neuaufnahme ist immer mit einer **Kennenlern- und Vorstellungsrunde** verbunden, die die Chance für alle bietet, etwas über sich zu sagen. Dabei ergibt sich die Chance, sich den anderen Kindern vorzustellen und von den anderen Kindern zu hören. Die Übernahme der **Patenrolle** für ein neu aufgenommenes Kind ermöglicht es einem anderen Kind, kompetent die Station erklären und in die Stationsabläufe einführen zu können. Gleichzeitig ist dies eine wichtige Brücke für das neu aufgenommene Kind in die Gruppe hinein.

Die **Klinikschule** als Übungsort für soziale Kompetenzen kann daran mitarbeiten, die Kinder und Jugendlichen zu einem Referat vor der Patientengruppe zu ermutigen. Gerade für sprachängstliche und sozial ängstliche Kinder bietet dies eine gute Herausforderung. Auch das Publikum kann dabei ruhiges, konzentriertes Zuhören üben.

Zur Vorbereitung und Durchführung besonderer Anlässe wie Jahreszeitenfeiern, dem Verabschieden von Mitarbeiterinnen oder Mitarbeitern oder dem Empfang von Sponsoren, entstehen viele Kompetenzaufgaben. Es gibt die Gelegenheit, zu dekorieren, zu backen, zum Auswendiglernen, Moderieren, Vorsingen, Vortanzen, Vorspielen und Vortragen. Die Kinder können in die Rolle des Bühnenarbeiters, des Geräuschemachers oder des Zuständigen für die Technik schlüpfen. Es gibt dabei Herausforderung, aber nicht Überforderung. Neben der Einzelleistung, die in der Regel vom begeisterten Publikum aus Eltern und Mitarbeitern mit Applaus gewürdigt wird, kommt hier auch der gemeinsamen Erfahrung der Patientengruppe eine wichtige Funktion zu. Die Eltern im Publikum erhalten die Möglichkeit, die Fortschritte ihres Kindes während der Therapie zu erkennen und zu würdigen.

Insgesamt sind gemeinsame Aktionen solcher Art die beste Förderung eines Wir-Gefühls, eines Gruppenbewusstseins, welches das Selbstbewusstsein jedes Einzelnen aufbaut. Insofern ist es eine sehr gute Übung für die erforderliche Stärke und Gruppenfähigkeit in der Schule oder Ausbildung.

Ausdruckstherapeutische Verfahren wie Musik-, Kunst-, Ergotherapie machen die Kinder in der Welt sichtbar (➤ Abb. 10.3, ➤ Abb. 10.4). Diese Ausdrucks- und Gestaltungserfahrungen geben den Kindern und Jugendlichen das Lebensgefühl eines Schaffenden zurück. In den Rückmeldungen der Patientinnen und Patienten spielen diese Therapieangebote eine besonders wichtige Rolle.

Im Laufe der Erkrankung verändert sich bei einigen Kindern und Jugendliche nicht allein die Stimmung, sondern damit auch die Stimme. Einhergehend mit sozialem Rückzug, Schwächegefühl, Scham und Unsicherheit drückt sich ein Kind kleinlaut und schüchtern aus, anorektisch erkrankte Kinder sprechen häufig mit piepsiger Stimme. Die **Stimm- und Sprechtherapie** ist für viele Patientinnen und Patienten ein wichtiges Angebot. Die Lösung der Stimme geht einher mit einer Lockerung und Besserung der Stimmung. Das therapeutische Angebot kann einzeln oder in kleinen Gruppen stattfinden. Es ermöglicht, dass die Kinder wieder zum Klingen kommen, gemeinsam mitschwingen können, sich stimmlich passend einbringen können, richtig atmen und sprechen können, sie sich mit ihrer eigenen Stimme wieder gut fühlen können und dies auch in der Gemeinschaft wieder erleben.

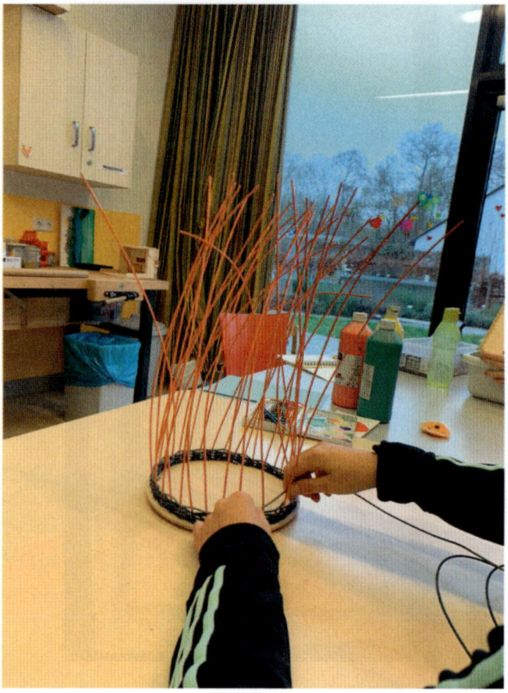

Abb. 10.3 Ergotherapie [O1116]

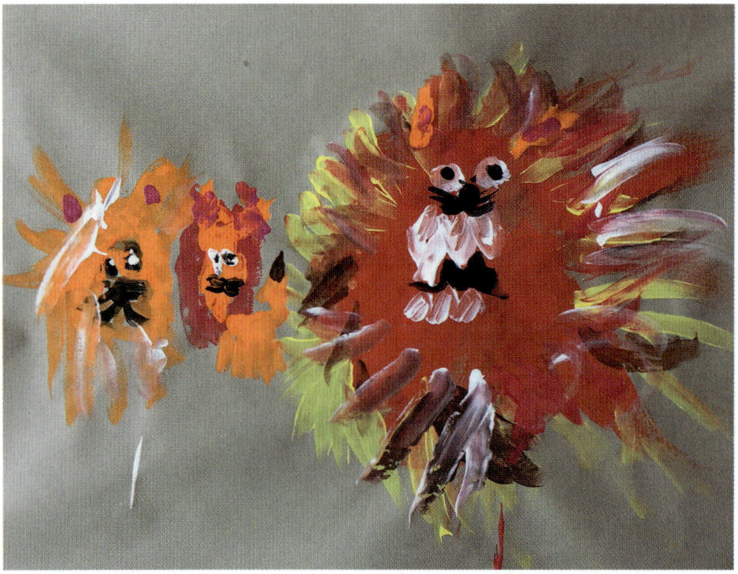

Abb. 10.4 Kunsttherapie [T1293]

Der therapeutische Erfahrungsraum der Gemeinschaft mit anderen Kindern, mit dem therapeutischen Team (Lehrerinnen, Erziehern, Krankenschwestern und -pflegern, Psychotherapeuten und Therapietieren) bietet den Kindern und Jugendlichen ein Übungs- und Probefeld für ein neues, wieder passendes Lebensgefühl.

10.4 Psychosoziales Probefeld – Transgender-Problematik

Im Zusammenhang mit einer besonderen Problematik bietet dieses Feld eine einmalige Chance, sich in der Welt anders zu erleben und zu spüren als bisher und zu erfahren, wie sich das Leben in einer anderen Geschlechterrolle anfühlt: die Transgender-Situation bei Kindern und Jugendlichen.

Kinder, die sich in ihrer Geschlechtsidentität unsicher oder unpassend fühlen und sich damit einhergehend wünschen, im anderen Geschlecht zu leben, können die Station als lebendiges Probefeld zur Findung nutzen. Sie können in dem Geschlecht aufgenommen werden, von dem sie fühlen und glauben, es sei richtiger für sie, darin zu leben.

Ein mögliches Procedere: Die Aufnahme erfolgt in der gewünschten Geschlechtsrolle. Das Kind erhält in jedem Fall ein Einzelzimmer. Das körperliche Geschlecht sollte vollkommen diskret behandelt, also nicht erwähnt werden. In diesem nun entstehenden kostbaren Erfahrungsraum erprobt das Kind sich in der Gruppe und in der Welt. Begleitet von psychologischen Gesprächen erhält das Kind die Chance, seine Lebenslage (s. Beschreibung der Methodik im ➤ Kap. 11) mit Hürden und Tankstellen anzuschauen. Dabei werden auch die inneren Nöte mit dem Geschlecht und der Geschlechtsrolle bearbeitet. Es kann sich zeigen, ob es im Grunde um Identitätsprobleme in der bestehenden Geschlechtsrolle geht, also um ein Unzufriedensein mit der Rolle, die mit dem Geschlecht einhergeht, oder ob es sich um eine tiefere, durchgehende Transgender-Empfindung handelt, bei der das Gefühl, in einem falschen Körper zu leben, dominiert.

Die Familie wird in den Prozess mit einbezogen und erhält in den Gesprächen Unterstützung, in dem für sie oft schwierigen Prozess. Nach ca. sechs bis zehn Wochen kann es sich erfahrungsgemäß zeigen, in welche Richtung der Prozess sich entwickelt. Möglicherweise folgt ein Coming-Out auf der Station, auch als Vorbereitung für das Coming-Out im wirklichen Leben. Manchmal löst sich die Geschlechtsfrage während der Zeit aber auch auf und führt zu ganz anderen Themen: Mädchen können Konfliktlösungsstrategien erlernen, die sie zuvor nur dem männlichen Geschlecht zugeordnet hatten, oder Jungen können auf diese Weise vielfältig und sensibel sein und damit Merkmale leben und erleben, die sie bisher dem weiblichen Geschlecht zugeordnet hatten. Es kann sich auch zeigen, dass die Eltern bestimmte Signale aussendeten, die das Kind glaubte erfüllen zu müssen. Durch die Erfahrungen auf der Station können Entscheidungsprozesse substantiiert und abgesichert werden. Im Rahmen der begleitenden Psychotherapie und Unterstützung der Eltern kann das Kind oder der/die Jugendliche Sicherheit über die eigene Identität gewinnen und so aus dem bisherigen Konfliktfeld herausgeführt werden. Selbstverständlich ist auch diese stationäre Phase immer eingebettet in ein multiprofessionelles ambulantes Setting, das zur angemessenen Versorgung von Kindern und Jugendlichen mit Geschlechtsidentitäts-Dysphorie vorgehalten werden sollte.

FALLBEISPIEL

Finn (Luise), 13 Jahre, Sich finden …: Finn kam wegen einer schweren Ein- und Durchschlafstörung sowie bei Stress häufiger Bauch- und Kopfschmerzen. Deswegen war es in der Vergangenheit zu sehr vielen Fehltagen in der Schule gekommen. Zu Hause hatte Finn bereits thematisiert, sich im weiblichen Geschlecht und mit dem weiblichen Namen nicht wohl zu fühlen, er fühlte sich mit dem männlichen Namen und Pronomen besser, obwohl er eigentlich am liebsten geschlechtslos wäre. Die Eltern und seine jüngere Schwester setzten Finns Wunsch im Familienalltag um, ebenso sein Freundeskreis außerhalb der Schule. In der Schule war sein Wunsch noch nicht Thema, so dass er dort weiterhin als Mädchen angesprochen wurde, was für Finn zunehmend problematisch wurde.

Finn wirkte bei der stationären Aufnahme stark niedergeschlagen und es fiel ihm sehr schwer, sich auf die stationäre Therapie einzulassen. Der Kontakt zu den anderen Kindern und Jugendlichen auf Station gestaltete sich nur langsam. Finn zeigte zunächst eine äußere Fassade von Unerreichbarkeit. Im Verlauf des stationären Aufenthaltes und mit der Möglichkeit, sich dauerhaft als Finn zu erleben und von den anderen auch so wahrgenommen und akzeptiert zu werden, verbesserte sich dies zunehmend. In den Einzelgesprächen wurde eine große Unsicherheit in Bezug auf viele soziale Situationen evident. Das Team begegnete dem mit Absprachen zur Umsetzung verschiedener Kompetenzaufgaben. So sollte er zum Beispiel etwas aus einem anderen Klinikgebäude holen oder zur Bank gehen, um Geld zu wechseln. Diese Aufgaben bauten Finns Selbstbewusstsein deutlich auf, was sich auch im Gruppengeschehen und in den gruppentherapeutischen Angeboten zeigte. Finn gelang es im Verlauf, Konfliktsituationen, denen er auch in der Schule häufig begegnete, zu reflektieren. So konnte er erkennen, dass er sich im Kontakt mit anderen Jugendlichen häufig (verbal) aggressiv verhielt. Es gelang ihm, Unterstützung anzunehmen und auch einzufordern, um sich weitergehend outen zu können. So wurde der weitere Familienkreis eingeweiht. Außerdem begleitete ihn ein Mitarbeiter des Teams zu mehreren Terminen in der Schule. Finn wurde bei Gesprächen mit Unterrichtenden und mit seiner Klasse unterstützt. Die Eltern waren zunächst sehr angespannt wegen des anstehenden Outings in der Schule. Als dieses erfolgreich verlaufen war, fiel eine große Anspannung vom Familiensystem. Durch die Zusammenarbeit mit den Eltern wurde auch die Eltern-Kind-Beziehung wieder gestärkt, sodass sich Finn seinen Eltern wieder mehr anvertrauen und um Unterstützung bitten konnte.

10.5 Das Team als die sozialtherapeutische Mitwelt in der Therapie

Schließlich werden alle Angebote, alle Chancen und Möglichkeiten für die Kinder und Jugendlichen durch das Team vermittelt, angeleitet und durchgeführt. Zum Team gehören alle an der Arbeit Beteiligten. Das Pflege- und Erziehungsteam, die Kunst-Stimm-Musik- und Ergotherapeuten, die Klinikschullehrer und -lehrerinnen, das ärztlich-psychologisch-psychotherapeutische Team.

Teamfaktoren sind bedeutend für die Therapie

Die Kinder und Jugendlichen kommen oft aus strittigen, spannungsgeladenen häuslichen Verhältnissen. Sie bedürfen einer sicheren, gemeinschaftlich zusammenarbeitenden Führung durch die Therapie mit Hilfe eines gut abgestimmten Teams.

Weil die Zusammenarbeit des multidisziplinären Teams das A und O in der Kinder- und Jugendpsychosomatik darstellt, lohnt es sich dazu einige Aspekte zu beleuchten.

Multidisziplinäre Zusammenarbeit erfordert von den Beteiligten zweierlei:

1. Fachlich über den Horizont der eigenen Disziplin hinausgehen zu wollen und zu können
2. Menschlich Anschluss an das gelingende Ganze zu suchen und dabei die eigenen Kompetenzen einzubringen.

Das ist leichter gesagt als getan. Es erfordert von den einzelnen Mitarbeitenden eben diese Bereitschaft, die auch den Verzicht auf vertraute berufsfachliche Abgrenzung bedeutet. Abgrenzung macht das Arbeitsfeld einfacher und überschaubarer. Jeder Beruf bleibt hinter seinem Zaun. Das ist für manche Arbeitsplätze und Persönlichkeiten sehr geeignet.

Die Psychosomatik erfordert jedoch die Öffnung der Zäune, die Begegnung und das Zusammentun mit den anderen. Dies ermöglicht jedem Mitglied, viel dazulernen zu können von den anderen Feldern und etwas Gemeinsames, gleichsam gemeinsam Eigenes neu zu schaffen. Dieser Prozess ist kein Selbstläufer, sondern braucht Findung und Förderung durch Supervision und Teamtage. Die Investition lohnt sich, da ein gut gestimmtes Team, wie ein gut gestimmtes Orchester, harmonisch klingt und so die Menschen und das Therapieziel erreicht.

Aufgaben und Herausforderungen für das Team als soziale Mitwelt

Wie bereits im Kapitel Milieutherapie dargestellt, bildet das Team die soziale Kraft und Größe. Dies zeigt sich in gemeinschaftlicher Stimmung. Diese Stimmung sollte sich durch Warmherzigkeit, dynamische Flexibilität und Toleranz mit klarer Führung auszeichnen, die sich den Patienten atmosphärisch und in konkreten Situationen vermittelt.

Dazu brauchen die Mitarbeitenden die Fähigkeit, ihre Person authentisch einzubringen, und dennoch zwischen naiver und professioneller Reaktion und Handlung differenzieren zu können. Gerade weil die eigene Person in die Arbeit eingebracht werden muss, denn eine Fassade kann keine spürbaren therapeutischen Beziehungen, die in diesem Arbeitsfeld zwingend sind, aufbauen und halten. Hier ist die Persönlichkeit jedes Einzelnen gefordert.

Das heißt, der therapeutisch arbeitende Mensch stellt auch sein Wesen maßgeblich in den Dienst – und zwar deutlich mehr als es der Beruf an vielen anderen Stellen und Arbeitsplätzen erfordern würde. Daraus ergibt sich einerseits mehr persönlicher Gewinn von den Erfolgen, aber auch deutlich mehr psychische Belastung. Das Betroffensein von den Schicksalen führt zu einem starken inneren Engagement, das von den Patienten nicht immer in der Weise adäquat, wie es Gesunden möglich ist, beantwortet werden kann, da sie durch ihre dysfunktionalen Verhaltensmuster in vielen Fällen an einem leichtfüßigen Aufbau einer vertrauensvollen Beziehung gehindert sind. Dies führt nicht selten zu Frustrationen bei engagierten Mitarbeitern, da sie den Misserfolg auch persönlich nehmen und nicht fachlich als Verhaltensmuster des Patienten einordnen. Wenn sie es unterscheiden können, dann brauchen sie darauf auch nicht mit der naiven Person zu reagieren, sondern fachlich. Dafür ist nicht jede Person im Team ausgebildet. Die naive Reaktion stellt daher für die nicht in professioneller Kommunikation ausgebildeten Mitarbeiter eine ganz normale Möglichkeit dar. Abgesehen davon kennen alle im Team Arbeitenden menschliche Dynamiken, die dem alltäglichen Denken entsprechen. Reaktionen wie naive Bestrafungstendenzen sind menschlich, gehören aber reflektiert und aufgelöst.

Das Ringen um die Fachlichkeit muss im Vordergrund stehen und immer wieder in den Austausch kommen, sei es auf Dienstbesprechungen, in Supervisionen oder Fallbesprechungen.

Besondere Belastungen für das psychosomatische Team: Viel Leid – viele Akteure – viel Druck

Im Arbeitsfeld der Kinder- und Jugendpsychosomatik sind zahlreiche Akteure beteiligt. Alle haben Mitspracherecht, das Verhalten jedes Einzelnen trägt entscheidend zum weiteren Verlauf bei und daher müssen alle miteinbezogen werden. Von allen Seiten kann Druck erfolgen.

Die **Eltern** – manchmal mehrere mit verschiedenen neuen Partnern – bilden eine eigene Aktionskraft. Manche unterstützen die Therapie, andere müssen erst gewonnen werden. Manche erwarten schnelle Erfolge und üben Druck aus, andere Eltern fühlen sich beschuldigt oder bedroht vom therapeutischen Team und brauchen Hilfe, zum Frieden zu kommen, manche betrachten die Therapie zuweilen als feindlichen Akt, der in ihr Revier eindringt. Sie gehen gegen das Team vor, beschweren sich bei der Klinikleitung und brauchen selbst Sicherheit und Vertrauensaufbau oder, wenn das nicht möglich ist, dann ein klares professionelles Grenzzeichen. Ein Bruch mit den Eltern würde das Kind in Loyalitätskonflikte bringen, so dass eine weitere Therapie unmöglich wird. Die Eltern sollten als Teammitglieder gewonnen werden, wenn es irgend möglich ist. Das Team muss in diesem Beziehungsnetz geschickt und sozial aufmerksam handeln, es darf nicht persönlich gekränkt sein und braucht Kompetenzen zur Distanzierung.

- Patienten und Patientinnen suchen Sicherheit auch in rückzüglichem oder oppositionellem Verhalten, sie versuchen manchmal Team und Eltern gegeneinander auszuspielen.
- Die Kollegen des Teams, die auch mal verschiedene Auffassungen haben, und die Therapiestrategie in Frage stellen.
- Vorgesetzte, die am Prozess beteiligt sind und bestimmte Richtungen ansteuern, die noch nicht von allen geteilt werden.
- Vorgesetzte, die die Organisation der Klinik vertreten, und noch zusätzliche Ansprüche und Richtlinien an die Therapie stellen.

Das alles kann auch noch gleichzeitig geschehen.

Die psychische Belastung in diesem komplexen Interaktionsprozess ist enorm. Im Unterschied zu anderen Stationen einer Klinik werden über mehrere Wochen, teils über Monate, Beziehungen mit agilen, mündigen Menschen im Mehrpersonenprozess geführt. Die Patienten liegen nicht in einem Krankenzimmer. In der Kinder- und Jugendpsychosomatik sind die Patienten nicht nur gehorsam oder im Tiefschlaf. Sie und ihre Eltern tragen in der Therapie ihre mitunter zerrüttenden Interaktionen, ihre Enttäuschungen und Frustrationen mit dem Team aus. Diese hängen nicht selten mit einer Abneigung gegen die psychosomatische Diagnose zusammen. Während bei einer organischen Erkrankung die Diagnose, die gut akzeptiert wird, die keinen Zusammenhang mit der familiären Interaktion aufruft, wo die Behandler als Retter gesehen werden, ergibt sich bei der wesentlich unbeliebteren Diagnose einer psychosomatischen Erkrankung für die Behandler keine derartige Retterrolle, sondern eher die als Einmischer in die familiären Belange.

Enttäuschungen in der Beziehungsarbeit mit dem Patienten und den Eltern können zu Abwendung und Resignation bei Mitarbeitenden führen. Supervision ist notwendiger Bestandteil der Teampflege.

Zudem sollten Mitarbeitende psychosomatischer Stationen mehr Raum für Auszeiten haben. Nützlich können die Zeiten von Feiertagen sein, wenn die meisten, wenn nicht alle Kinder nach Hause zu einem Belastungsurlaub aufbrechen können, um dem Team frei zu geben.

Um die Bedeutung von guter Teamarbeit in der Kinder- und Jugendpsychosomatik zu schärfen, sollen hier auch Hürden und Schwierigkeiten in solchen Teams beschrieben werden, die es gilt in der Arbeit zu vermeiden oder zu lösen. Dazu werden typische dysfunktionale Muster von problematischen Teamentwicklungen beschreiben werden, die in verschiedenen Teams vorkommen und lösbar sind.

Eskalation naiver dysfunktionaler Verhaltensmuster im Team

Die Nestbildung oder Clique: Wir alle kennen dies aus der Schulzeit: Man hielt zusammen in einem Geiste gegen die anderen. Mitarbeiter finden sich in ihrem nicht bearbeiteten Leid und ihrer Bedürftigkeit zusammen. Sie sind sich untereinander einig in ihrer Haltung gegenüber den anderen aus dem Team, die sie nicht in ihr Nest aufnehmen würden. Dieser Zusammenschluss erfordert Zeit und Energie, welche entsprechend für das Arbeitsfeld fehlt. Wird so ein Mechanismus nicht gestoppt, beginnt das kleine System sich zunehmend autonomer und stärker zu fühlen.

Ein Beispiel aus der Teamsupervision: Einige Mitarbeitende koppeln sich mehr und mehr ab, bis dahin, dass diese Clique nur diskret unter sich kommuniziert, aus dem gesamten gemeinsamen Prozess ausschert und glaubt, allein das zu wissen und zu beurteilen, was in der Therapie richtig und falsch ist. Dies fällt ihnen besonders leicht, wenn es um psychologische und psychotherapeutische Dinge geht. Entsprechend wird das Verhalten im gesamten Team gegenüber den entsprechenden Kollegen, insbesondere Bezugstherapeuten des Patienten über deren Therapie andere Ansichten bestehen, distanzierter. In der Folge kann diese Dynamik in Bestrafungen der Bezugstherapeuten resultieren, indem mit den jeweiligen Patienten ein eskalativer Umgang geführt wird und das Behandlungsgeschehen diskret in die Richtung der in der Clique vorherrschenden Meinung gelenkt wird. So wird beispielsweise das schwierige Verhalten von Patienten durch Provokationen verstärkt – bis das Verhalten endlich so grenzwertig ist, dass der Patient im schlechtesten Falle entlassen werden muss. Dies ist ein aus Sicht der Clique längst überfälliger Schritt.

Erschwerend kommt hinzu, dass es ein lange gewachsenes Verständnis für die medizinischen, „harten" Fakten gibt, psychologische und psychotherapeutische Anordnungen dagegen etwas relativ Neues für Teams in der Kinderklinik sind. Die „weichen" psychosozialen Fakten werden häufig noch immer als scheinbar unbedeutend wahrgenommen. Das medizinisch und hierarchisch organisierte Klinikwesen bietet hier keine große systemimmanente Autorität, sodass dieser Eindruck verstärkt wird.

Mitarbeitende müssen bereit sein, die Bedeutung der psychosozialen Faktoren aus eigener Initiative in ihrem Bewusstsein zu erfassen und zu verstehen. Die Leitungsebene muss hinter dieser Bedeutung stehen, damit sie nicht der Beliebigkeit ausgesetzt wird.

Ein Fallbeispiel aus der Supervision: Eine bedürftige Patientin, die unter starker Selbstablehnung litt und sich ausgesprochen zurückhaltend verhielt, nichts für sich einfordern konnte, bekam eine Zuwendung mit einem Kartenspiel verordnet. Die Ausführung wurde direkt an eine bestimmte Mitarbeiterin gegeben. Diese Mitarbeiterin hatte sich das besondere Vertrauen der Patientin erworben, indem sie sich abends lange mit ihr in intensive Einzelgespräche auf dem Patientenzimmer begeben hatte. Diese Gespräche führten zu einer vertieften Beziehung, die die Patientin überforderte. So erhielt die Mitarbeiterin die Aufforderung, sich abends fern zu halten. Um keinen generellen Beziehungsabbruch zu riskieren, wurde sie gebeten, tagsüber in allgemeinen Situationen mit der Patientin z. B. Karten zu spielen. Da sie sich über die Anordnung ärgerte und ihr Nest sie darin unterstützte, wird die Anordnung wiederholt von ihr nicht ausgeführt. Die Patientin geriet in eine emotionale Krise, die so weitgehend war, dass sie in die Psychiatrie verlegt werden musste. Dies kann als Machtspiel zwischen einem Nest und dem ärztlich-psychologischen Team gesehen werden. Das Team kann in solcher Weise nicht mehr konstruktiv arbeiten. Wird Derartiges nicht von Vorgesetzten außerhalb des Teams aufgegriffen und mit Supervision bearbeitet, fehlen wichtige Signale zur Orientierung in der Patientenbehandlung.

Würde das Geschehen durch unterlassene Medikamentengabe begründet, würde es natürlicherweise ganz andere dienstliche Konsequenzen nach sich ziehen können. Dafür besteht ein gewachsenes Pflichtgefühl und ein Auslassen würde nicht ohne Reaktion bleiben. Fehlen die Konsequenzen für das Auslassen weicher Faktoren und wird das Team sich selbst überlassen, müssen die Leitungskräfte, deren Anweisung von der Mitarbeiterin nicht ausgeführt wurde, selbst kritische Gespräche mit ihr führen. Damit kann das Geschehen weiter eskalieren, indem die Mitarbeiterin sich als Opfer darstellt und damit die volle Solidarität des Nestes erfährt, welches nun umso mehr zusammenhält.

Da in der Psychosomatik viele behandlungsrelevante Faktoren, sogenannte weiche Kriterien, z. B. Zuwendung, Spiel, Freundlichkeit, Deeskalation etc. sind, liegt die Schwelle, sie einfach nach Gutdünken zu behandeln sehr niedrig. Für die einzelnen Mitarbeitenden kann die Bedeutung dieser Anordnungen sehr weit unten liegen, insbesondere wenn das Verständnis dazu fehlt. Am einfachsten erscheint es, die Dinge genauso zu beurteilen wie zuhause. Nur Bildung und Professionalisierung helfen hier weiter. Sie sollten von der Klinikleitung gefordert und unterstützt werden. Es gibt bisher wenig Forschung und eine überschaubare Literatur zur Organisation und Kommunikation von Interdisziplinären Teams. Eine Studie von Tobias Felsing (2006) zeigte, dass atmosphärische Faktoren mehr Bedeutung und Wirksamkeit für die Zusammenarbeit im Team hatten, als die Diversität der Aufgaben.

Georg E. Stampfl (2009) fand in seiner Untersuchung zu Erfolgsfaktoren interdisziplinärer Zusammenarbeit bei Innovationsprojekten heraus, dass sie erfolgreicher als homogene Teams Innovationsprojekte zustande bringen. Die negativen Einflussfaktoren, die er feststellen konnte, sind die persönlichen Faktoren wie Kommunikationsfähigkeit und die Fähigkeit, die Sichtweise des Anderen zu antizipieren. Sie decken sich mit den bereits hier beschriebenen Erfahrungen aus der Supervisorenarbeit. Dies bedeutet, mehr für das Team verbindende und leitende Orientierung zum gemeinsamen Gelingen zu geben.

Konstruktive Teambildung und Befähigung zur Zusammenarbeit

Nachdem nun viele Probleme benannt wurden, sollen auch Wege zu deren Lösung beschrieben werden. Der oben bereits dargestellte Funktionsablauf für Entwicklung (Schumann 1992) hat sich auch in der Teamfortbildung bewährt, da dieses Modell die beiden Seiten des menschlichen Seins, sowohl die subjektive als auch die Außensicht, die Sicht der Anderen, als die objektive Wirklichkeit der Person aufgreift.

Da dieses Modell der Beurteilung der Entwicklung der Kinder und Jugendlichen zugrunde liegt und Grundlage der Therapieplanung ist, erleichtert es den Mitgliedern des Teams zu verstehen, welche Prozesse welche Wirkung entfalten können. Es ist unbedingt zu empfehlen, diese Reflexionsprozesse im Rahmen einer externen Supervision zu bearbeiten. Der Unterschied zwischen der Selbsteinschätzung eines Teammitglieds und der Fremdwahrnehmung durch andere Teammitglieder kann die Ursache von Spannungen sein.

Bewertungen durch andere Teammitglieder aus deren persönlicher Perspektive führen in eine Psychodynamik, die häufig destruktiv und schwer aufzulösen ist und der Erfüllung therapeutischer Aufgaben im Wege stehen kann.

Fakt ist, dass alle zusammen an einem Arbeitsplatz an einer Aufgabe arbeiten und sie letztlich auch nur durch gute Zusammenarbeit gut lösen können. Über den Zweck des reinen Broterwerbs hinaus stellt sich für jeden die Frage, welche positive Bedeutung, welchen Wert die Arbeit für ihn selbst und für die Außenwelt hat: An welcher bedeutungsvollen gemeinsamen Sache arbeite ich mit? Welche Sinnerfüllung ergibt sich für mich dadurch, dass ich das tue, was ich tue?

Die individuellen Ergebnisse dieser Überlegungen werden in der Teamrunde wertschätzend, das heißt unkommentiert vorgetragen und aus ihnen die Schnittmenge der Gemeinsamkeiten festgehalten. Diese Gemeinsamkeiten umfassen das Verbindende genau dieses Teams zu dieser Aufgabe. Sie werden in Stichworten festgehalten und/oder zu einem teamspezifischen Leitsatz formuliert, in dem sich alle wiederfinden. Es entsteht ein „gemeinsamer Sinn". Dazu wird gemeinsam ein bildhafter Ausdruck gesucht, der die Bedeutung, den Sinngehalt verkörpert.

Beispiel: Die gemeinsamen Begriffe ergeben auf einen Nenner gebracht die sinnvolle Bedeutung: Entwicklung und Wachstum. Als Bild dazu findet dieses Team einen Garten.

Jede Persönlichkeit trägt etwas zu dem Ganzen bei und jede auf ihre Weise. Nun ist es möglich, die bestimmte Weise, die eine Mischung aus Funktion und persönlicher Ausfüllung ist, herauszuarbeiten, zu benennen und dafür eine Gestalt zu finden, die dies ausdrückt. Der positive Beitrag eines jeden Teammitglieds wird schließlich in Form der Gestalten zu einem Ganzen in seiner Dynamik zusammengesetzt. Es stellen sich Gestalten heraus, die hier ohne Anspruch auf Vollständigkeit als Beispiele benannt werden:

Die Erzieherin ist wie ein munterer Bach und Geysir, ihr Wasser verbindet alles und sie sorgt für Bewegung und gelegentlich im positiven, für die Erfüllung des gemeinsamen Wertes „Entwicklung und Wachstum im Garten".

Der positive Beitrag zum gemeinsamen Sinn der Stationsschwester wird mit Wärme und Herzlichkeit, mit Klarheit und Orientierung als Sonne empfunden.

Eine Ergotherapeutin trägt viel Ruhe und Stabilität sowie die Tiere bei. Sie wird als sanfter Hügel im Garten gesehen, auf dem Tiere weiden und an den man sich anlehnen kann.

Die Stationsärztin wird zu einer heilkundigen Frau, die durch den Garten wandelt und für alles sorgt.

Die Kinder- und Jugendpsychiaterin wird zu einer weisen Eule, die alles sieht und aus ihrer Erfahrung herausschaut.

Die Psychologin wird zu einem großen Baum, der dem Garten Schutz und Stabilität gibt, sodass dort auch andere Tiere wohnen können.

Eine weitere Krankenschwester zu einer fleißigen Biene, die überall Nektar sammelt und befruchtet.

In diesem Sinne arbeitet jedes Mitglied im Team wertbezogen auf den gemeinsamen Sinn hin, der in diesem Fall von niemandem verordnet ist, sondern das Ergebnis eines sorgfältigen Bottom-up-Prozesses ist, von jedem einzelnen Individuum durch Einzelbesinnung auf die Sinnerfüllung festgestellt und daraus den gemeinsamen Nenner gebildet. Der gemeinsame Nenner bildet einen über allen Individuen stehenden Wert – der „gemeinsame Sinn".

Zum Abschluss werden die Gestalten der einzelnen Mitglieder in ihrer Dynamik, wie sie untereinander und in Bezug auf den „gemeinsamen Sinn", im Garten wirken, gemeinsam zu einem Bild zusammengesetzt. Darin findet sich jede und jeder wieder. Es stärkt das Teamgefühl, es zeigt jedem, dass er oder sie ein wirksamer Teil eines wertvollen Ganzen ist. Es drückt den gemeinsamen Sinnbezug der Arbeitsaufgabe aus. Das stabilisiert das Team und gibt dem Einzelnen Sicherheit und ein positives Selbstbild hinsichtlich seines Mitwirkens an der gemeinsamen Aufgabe. Das Team entwickelt so ein eigenes Bild von sich selbst. Ebenso wie das positive Selbstkonzept verschiedene Aspekte in sich vereint und für die Entwicklung jeder Persönlichkeit wichtig ist, so braucht auch ein Team ein positives Selbstkonzept des Miteinanders und des Gelingens, um schwierige Aufgaben gemeinsam lösen zu können.

KAPITEL

11 Integrative Individualtherapie

Der Begriff Individualtherapie meint den persönlichen therapeutischen Prozess, in dem das einzelne Kind, der einzelne Jugendliche Raum zur Klärung und Lösung seiner Problematik bekommt. In der gesamten Therapielandschaft in der Kinder- und Jugendpsychosomatik ist es ein vertraulicher geschützter Ort, von dem eine Brückenfunktion in die Gruppe und eine Lenkungsfunktion für das gesamte Setting ausgeht.

Das Dorsch Lexikon für Psychologie definiert Individuum wie folgt: *„[engl. individual; lat. individuus ungeteilt, unteilbar], [PER], das Unteilbare, Einmalige in raumzeitlicher und qualitativer Hinsicht. Individuum kann Einzelding und Einzelwesen (z. B. Tier, Pflanze) sein, insbes. wird Individuum aber bezogen auf den Einzelmenschen: Individualität bedeutet Heraushebung aus der Masse der Individuen (vergleichbar dem Verhältnis von Persönlichkeit zu Person) und ist die höhere Stufe des Individuums."* (https://dorsch.hogrefe.com/stichwort/individuum letzter Zugriff 9.7.2022)

In der Individualtherapie wird der Patient aus der „Masse" der Mitpatienten herausgehoben und erscheint in seiner Individualität. Man könnte auch von personenzentrierter Therapie sprechen, denn mit dem Begriff Person verbinden sich im Laufe der Zeit viele Attribute, die für die Therapie bedeutungsvoll sind.

Dazu eine Definition für Person aus dem Dorsch Lexikon für Psychologie: *„[engl. person; lat. persona Maske, personare hindurchtönen], [PER, PHI], der Begriff ist über die Jahrhunderte recht unterschiedlich verwendet worden. Person zu sein wird zum einen allen Menschen zugeschrieben, zum anderen ist es an bestimmte Attribute wie Bewusstsein, Selbstbewusstsein, Vernunft, Willensfreiheit, Werte, Verantwortlichkeit und Kommunikation gebunden. In der Ethik-Debatte gibt es unterschiedliche Positionen, ab welchem Bewusstseinszustand die Zuschreibung Person schon oder noch gerechtfertigt ist. Historisch zeichnete Person im alten Rom den freien Rechtsbürger aus. Im Mittelalter wurde persona für den getauften Christen im Reiche Gottes verwendet. Die deutsche Mystik entwickelte aus persona und personalis den Begriff der Persönlichkeit als unsterbliche Seite des Menschen. Im deutschen Idealismus und in der Klassik wurde Person als ‚Wertschätzung des Einmaligen im Individuum schlechthin' gewichtet."* (https://dorsch.hogrefe.com/stichwort/person letzter Zugriff 9.7.2022)

Wir nutzen den Begriff Individualtherapie nicht in Abgrenzung zum Personalismus, mit dem wir ganz einig sind, sondern weil der Begriff „personenzentriert" einerseits in der therapeutischen Community bereits belegt ist. Andererseits weil wir zwar von der individuellen Sicht und Gegebenheit einer Person ausgehen, aber nicht darauf allein zentrieren, sondern wir fokussieren auf die Lebendigkeit fördernden Verbindungen *zwischen* ihr und ihrer sozialen und natürlichen Welt. Aus diesem Prozess ergibt sich der Begriff Integrative Individualtherapie, denn in diesem Zwischen liegt das integrative Feld für die Aufnahme sinnhafter Erfahrungen, neuer Informationen und Empfindungen. Daher ist der integrative pragmatische Ansatz, wie er sich auch durch die anderen therapeutischen Kapitel in diesem Buch zieht, nirgendwo zentriert, sondern setzt den Schwerpunkt zum einen bei der Person und zum anderen bei der sozialen Mitwelt und Umwelt. Der Schwerpunkt kann sich im Verlauf der Therapie verändern, das Zentrum jedoch bildet die Erfahrung von Lebendigkeit.

Für Eltern und ältere Jugendliche erscheint das Einzelgespräch die eigentliche Therapie überhaupt zu sein. Ihnen ist die therapeutische Bedeutung des Gesamten nicht bewusst, die dann häufig erklärt werden muss.

Die exklusive Hinwendung zum einzelnen Patienten, um ihn mit seinen Eigenschaften, Kompetenzen und Fähigkeiten kennenzulernen und gemeinsam mit ihm einen Entwicklungsprozess aus der Erkrankung zu beginnen, erfordert Offenheit, Empathie, Wärme, Flexibilität und gute kohärente Orientierung.

Die Einzelgespräche oder die spieltherapeutischen Einzelinterventionen sind der Raum für Patient und Einzeltherapeut, um sich gemeinsam Übersicht und Einsicht in die individuellen Zusammenhänge zu verschaffen, die Veränderungsmotivation anregen und Lösungsentwürfe provozieren. Vertrauen von Seiten des Patienten kann nicht vorausgesetzt, sondern muss verdient werden. Schwierige Themen liegen meist nicht auf dem Tisch. In diesem Kapitel werden die Struktur, die therapeutische Beziehung und wegen ihrer hohen Praxisrelevanz die erprobte Arbeitsform der integrativen Lageerfassung näher dargestellt.

Die Integrative Individualtherapie wird von einem Bezugstherapeuten (Arzt/Ärztin, Psychologe/Psychologin oder Psychotherapeutin/Psychotherapeut) durchgeführt. Weitere Mitarbeiter können zu bestimmten kotherapeutischen Aufgaben hinzugezogen werden (➤ Abb. 11.1).

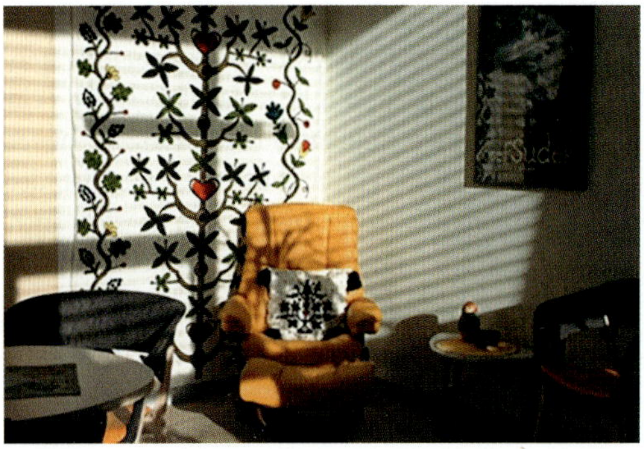

Abb. 11.1 Therapieraum [P1308]

11.1 Der Beginn

Und jedem Anfang wohnt ein Zauber inne,
Der uns beschützt und der uns hilft, zu leben.
Wir sollen heiter Raum um Raum durchschreiten,
An keinem wie an einer Heimat hängen,
Der Weltgeist will nicht fesseln uns und engen,
Er will uns Stuf′ um Stufe heben, weiten.
Kaum sind wir heimisch einem Lebenskreise
Und traulich eingewohnt, so droht Erschlaffen;
Nur wer bereit zu Aufbruch ist und Reise,
Mag lähmender Gewöhnung sich entraffen.

Dieser Auszug aus dem Gedicht „Stufen" von Hermann Hesse lässt sich durchaus auf die Arbeitssituation übertragen. Am Beginn des Arbeitsbündnisses ist ein Appell frisch und neu zu schauen. Untersuchungen von Micheal Lambert und Allen Bergin zeigten, dass erfahrene Therapeuten keineswegs bessere Therapieergebnisse erzielen als unerfahrene (Boessmann, 2011, S. 25).

In der Therapie ist ein guter Anfang erwiesenermaßen sehr bedeutungsvoll. Dabei spielt der Faktor Hoffnung eine Rolle. Vermittelt die Therapeutin, der Therapeut, dass Besserung erwartet werden kann, tritt sie auch eher ein. Studien ergaben, dass 56 bis 71 % der Varianz der günstigen Gesamtveränderungen des Patienten der frühen Phase der Therapie zuzuschreiben sind. Es zeigte sich ein signifikant positiver Zusammenhang zwischen der Besserungserwartung und dem Ausmaß der Verbesserung. So können Besserungen eintreten, die nichts mit den Vorannahmen der angewandten Methode zu tun haben. So konnten Patienten, die mit kognitiver Verhaltenstherapie behandelt wurden, ihr Verhalten schon bessern, ohne den spezifischen Veränderungsmechanismus, auf den die kognitive Verhaltenstherapie ihre Wirkung zurückführt, überhaupt verstanden zu haben (Boessmann 2011, S. 21 f.).

Durch jede Begegnung einer Person mit einer anderen wird die Lage beider verändert (Watzlawik 1969, S. 53). Wann und wie treffen Patient und Therapeut erstmals zusammen? Und welche Botschaft spricht daraus?

Der Gesprächsraum sollte eine angenehme Ausstrahlung und Atmosphäre haben. Ein Raum, in den „man" gerne kommt. Der Platz für den Patienten sollte Ausblick und Überblick ermöglichen, so dass er sich sicher fühlt. Für jüngere Kinder sollte er eine gemütliche Spielecke umfassen.

11.2 Therapeutische Haltung

Basis jeder therapeutischen Haltung ist ein Bild vom Menschen überhaupt, sei es bewusst oder unbewusst. Dies beeinflusst, wie wir auf Menschen zugehen, bestimmt wesentlich unsere Haltung und damit auch wie der Kontakt verläuft. Ein **bewusstes Menschenbild** hat den Vorteil, dass der Therapeut sich seiner impliziten Erwartung von Möglichkeiten und Bezugspunkten im Gegenüber bewusst ist (➤ Kap. 9).

Aus einem **salutogenen Menschenbild** ergibt sich ein Blick auf den Menschen mit Fokus auf seine Fähigkeiten und Chancen. Es gibt dem Therapeuten aber auch weniger Spielraum, einen schwierigen Patienten aufgrund seiner Störung als therapieunfähig oder noncompliant zu sehen, dafür stärkt es die Frage nach neuen Wegen, den Menschen zu erreichen.

Das bereits vorgestellte Modell der Zentralfunktionen für Entwicklung von Hanna Schumann ermöglicht eine große Freiheit, nach passenden neuen Wegen zu suchen. Es können jeweils für den speziellen Menschen passende Interventionen erdacht und genutzt werden, wenn sie die nun notwendige Zentralfunktion für Entwicklung erfüllen. Die Einengung der Vielfalt ergibt sich aus den Fähigkeiten des Therapeuten und den Möglichkeiten des Patienten.

Ein mathematisch sehr begabter und auch insgesamt hochbegabter Patient, mit dem ich diesen Sachverhalt besprach und ihn fragte, wie wir diese Aussage über die Vielfalt von Interventionen für Entwicklung mathematisch in einer Formel ausdrücken können, schrieb es so: Funktionen für Entwicklung

$E_{(i)} = n^1 \, x_{i1}$

wenn z. B. n die Anzahl der Interventionen wäre und x die Wirksamkeit der jeweiligen Intervention.

Abgesehen davon, dass dies sachlich richtig ist, eröffnete es ihm auch einen anderen, weiteren Blick auf die Therapie und das Leben. Er verstand, dass es einfach sein konnte, dass sein Funktionsträger noch nicht ganz gefunden war, denn er hatte bereits über 6 Jahre Einzeltherapie in einer Sozialpsychiatrischen Praxis hinter sich. Er überwand seine resignative Haltung allein durch diese Erkenntnis und war nun motiviert, seinen Funktionsträger noch entdecken zu können. Die Annahme der vielen Möglichkeiten für Entwicklung öffnet auch die Haltung des Therapeuten. Es ist dann nicht so einfach zu sagen, „ich habe schon alles probiert".

Nach allem, was bisher aus der Psychotherapieforschung bekannt ist, hat das empathische Eingehen des Therapeuten auf die impliziten und expliziten Anliegen des Patienten und die Befriedigung seines Wunsches nach sicherer und verlässlicher Bindung in der therapeutischen Beziehung „offensichtlich eine eigene kurative Wirkung. Diese sei wahrscheinlich zum großen Teil für die … in der Psychotherapieforschung genannten, allen Therapieverfahren gemeinsamen und unspezifischen Faktoren (die auch in nicht psychotherapeutischen Behandlungsverfahren wirksam sind) verantwortlich" (Boessmann, 2011, S. 107).

Daraus folgt ein emanzipatorisches Verhältnis, in dem der professionelle Kontext des Therapeuten, der Therapeutin, ihm und ihr selbst die Souveränität und Offenheit gibt, sich auch vom Patienten in seine Realität führen zu lassen. Dann aber wieder flexibel anzuknüpfen, unter Verzicht auf kluge, eindrucksvolle Interpretationen, sondern mit ressourcenorientierten Einbettungsvorschlägen in sinnhafte, kohärente Kontexte, die es dem Patienten erleichtern, hoffnungsvoll auf seine Lage zu schauen. Die Therapeuten emanzipieren sich von der Rolle der Macht des Wissenden, Gebildeten und Klugen hin zu einem professionellen Partner auf dem Weg von Entdeckung und Erkundung.

Die Patienten erleben sich als ganze Person und fühlen sich angesprochen und ernst genommen. Sie werden nicht nur Experten für sich selbst genannt, sondern auch so behandelt.

Wer wen in der Kommunikation führt, sollte bewusst offen und situativ wechselseitig sein. Die Therapeuten können eine Entwicklung aufgrund ihres Wissens insgesamt in einem größeren Rahmen überblicken und daher entsprechende Impulse in der Individualtherapie setzen, im Elterngespräch geben oder im Therapieplan in der Sozialtherapie setzen lassen.

11.3 Die Haltung und Einschätzung des Patienten

Der Therapeut, die Therapeutin ist für die Kinder ein natürlicher „… wirklicher Mensch, bei dem man etwas Neues erleben und lernen kann“ (Boessmann, 2011, S. 152). Das ist eine sehr hoffnungsvolle Ansicht.

Die Aufgeschlossenheit von Kindern stellt für die therapeutische Beziehung ein wichtiges Startkapital dar. Hinzu kommen die aktiven Selbstheilungskräfte, die nach Ausgleich und Entwicklung streben.

Patienten und Therapeuten schätzen die Qualität der Therapiebeziehung sehr unterschiedlich ein. Dabei erreicht die Einschätzung der Patienten den größeren Voraussagewert für das Therapieergebnis, als die der Therapeuten. Für die Patienten ist es am wichtigsten, dass der Therapeut Wärme, Mitgefühl und soziales Engagement zeigt. Übertragungsdeutungen und Deutungen können vom Patienten missverstanden werden und Misstrauen hervorrufen (Boessmann, 2011, S. 100).

Allen Bergin und Sol Garfield bemerkten (1994), dass der Klient stärker für die Durchführung des Veränderungsprozesses sorgt als der Therapeut. Es passiert mehr Veränderung, wenn Therapeuten sich mehr auf die Ressourcen der Klienten stützen.

11.4 Das Arbeitsbündnis – Passung und Beziehung

Das Arbeitsbündnis beginnt mit dem Anspruch des Therapeuten, dieses Kind richtig zu verstehen, und bei dem Kind mit dem Anspruch, richtig verstanden zu werden.

Im personenzentrierten, dem tiefenpsychologischen und analytischen Therapiekonzept, hatte die therapeutische Beziehung schon immer eine zentrale Bedeutung. Dies wurde unterdessen in zahlreichen Studien nachgewiesen (u.a. Orlinsky, Grawe und Parks, 1994, Horvath und Symonds 1991). Sie zeigten den Zusammenhang zwischen der therapeutischen Beziehung und dem Therapieerfolg und dies unabhängig von der Therapieschule. „Die Therapiebeziehung ist zunächst … einmal das zentrale Mittel, das positive Potential des Patienten zu aktivieren“ (Grawe und Fliegel, 2005, S. 691).

Die Tatsache, dass der Therapieerfolg ganz wesentlich auf der guten therapeutischen Beziehung beruht, zeigt die Bedeutung einer guten sozialen Beziehung für Menschen in Krisen und Not. Wer es ernst meint mit der Hilfe für therapiebedürftige Menschen kann sich über die Empfehlung des Deutschen Ethikrates vom März 2023 nur wundern. In seinem Statement unter dem Titel „Mensch und Maschine – Herausforderungen durch Künstliche Intelligenz“ berichtet die Vorsitzende Alena Buyx dass Psychotherapie einer der wenigen medizinischen Bereiche sei, „in denen KI-basierte Systeme ärztliches bzw. anderes Gesundheitspersonal weitgehend oder sogar vollständig ersetzen könnten.“ Dieser Standpunkt ignoriert alles, was die Psychotherapieforschung seit Jahrzehnten gezeigt hat. Psychische Probleme sind emotionaler Natur – wenn sie sich allein durch kluges Denken lösen ließen, würden sehr intelligente Menschen wohl keiner Psychotherapie bedürfen. Doch das ist nicht der Fall. Es gehört gerade zu der therapeutischen Kunst, eine Beziehung zu gestalten, die emotionaler und inspirierender Natur ist, frei und gebunden zugleich. Eine Beziehung, die emotionale Intelligenz erfordert und damit in der Lage ist, einen guten Zugang zum Patienten und seinen Belangen zu gestalten. (Deutscher Ethikrat, Pressekonferenz 20.3.2023).

Studien von Orlinsky und Howard (1987) ergaben, dass es aus Sicht der Patienten das Gefühl der Passung ist, was die Gütequalität der Beziehung ausmacht. Damit ist über Beziehung hinaus die Passung von therapeutischem Angebot und von Sichtweisen auf die Lage gemeint. Claiborn (1981) zeigte, dass die Therapeuten, die fähig sind, zusammen mit den Patienten eine kongruente Sichtweise auf die Lage und die Problematik zu entwickeln, eine höhere Veränderungserwartung erzeugen und auch ausgeprägtere Veränderungen erleben, dazu einen größeren Zufriedenheitsgrad und deutlich seltener Therapieabbrüche.

Vergleichende Psychotherapiestudien von Jerome Frank und seiner Tochter (1991; dargestellt in Boessmann 2011, S. 159/160) ergaben **4 Merkmale für ein erfolgreiches Arbeitsbündnis:**

- Eine emotional hoffnungsvolle, entschlossene, vertrauensvolle Beziehung
- Ein vertrauenswürdiges Setting, in welchem dem Patienten in jeder Hinsicht implizit wie explizit vermittelt wird, dass er positive Veränderungen erwarten darf, auch weil andere bereits in diesem Setting gute Erfahrungen machten
- Ein plausibles, rationales oder auch mythologisches Konzept zur Erklärung der Symptome des Patienten
- Verfahren oder Ritual, an welchem Patient und Therapeut beiderseits aktiv mitarbeiten, weil sie gemeinsam daran glauben, dadurch die Gesundheit des Patienten zu verbessern.

Nach diesen Befunden zur therapeutischen Beziehung ist die Sichtweise des Patienten tragfähiger für eine zutreffende Einschätzung des erfolgreichen Prozesses und sein Beitrag zur Veränderung der größere. Daher lohnt es sich, diese Sichtweise für die Praxis zu vertiefen.

11.5 Bedeutung der subjektiven Sichtweise in der psychosomatischen Therapie

Die Erfahrung aus der Praxis lehrt, dass es sich lohnt, das Wort individuell genau zu nehmen. Jedes Kind, jeder Jugendliche entwickelte seine Fähigkeiten, Symptome und Störungen aus seinem individuellen Welt- und Selbsterleben und seinen Reaktionen darauf. Daher besteht die in diesem Feld erprobte Arbeitsrichtung darin, eben diesen individuellen Raum zu geben. Menschen sind so unterschiedlich wie Schneeflocken. Sie sind einzigartig. „Subjekte existieren zwar im Plural, aber nicht im Durchschnitt." (Markard, 2007, S. 81).

Die Einzigartigkeit des Menschen im Auge zu behalten ist wichtiger, als die Störungskategorie. Denn die Lösung kommt nicht aus der Störung, sondern aus der Fähigkeit der Person, neue Impulse aufzugreifen, zu integrieren und damit die Störung zu meistern und zu überwinden. Die Einzigartigkeit sehen, das ist schon der Anfang eines Menschenbildes. Ein **salutogenes Menschenbild** beruht auf der Annahme, dass der Mensch heilen will, analog zu den Selbstheilungskräften des Organismus, weil seine Lebendigkeit – und sei sie auch noch eingeschränkt – immerhin besteht.

Manche Menschen können Schwerstes überstehen, ohne wesentliche Störungen zu entwickeln, und andere nicht. Dieser Befund setzt ein deutliches Fragezeichen an deterministische Theorien, wie die Psychoanalyse und den Flügel des engen Konstruktivismus in der Systemtheorie. Bisher fand die Forschung, die diesen Unterschieden nachging, vor allem die Fähigkeit zur Resilienz als diskriminierenden und entscheidenden Faktor.

Resilienzforschung geht heute davon aus, dass Resilienz weniger ein stabiles Persönlichkeitsmerkmal ist, sondern vielmehr ein Ergebnis der Interaktion eines Individuums mit seiner Umwelt, weshalb ihr Erwerb sowohl von personenbezogenen Merkmalen als auch von Merkmalen der Umwelt abhängt (Job et al. 2020).

Resilienz ist im Grunde so etwas wie ein individuelles psychisches Immunsystem. Es dient der Abwehr des Schädlichen und stärkt das natürliche Gleichgewicht, aber darüber hinaus – und vielleicht kann das auch unser Immunsystem, ohne dass wir es bis jetzt wissen – dient es einem Über-Lebenssinn. Das Lebendige strebt, solange seine Lebenszeit es zulässt, nach dem Leben. So wie die Einzeller sich in Urzeiten zum Schutz vor dem Austrocknen in kleinen Gruppen zusammenschlossen, die schließlich Organismen bildeten, so wie der abgeschnittene Strunk eines Busches wieder ausschlägt, so wie alle Pflanzen sich zum Licht ausrichten, um ihre Fotosynthese betreiben zu können – von der letztlich die gesamte Nahrung und Sauerstoffversorgung auf dieser unserer Erde abhängt – so richten wir uns unbewusst immer aufs Leben aus. Wir wetten auf das Leben, wie der Kollege und Arzt Oliver Linder sagte, wenn wir bei der Knochenmarkstransplantation alles „plattmachen", dann nur, weil wir hoffen und darauf setzen, dass sich das Leben wieder Bahn bricht. Sind wir uns dieser Realität bewusst? Wir werden von diesem Lebensprozess getragen und versorgt und wir setzen darauf. Dieser Gedanke kann uns selbst tragen. Ihn mit Jugendlichen zu teilen, ermöglicht ihnen einen breiteren, meist neuen hoffnungsvollen, kohärenten, Resilienz fördernden Blickwinkel, in dem ihr Problem eine andere Relation und veränderte Bewertung erhält. Letztlich können wir die Jugendlichen erreichen, indem wir sie mitnehmen in größere Zusammenhänge. Wie hängt alles zusammen? Und wo bin ich? Was ist mit meiner Krankheit?

Auch widrig und unsinnig erscheinende Weisen des Lebendigen, zum Beispiel Krankheiten, sind eine Form oder Deformierung der systemeigenen Lebendigkeit. In der Physik beschreibt Resilienz eine elastische Substanz, die selbst nach starker Deformation wieder in ihren ursprünglichen Zustand zurückkehrt. Das ist uns Menschen im Prinzip auch möglich, nur mit dem Unterschied, dabei etwas dazugelernt zu haben, sich dabei weiterentwickelt und Neues integriert zu haben und dennoch auch am Ende des Prozesses auf veränderte Weise die identische Substanz zu sein.

11.6 Symptomverständnis

So verschieden wie die Substanzen sind auch die Deformierungen und ihre Funktionen. Ein erweitertes Verständnis für Symptome lässt sich anhand der Metapher „Krumm wachsen" aufzeigen: Eine Pflanze, die krumm zum Licht hinwächst, und eine weitere Pflanze, die krumm zum Wasser wächst. Das scheinbar schlechte „krumm wachsen" stellt eine Selbstorganisation der Pflanze, eine Lebensbewegung auf das Leben hin, auf Licht, bzw. auf Wasser hin, zur Sicherung ihres existenziellen Lebensbedürfnisses dar. Nach außen erscheint die Pflanze krumm und regulationsbedürftig. In der naiven Bewertung müsste sie gerade gerichtet werden. Sie sähe dann zwar gerade und damit scheinbar besser aus, aber es würde ihr nicht besser gehen. Sie einfach zu begradigen, würde bei beiden Pflanzen zu einem anderen Mangel führen. Therapeutisch gesehen bräuchte die erste Pflanze mehr Licht und die zweite mehr Wasser, dann bräuchten sie nicht mehr krumm wachsen.

Was beispielsweise für ein Kind zur Somatisierung führte und wofür es diese bis zum aktuellen Zeitpunkt aufrechterhält – natürlich unbewusst –, hat bei jedem Kind verschiedene Hintergründe und Funktionen. Eine Therapie allein auf das Verschwinden der Symptomatik hin, ohne die Lösung des zugrunde liegenden Lebensbedürfnisses zu fokussieren, wäre daher sehr kurz gegriffen. Auch wenn dies für den Patienten und die Eltern, oft aber noch mehr für die Eltern, den naheliegenden Grund für Arbeitsbündnis und den Arbeitsauftrag darstellt.

Der Weg zur Ablösung von der Störung bedeutet zunächst, behutsam die unbewusst helfende Funktion der Symptomatik zu tolerieren und zu beginnen, sie zu entdecken und zu verstehen. In Einzelgesprächen, bei jüngeren Kindern mit Spieltherapie, und zudem mit flankierenden Elterngesprächen lässt sich dies erfassen und in der Regel im milieutherapeutischen Entwicklungsfeld der Station zusammen mit der pragmatischen Sozialtherapie sowie in Zusammenarbeit mit dem Familiensystem lösen.

11.7 Die Therapiestruktur

Ein Überblick über die einzeltherapeutische Praxis in der Kinder- und Jugendpsychosomatik lässt sich anhand der Zentralfunktionen für Entwicklung darstellen. Die Struktur der Zentralfunktionen entspricht auch, wie bereits in ➤ Kap. 8 dargestellt, den Annahmen von Grawe (1998), erweitert aber den Blickwinkel auf die soziale Dynamik der Selbsterfahrung und der Bildung von Selbstbewusstsein und Identität. Daraus ergibt sich eine stärkere Anschlussfähigkeit an die Gruppen- und Milieutherapie. Die Chancen des Wechsels zwischen Erarbeitung eigener Erkenntnis für das Kind in der Individualtherapie und der Realisierung im sozialen Raum der stationären psychosomatischen Therapie sind einmalig gut. Es braucht ein Mitdenken des Therapeuten für beide Seiten der Entwicklung, der Erkenntnisbildung und Erweiterung der Handlungsmöglichkeiten, wie auch des Erfahrungsraumes und der darin zu beachtenden Elemente. Dazu ein „Hand in Hand"-Arbeiten zwischen Einzeltherapeut und Team, wofür die täglichen Feinabstimmungen in Übergaben und Fallbesprechungen unerlässlich sind.

In das „Komplementäre Modell der zentralen Funktionen für Entwicklung" von Hanna E. Schumann wurde in den vorigen Kapiteln bereits eingeführt. Hier soll das Modell für den Nutzen in der Individualtherapie weitergehend dargestellt werden, da es als Metamodell für Entwicklung auch für die Arbeit in den Richtlinienverfahren Tiefenpsychologische Therapie, Verhaltenstherapie und Systemische Therapie wertvolle Ergänzungen bietet. Gesundung wird nur möglich durch Entwicklung von neuen Handlungsweisen und durch eine neue positiv erweiterte Selbsterfahrung, die sich schließlich zu einem erweiterten Selbstkonzept konstituiert, womit die Symptomatik abgelöst oder gemildert werden kann oder ein Miteinander, wie beispielsweise beim Diabetes, besser gelingt.

Gibt es ein Handeln ohne Erfahren? Gibt es eine Erfahrung, ohne eine Handlung? Beides bedingt untrennbar einander.

Das **Modell der Zentralfunktionen für Entwicklung** zeigt die menschlichen Ebenen des Handelns und des Erfahrens, die eigentlich in jedem Moment gleichzeitig stattfinden, als komplementäre Einheit.

Die Ebene des Handelns bedeutet, sich schwerpunktmäßig im Modus des Tuns und Machens zu befinden, sich mit seiner Lage auseinanderzusetzen, Veränderungen zu entwerfen und zu realisieren. Die Ebene des Erfahrens bedeutet, sich schwerpunktmäßig im Modus des Empfangens von Erlebnissen und eben als nicht als Machender von Erlebnissen zu erleben. Es beschreibt wie die Welt auf uns zukommt, was sie uns über uns vermittelt und wie wir uns darin selbst erfahren.

Wenn wir immer beides zugleich sind, sowohl handelnd als auch erfahrend, warum ist das Modell komplementär und nicht gleichzeitig? Die Komplementarität entspricht dem Arbeitsmodus unseres Bewusstseins. Wir können uns als aktiv handelndes Subjekt nicht gleichzeitig mit derselben Energie und Aufmerksamkeit als Erfahrung machendes Objekt empfinden. Zum Beispiel erleben wir uns als **handelndes Subjekt,** wenn wir eine Idee haben und uns daran machen diese umzusetzen, dafür unsere Tasche packen und den Busfahrplan studieren, um an das Ziel zu kommen, den Bus besteigen, darin eine Auseinandersetzung mit einem angetrunkenen Fahrgast tapfer überstehen und schließlich ans Ziel gelangen. Es ist uns nicht möglich, uns gleichzeitig als Objekt dieser Erfahrung bewusst zu erleben. Wir sind damit beschäftigt diese Handlung zu Ende zu bringen und unser Ziel aktiv handelnd zu erreichen.

Die Empfindung **als Objekt,** wie wir das Erlebte bewerten, welche Erfahrung das für uns war, kommt meist erst später in uns hoch, nachdem wir aus dem Modus des Handelns und Machens ausgestiegen sind. Die Erfahrungsseite war die ganze Zeit auch dabei, aber unterschwellig, sie lag nicht obenauf in unserem Bewusstsein. Sie war also gleichzeitig, dennoch für unsere bewusste Wahrnehmung komplementär, weil es in der Regel nur im Nacheinander geht. Es ist therapeutisch interessant und nützlich, diesen feinen immerwährenden Prozess zu bedenken.

Mit jeder inkohärenten, möglicherweise zudem erniedrigenden, verletzenden oder traumatischen Erfahrung, wird das Selbstkonzept herausgefordert, sich wieder zu formieren, sich zu rekonstituieren. Mit jeder **kohärenten Selbsterfahrung,** die der Person auch zu Bewusstsein kommt, wird das Selbstkonzept angereichert und damit das Selbstbewusstsein und die Identität bereichert. Daraus folgt im nächsten Aufschwung vom Ich in die Welt eine etwas veränderte innere Verfassung, weiter entwickelte Identität, die eine veränderte intrapersonale Lage zur Folge hat.

Wenn wir das Beispiel Busfahren auf eine Patientin übertragen, weiß sie nun über sich, dass sie schon Auseinandersetzungen im Bus meistern kann. So greift sie in der nächste „Runde" eine Spur aus dem vorigen Kreislauf heraus, in eine Entwicklungsspirale, die sich fortsetzt. Dieses Verhältnis von Handeln und Erfahren kann für jeden Entwicklungsprozess angenommen werden. Er findet unscheinbar selbstläufig durch die vielen Lebenserfahrungen statt. Dazu braucht es keine Psychotherapie, aber Psychotherapie kann und sollte die Dynamik von Entwicklungsfunktionen sinnvoll nutzen, die auch im Prinzip genauso für die Soziale Arbeit, für die Pädagogik, Seelsorge, Coaching und andere Fachgebiete gelten.

Gibt es ein Handeln ohne Erfahren? Gibt es eine Erfahrung, ohne eine Handlung, Bewegung oder Beteiligung, und sei es die Handlung die Wahrnehmung zu öffnen? Beides bedingt untrennbar einander. Gesundwerden und Gesundbleiben geschieht als ein fortwährender Entwicklungsprozess aus vielen solchen komplementären Momenten. In professioneller Ergänzung dazu, kann die Integrative Individualtherapie zwei weitere bedeutsame Elemente für Gesundung bedenken und gezielt ermöglichen: Das Gefühl eines sinnvollen kohärenten Lebenszusammenhanges vermitteln, in dem das Kind, der Jugendliche sich wieder lebendig fühlt. Dafür befindet sich in dem Modell (➤ Abb. 8.2) der Stern für Sinn und Kohärenz als sinnhaften Bezugsrahmen des ganzen Entwicklungsraums und Erfahrungsfeldes und unten im Bereich des Ichs das Herz als Symbol für ureigene Lebendigkeit.

In den Lebensgeschichten unserer Patienten und Patientinnen gab es Stockungen im Entwicklungsverlauf. An kleinen Beispielen soll dies in dem vorgestellten Denkmodell für Entwicklung erläutert werden. Fehlen sinnhafte, tragende Aspekte im Dasein, sinnvolle Orientierung an Werten und Bedeutungen, die zum Kind und seiner Lebendigkeit passen, entwickelt sich nur ein schwaches Kohärenzgefühl. Hohe Normen und Ideale stellen so etwas wie einen Pseudosinn dar, sie haben attraktive Anziehungskraft, geben Anreiz zu übertriebenem Ehrgeiz und Kontrolle, sie versprechen scheinbar Erfolg, aber sie passen nie zur Lebendigkeit und führen oft zu dem Lebensgefühl „nicht genug" zu sein. Bei Erwachsenen sind sie eine „Burnout"-Risiko, das im Prinzip auch für Kinder und Jugendliche gilt. Macht das Kind, mangels eines fehlenden, gemeinsamen positiv gerichteten Gemeinschaftssinns, abwertende und erniedrigende Erfahrungen in der Familie oder in der Schule, so bedrückt es die Ich-Entwicklung und das Selbstkonzept. In der Therapie gilt es, passende Entwicklungsangebote zu machen.

In ➤ Kapitel 8 zeigten wir an dem Fallbeispiel „Freiheit" den therapeutischen Schwerpunkt zum Beginn der Therapie einer Somatisierungsstörung auf der Erfahrungsseite der Welt der sozialen Gemeinschaft – im Modell die gelb gekennzeichnete Seite. Zudem wurde in ➤ Kap. 8 im Rahmen des Modells die Praxis der Patientenneuaufnahme angeschaut und die therapeutische Bedeutung, der daran gebundenen Handlungen formuliert.

Jetzt möchten wir uns dem Modell für die Integrative Individualtherapie zuwenden. Auf der grünen Seite sind die zentralen Funktionen der Handlungsseite beschrieben, der Richtung nach vom Ich aus in die Welt gehend.

Die Integrative Individualtherapie beginnt idealerweise wie eine Schatzsuche oder für ältere Jugendliche wie eine Expedition zur Entdeckung von Schätzen im Innen und Außen. In diesem Sinnbild lässt sich das Therapiekonzept kurz und gut für die Kinder und Eltern benennen. Es gibt Schätze in der Innenwelt und in der Außenwelt zu entdecken, auf die sich das Kind, der Jugendliche beziehen kann.

In der I. Zentralfunktion, Intrapersonale Lage, werden sie erfasst. Aus Sicht des Patienten können die Ressourcen fokussiert, die sinnhaften Bedeutungen entdeckt und Fähigkeiten bewusst gemacht werden. Dies gibt emotionale Sicherheit und Selbstbestätigung, die für die Entwicklung von Handlungsalternativen und Lösungen einen wichtigen Rückhalt darstellt. Für manche Kinder und Jugendliche, besonders jene mit langen Krankheitsgeschichten, ruft die Hinwendung zu ihrer Person, zu ihren Talenten und Fähigkeiten zunächst einmal Resignation und auch Abwehr hervor. Es braucht Zeit, gute Ansichten über sich selbst zuzulassen und annehmen zu können. Die positiven Rückmeldungen aus den Gruppen und von den Mitarbeitern, von einzelnen Kindern, sowie Erfolge in bestimmten Aktivitäten können am Kind, am Jugendlichen vorbeigehen. Ein hilfreicher Türöffner für die Hinwendung zu den Fähigkeiten und Talenten, aber auch zu den Problemen des Kindes sind Geschichten. Für Jugendliche können es Biografien sein, von Menschen, die schwere Krisen und Krankheit überwanden, wie beispielsweise die Biografie von Milton Erickson, wie sie in dem lesenswerten Fachbuch „Hoffnung und Resilienz" von Dan Short und Claudia Weinspach (2017) dargestellt ist. Auf einfühlsame Weise laden die Bilderbücher von Kobi Yamada Kinder, Jugendliche und auch Erwachsene ein, auf eine neue, entdeckende Weise an Ideen, Probleme, Chancen, Glück, Versuchen und Machen und Begabungen heranzugehen. Das Gefühl der Kompetenz und Sicherheit ist notwendig, um mit Mut neue Entwicklung zu wagen.

In der II. Zentralfunktion – Interpersonale Lage – zählt die Sicht aller am Konflikt oder Problem Beteiligten. Es bedeutet, die Situation einer Person im gemeinsamen Interaktionsfeld mit anderen Personen zu erfassen. Die gemeinschaftlich geteilte Realität kann parallel zur Einzeltherapie mit der Familie oder Wohngruppe erfasst werden. Sie bildet eine wesentliche Grundlage für die Entwicklung zu Hause (Beispiel: Fall Billie im ➤ Kap. 12).

11

in der III. Zentralfunktion – der Auseinandersetzung – kommt es zur aktiven Problembearbeitung und Klärung. Dazu gehört die vertiefende Arbeit mit der integrativen intrapersonalen Lage in Analogie, Imaginationen und ggf. der interpersonalen Lage zusammen mit Wohngruppe und Familie. Diese führt zu Veränderungsmotivation und schließlich

In der IV. Zentralfunktion zu Entwürfen von Veränderung. Diese können dann in der Milieutherapie, in den Gruppen, in der Familie und in der Außenwelt ausprobiert und realisiert werden. So werden schließlich die Herausforderungen von Belastungserprobungen in der Familie, der Schulbesuch, das Bestehen von Prüfungen und Durchstehen sozialer Belastungs- und Konfliktsituationen gemeistert.

In der V. Zentralfunktion wird der Lösungsentwurf realisiert. Die soziale Gruppe der Mitpatienten wie auch die weiterführenden Gruppenangebote ergeben ein breites Feld, um Handlungsentwürfe aus der Einzeltherapie auszuprobieren und so zu Kompetenzen zu wandeln.

In einem Praxisforschungsprojekt wertete Klaus Fröhlich-Gildhoff (2007) die **Wirkfaktoren** der Kinder- und Jugendpsychotherapie aus. Er benennt fünf Wirkfaktoren im therapeutischen Prozess, die sich vollkommen mit dem Modell der Zentralfunktionen für Entwicklung decken: 1. Ressourcenaktivierung, 2. Aktive Hilfe zur Problembewältigung, 3. Klärung, 4. Prozessuale Aktivierung und 5. Allgemeiner Kompetenzerwerb. Dies findet sich in der Therapiestruktur der Kinder- und Jugendpsychosomatik wieder, da es sehr gut mit den hier angewendeten Zentralfunktionen für Entwicklung übereinstimmt, die allerdings noch die Seite der Selbsterfahrung und Identitätsbildung miterfassen und daher für die Orientierung und Struktur der stationären Therapie im Ganzen dienen.

Von der Integrativen Individualtherapie ausgehend, werden die milieutherapeutischen sowie die bio-psycho-sozialtherapeutischen Angebote individuell passend für das Kind organisiert. Die Orientierung an den individuellen Bedürfnissen, Erfordernissen und Fähigkeiten des Kindes ist sehr maßgeblich für den therapeutischen Prozess.

11.8 Die integrative Lage als gemeinsamer Start in ein konstruktives therapeutisches Arbeitsbündnis

Womit beginnt das Arbeitsbündnis? Beginnt es mit diagnostischen Fragebögen? Beginnt mit einem diagnostischen Interview zur Entwicklung der Symptomatik?

Viktor von Weizsäcker (1896–1957), Arzt, Neurologe und Psychotherapeut, Begründer der anthropologischen Medizin, in seiner Vorlesung 1933 in Heidelberg über die Allgemeine Therapie zum Thema „Über die ärztliche Grundhaltung" vertrat schon damals einen Standpunkt, der für die die Praxis der psychosomatischen Therapie bis heute Gültigkeit hat:

„Die Krankheit soll dem Arzt zuerst so erscheinen, wie sie dem Kranken selbst erscheint, nicht wie nach bekannten klinischen Bildern und nach Gesetzen der Pathologie vermutlich „ist". Die Darstellung der Entstehung und des Wesens der Krankheit, wie sie ihm erscheinen darf nicht gestört werden, weil dieses subjektive Bild dem Kranken etwas zeigt, was in ihm vor sich geht: es hat einen hohen objektiven Wert; ihm entspricht eine Realität im Kranken. Stellen wir dagegen die Fragen, die sich der Kranke selbst nicht stellt, so verstummt diese Realität in ihm: er fängt an, auf unsere Frage zu reagieren wie eine Sehne bei der Reflexprüfung, also auf eine künstliche, in der Natur sonst nicht vorkommende Weise; so verscheuchen wir ein Stück Natur.

Die Art, wie der Kranke in seiner Selbstdarstellung z. B. sein kausales Bedürfnis befriedigt, hat mehr als nur psychologischen Wert, da ja sein psychologisches Verhalten ein Teil des Geschehens seiner Natur ist. Er betont nämlich in seiner Erzählung solche „Ursachen" der Krankheit, welche in seinem Lebenssystem entweder wichtig sind oder geeignet sind, andere Ursachen zu verdecken und deren Verbergung für ihn wichtig ist. Seine Kausalurteile vermögen den Aufbau dieses Lebenssystems zu enthüllen."

Zu dieser Selbstdarstellung des Kranken kommen wir gleich mit der Methodik der Integrativen Lageerfassung.

Die Erfahrung zeigte, dass es sich für eine gelingende therapeutische Beziehung lohnt, mit einer **offenen Haltung** zu beginnen und die standardisierte Diagnostik erst im zweiten Schritt einzusetzen, da wo sie durch den ersten Schritt des offenen Kennenlernens und durch das Ergebnis der Integrativen Lageerfassung indiziert ist. Da wo Fragen offenbleiben. So erscheint zuerst die Persönlichkeit des Kindes, es wird nicht zu Beginn als Objekt im Einsatz von Testmanualen behandelt.

Die vorherrschenden Diagnostikmanuale sollen die Frage beantworten, welche Störung der Mensch hat. Konform mit der klassisch medizinischen Denk- und Fragerichtung werden die Symptomhäufigkeiten erfasst, aus denen sich ein Wahrscheinlichkeitswert für das Vorliegen einer Störung ergibt. Dies löst nun ein störungsbezogenes Register von therapeutischen Interventionen, je nach Fachrichtung, aus. Der Mensch ist jedoch bekanntlich mehr als seine Störung. Dies bildet sich jedoch bisher kaum in der Diagnostik ab. So, als ob man die Krankheit zuerst isoliert herausfindet, um danach erst den Menschen kennenzulernen, zu dem diese Störung gehört.

In den komplexen Problemlagen der Patienten der Kinder- und Jugendpsychosomatik können sehr viele Befunde in der Anamnese zusammenkommen. Letztlich ist es dieser besondere Mensch, unser Patient, der die Untersuchungen zu dieser Befundvielfalt durchgestanden und irgendwie in sein Wissen über sich aufnahm oder nicht aufnahm, der uns herausfordert, ihn im Ganzen zu sehen. Das in der Medizin oft noch angewandte Modell des Patienten als zu untersuchendes Objekt kann nicht die notwendigen Befunde für eine zielführende psychosomatische Therapie erbringen.

Die Untersuchung, die von einem untersuchenden Subjekt und einem zu untersuchenden Objekt ausgeht, kann gewandelt werden zu einer **interaktiven offenen Erkundung,** in welcher der junge Patient spüren kann, dass er jemand ist. Startet das Kind, der Jugendliche mit dem Gefühl der Selbstkompetenz und Würde in den Prozess, wird es damit im Stand einer fähigen Person erfasst, eine Person, die etwas kann.

Für Viktor von Weizsäcker galt, dass die richtige Form der Therapie nicht von der Art und Form des ärztlichen Wissens zu trennen ist. Was bedeutet das? Weizsäcker unterscheidet eine *künstliche* Krankengeschichte von der *eigentlichen.* Er sieht in der Begegnung zwischen Arzt/Ärztin und dem Patienten eine methodische Urszene, in der es nicht darum geht wie der Behandler selbst die Lage für sich versteht, sondern darum, dass dieser versteht, dass der Patient denkt, was er denkt (Jacobi 2009, S. 152).

Diesem Anliegen dient die integrative Lageanalogie.

11.9 Die integrative Lageanalogie – Chancen und Möglichkeiten

Die integrative Lageanalogie soll hier im Kapitel der Individualtherapie näher vorgestellt werden, da sie in der Praxis meist in der Einzelsitzung angewendet wird, auch wenn sie im Verlauf der psychosomatischen Behandlung weitere vielfältige Möglichkeiten bietet. Sie ist in der sozialen Arbeit auf der Station ebenso einsetzbar wie im Coaching von Einzelfällen oder bei der Klärung von Problemen auf Teamebene. In der Individualtherapie eignet sie sich als Ausgangpunkt und Einstieg in die Arbeit. Im weiteren Therapieprozess hilft sie, Themen zu vertiefen und/oder in einen Mehrpersonenprozess zu überführen.

Da die bildhafte Externalisierung sowohl unbewusste wie bewusste Inhalte hervorbringt, lässt sich das Verfahren kompatibel und zielführend auch mit der **Therapie in den Richtlinienverfahren** einsetzen, in dem es zu Bewusstmachung, Überblick und Erkenntnis verhilft, die Veränderungsmotivation mobilisiert und Entwürfe für Lösungsprozesse Handlungsalternativen ermöglicht.

So ergibt sich durch die Integrative Lage für die Richtung der

- Tiefenpsychologischen Psychotherapie: zugrunde liegende Konflikte und unbefriedigte Bedürfnislagen werden sichtbar und bearbeitbar.
- Verhaltenstherapie: Kognitions-, Reaktions- und Verhaltensabläufe werden überschaubar und mit neuen Kognitionen verbunden in alternative Handlungsentwürfe gewandelt.
- Systemischen Therapie: Das System, in dem die Symptomatik geschieht, wird auf verschiedenen

Ebenen sichtbar. Sowohl interpersonale als auch die verschiedenen intrapersonalen Sichtweisen werden in ihrer Bedeutung zu einer neuen interpersonalen Lage verändert.

Integrative Lage bedeutet, dass der Mensch, das Kind, der Jugendliche selbst auf die Lebenssituation schaut, seine Lebenslage selbst ausdrückt und damit sich selbst in seinen Lebensbezügen sieht und selbst Fragen und Titel dazu entwickelt.

Bereits 1943 führte der Entwicklungspsychologe Hans Thomae den Begriff der Lage in die Psychologie ein: „Die Lebenslage im Sinngefüge des Menschen" (1943) und stellte in seinem Buch „Das Individuum und seine Welt" seine Persönlichkeitstheorie dar. Hanna Schumann nahm den Begriff auf, da er eine Breitwinkelperspektive auf das Lebensnetzwerk ermöglicht, und setzte den Titel von Thomae „Das Individuum und seine Welt" im Grund praktisch um. Sie entdeckte durch eine Studie zum Realitätsbewusstsein Jugendlicher, dass diese ihre soziale Realität, ihre Lage sehr unterschiedlich gut einschätzen konnten. Im Vergleich mit der Außensicht anderer gab es besonders bei den Jugendlichen große Diskrepanzen zwischen intrapersonaler Lage und interpersonaler Einschätzung, die durch deviantes Verhalten auffielen. Werner Schumann, ihr Ehemann, überprüfte das Ergebnis in einer Folgestudie zu seiner Dissertation in einer Jugendhilfeeinrichtung mit über 300 Jugendlichen und fand signifikante Bestätigung. Die Studie wurde in der Zeitschrift für Kriminologie 1973 veröffentlicht und beeinflusste die Bewährungshilfe.

Eine Nebenwirkung der Studie war ein verbessertes Verhalten der Jugendlichen, so dass die Erzieher baten, die Studie sollte weitergeführt werden. Daran zeigte sich eine wichtige weitere Entdeckung: Die Jugendlichen profitierten insgesamt in ihrer Entwicklung von der Frage, wie sie sich in der Welt sehen und wie sie die Welt sehen. Diese Erkenntnis bestätigte sich auch in anderen Zusammenhängen, wie der Erziehungsberatung und in der Familienarbeit unter prekären Verhältnissen, wie auch im klinischen Bereich.

„Lage umfaßt die intra-und interpersonale Situation einer Person, in der sich Kräfte aus Gegenwart, Vergangenheit und Zukunft zu einer Wirkungseinheit zusammenschließen. Lage kann nur aus diesem Potential in der jeweiligen realen Situation erfasst und bestimmt werden."

(Schumann, 1980).

Damit ist die Lageanalogie ebenso ein diagnostisches wie ein therapeutisches Mittel. Es können drei Ebenen mit der Lage erfasst werden.

3 Ebenen der Integrativen Lage – angelehnt an Hanna E. Schumann (1980)

Intrapersonale Lage bedeutet die innerpsychische Situation einer Person. Sie entsteht durch unterschiedliche innere Kräfte und deren Dynamik, also die subjektive Realität.

Sie umfasst in der Anwendungspraxis:

- Zuwendung zur eigenen Person
- Finden von Ausdrucksmöglichkeiten zur Verdeutlichung der inneren Lage
- Distanzierung
- Überblick über das Bild der inneren Lage
- Vervollständigung des Bildes
- Kennen von Spannungen innerhalb der Lage
- Erkennen von Spannungen zwischen Vorstellung und Darstellung der Lage
- Definition von Ressourcen und von Spannungszentren
- Motivation zur Veränderung der intrapersonalen Lage.

Interpersonale Lage bedeutet die Situation einer Person im gemeinsamen Interaktionsfeld mit anderen Personen. Die Realität, die von mehreren gesehen wird.

Sie umfasst in der Anwendungspraxis:

- Zuwendung zu den Personen des Beziehungsfeldes
- Praktische Einbeziehung der Beziehungspersonen
- Finden von Ausdrucksmöglichkeiten zur Verdeutlichung der interpersonalen Lage
- Distanzierung
- Überblick über die interpersonale Lage
- Vervollständigung des Bildes
- Erkennen von Ressourcen und Spannungen in der Lage
- Definition von Gemeinsamkeiten bei Personen im gemeinsamen Beziehungsfeld

- Erkennen von Spannungen zwischen Vorstellungen von der Lage und der Realität
- Motivation zur Veränderung
- Dialoge im interpersonalen Feld

Gesellschaftliche Lage bedeutet: Der Einzelne und auch seine Gruppe stehen in einem Zusammenspiel von Kräften, denen er gemeinsam mit anderen Individuen ausgesetzt ist.

Umfasst in der Anwendungspraxis: das Erfassen der besonderen sozialen Situation und gesellschaftliche Stigmatisierungen. Dazu gehört Rassismus, Ausgrenzungserfahrungen, Armut, Rechtlosigkeit des Kindes gegenüber Ämtern, wenn die Eltern ihre Fürsorgefunktion nicht ausüben können und das Jugendamt notwendige Hilfen nicht zeitgerecht einleitet.

Bei einem Kind, dessen Familie beispielsweise von Abschiebung bedroht ist oder abgeschoben wurde und es wurde zurückgelassen, weil es einen anderen Einreiseweg als seine Eltern hatte, spielt diese gesellschaftliche Lage eine große existenzielle Rolle. Die ständige jahrelange Bedrohung von Abschiebung bei gut integrierten Kindern und Jugendlichen und ihren Familien beeinflusst ihre psychische Verfassung stark.

Jede Ebene hat einen Einfluss, je nach Fall mal mehr, mal weniger.

Warum integrativ? Weil die Lageanalogie als bildhafte Methodik verschiedene Aspekte des Lebens aus Sicht der Person, oder verschiedener Personen, gleichzeitig in ihrer wechselseitigen Dynamik integriert ausdrückt.

Die **Arbeitsebene** befindet sich im Hier und Jetzt. Das Vergangene, das heute noch Bedeutung hat, wird aufgegriffen. Gearbeitet wird mit den Inhalten, die durch den Klienten externalisiert werden. Entweder kommen sie im kindlichen Spiel in der Spieltherapie, die bei ca. zwei- bis siebenjährigen Kindern angezeigt ist, zum Ausdruck oder sie können bildhaft analog oder auch als Skulptur oder in anderer Form externalisiert werden.

Ein kohärentes Vorgehen, wie die Integrative Lageanalogie, stellt die Frage: Wie lebt der Mensch mit all dem, was für ihn Bedeutung hat, und wie geschieht darin die Störung aus seiner Sicht?

Die Integrative Lage lässt aus diesem lebensoffenen Blickwinkel den Patienten selbst auf sein Leben schauen, aktiviert das analoge Denken und gibt dem einzelnen Menschen den Raum, Entscheidungen zu treffen, wo er sich verortet, zu was er sich in Beziehung setzt und was für ihn Bedeutung hat, und lässt ihn das Geschehen seiner Lebenslage in Zeichen, Symbolen und Metaphern ausdrücken. So gelingt es dem Patienten, seinen Blick auf sein Leben zu externalisieren. Das ist etwa ab dem 7.–8. Lebensjahr möglich, entsprechend dem Entwicklungsstand.

Die integrative Lage wird in **Analogien und Metaphern** bildhaft externalisiert. Sie drückt die empfundenen Zustände qualitativ aus. Von der Lage gehen Impulse aus, die Prozesse im ganzheitlichen Denken anstoßen, Fragen aufwerfen, Lösungsmotivation auslösen. Bildhaftes analoges Denken ermöglicht kreative Lösungsentwürfe auf einer höheren kognitiven Ebene, die implizite persönliche Bedeutung enthalten.

Nach Kant sind Begriffe ohne Anschauungen leer und Anschauungen ohne Begriffe blind. Welche Anschauungen helfen in der Therapie?

Grawe fordert in seinen **10 Leitregeln** für die Therapie unter anderem in den letzten drei Regeln, dass der Therapeut sich ein Bild machen soll: ein Bild von den Annährungs- und Vermeidungszielen des Patienten, von den Stärken und positiven Seiten des Patienten, die in der Therapie aktivierbar und ansprechbar sind, zudem ein Bild von den motivationalen Zielen, die in der Therapiebeziehung aktiviert werden. Darüber hinaus fordert er, dass der Therapeut die Therapieziele „klar vor Augen“ haben soll (nach Boessmann, 2011, S. 72).

Wie viel mehr Passung bildet sich vor Augen, wenn der Patient seine Sicht auf seine Lebenslage selbst und konkret bildhaft ausdrücken kann?

11.10 Das „Bild im Kopf“ – digitale und analoge Kommunikation

In der alltäglichen Praxis führen wir Gespräche und hören aufmerksam zu, merken uns die wichtigsten Dinge, unterscheiden relevante von irrelevanten Details, gleichen Gehörtes mit unserer inneren Theorie ab und vertrauen auf unsere Intuition. Und manchmal wünscht man sich, man könnte sich währenddessen in Ruhe ein Bild machen. Doch das geht nicht einfach nebenbei – der Augenkontakt zum Patienten muss gehalten werden, wir müssen aufmerksam und fokussiert auf die Kommunikation sein. Auch der Patient hat uns fest im Auge, beobachtet unsere Reaktionen auf das Gesagte. Menschen, denen es sehr schwer fällt zu sprechen, die es nicht gewohnt sind, sich über sich auszudrücken, kommen schwer ins Wort, sie können sich weniger mitteilen, bleiben in sich stecken. Andere reden im Schwall und es ist schwer, einen Punkt zu finden.

Zusammenhänge können nur nacheinander erzählt werden, obwohl sie gleichzeitig bestehen. Die Kommunikation von einem Zusammenhang geht im Sprechen nur digital. Die Auffassung folgt dem Erzählten und den eigenen Zwischengedanken dazu. Die Worte fließen wie ein Bach, der fließt und verfließt. Es obliegt dann der Fähigkeit der Zuhörer und Sprecher, sich währenddessen ein Bild des erzählten Zusammenhanges zu machen. Dieses Bild entsteht im Kopf und in jedem Kopf anders. Die therapeutische Begleitung notiert sich mitunter Stichpunkte darüber, was ihm oder ihr wichtig erscheint. Aber was macht der Patient? Er fragt sich möglicherweise, was der Therapeut, die Therapeutin notiert und warum? Er entäußert seine Geschichte, die sich aus dem Gesamten seines Lebens in diesem Moment in einer Weise formiert, die auch von dem abhängt was und wie er gefragt wird und welche Stellen in der Gesprächsführung vertieft werden, mit welcher Mimik der Therapeut dabei schaut.

Bestenfalls hat sich der Patient ausgesprochen, hat Verständnis erfahren und sich gehört gefühlt. Das ist viel. Aber welches Bild hat er selbst von seiner Erzählung? Wir alle kennen solche Situationen. Ein Erzählbach, der fließt und verfließt. Was habe ich gesagt? Was hat sich der Zuhörer wohl dabei gedacht? Was denke ich mir dabei? Wie sieht dieses Kind, wie sieht dieser Jugendliche seine Welt? Wie sieht dieses Bild aus? Wer soll es bilden? Rhetorisch ist die Frage ganz gebräuchlich. An sich ist sie bereits analog gestellt. Sie beschreibt den kognitiven Vorgang beim Zuhören mit den Worten „sich ein Bild davon machen“. Dieses Bild von dem oft gesprochen wird, hat aber in der Realität niemand gesehen, es ist nur in den Köpfen entstanden und in jedem Kopf ein anderes. Man bezieht sich wie selbstverständlich auf dieses nicht gesehene Bild. Wer fragt eigentlich, wie es wirklich aussieht?

In der **Psychiatrie, der Psychologie und der Psychotherapie** war das Bild häufig der Ausdruck eines Kranken, das fachlich nach bestimmten Theorien gedeutet und interpretiert wird. Oder der Patient bekommt Bilder vorgelegt, die er zu interpretieren hat, beispielsweise Tintenkleckse beim Rohrschachtest. Seine Interpretationen werden dann wiederum von den Therapeuten gedeutet.

In einer anderen Kategorie liegt die **Kunsttherapie,** die dem reinen emotionalen Ausdruck des Menschen mit verschiedenen Mitteln Raum gibt. Je nach therapeutischer Richtung deutet sie mehr, wie bei der analytischen, oder weniger, wie bei anderen Ausrichtungen. Um die Freiheit im Ausdruck nicht durch konkrete thematische Bezüge einzuschränken, wird ein bewusster Fokus auf die äußere Lebensrealität des Patienten vermieden.

In unserer westlich europäisch geprägten Kultur erreicht das Bild entweder als Kunst Anerkennung oder wird als Kindersache betrachtet. Als Kunst liegt es außerhalb dessen, was sich ein Normalmensch zutraut. Im Alltag sind Bildsymbole und schematische Zeichen, wie Verkehrszeichen und Piktogramme, die Sachverhalte und wichtige Botschaften darstellen, gebräuchlich.

Auch bildhafte Sprache ist voller Analogien, beispielsweise jemandem ein „Stoppschild zeigen“, „zwischen die Hörner stoßen“ oder einfach „innerlich brennen“, sich „wie im Hamsterrad fühlen“. Wenn sie aufgegriffen werden, dass Hamsterrad tatsächlich skizziert wird einschließlich aller Zusammenhänge, kann schnell ein guter Überblick über das Hamsterrad entstehen. Dem Patienten wird es dabei ermöglicht, sich selbst als Objekt und mit Abstand in seiner Lage zu betrachten.

Kinder malen mit Freude, solange sie nicht mit Bewertungen ihrer Bilder in Berührung kommen, die sie hemmen und ängstigen in der Sorge, „falsch“ zu malen. Wobei der Maßstab für das Richtige in der Regel eine möglichst reale naturalistische Abbildung meint. Nach dem Ende des Kunstunterrichts in der Schule endet für die meisten das Malen und Zeichnen. Daher wird ein Bild malen oder zeichnen mit Kindheit und Kindlichkeit, ja oft auch mit eigenen Erinnerungen an mangelnde Fähigkeiten, ein „richtiges" Bild zu malen, assoziiert. Wort und Schrift dagegen werden mit Vernunft und Erwachsensein assoziiert, stehen für Lernen und Klugwerden, werden als eine adäquate Ausdrucksform und als Leistung anerkannt, die gefragt ist. Faktisch aber gewinnt das Wort seine Bedeutung nur durch eine Vorstellung davon. Bedeutungen sind ganzheitlich, das heißt sowohl fühlbar und benennbar als auch – als analoge Zeichen, Symbole und Schemata – ausdrückbar und erkennbar.

Märchen, Geschichten aller Art, Werke bildender Kunst und auch technische Dinge ebenso wie Formen des Verhaltens, insbesondere Ausdrucksweisen – alles kann als Analogie aufgefasst werden, d. h. metaphorisch, gleichnishaft. Und oft ist dieser Aspekt der entscheidende. Wir begeistern uns für eine Romanfigur, weil wir spontan ihre Impulse als unsere eigenen verstehen.

Nossrat Peseschkian (1933–2010), der Begründer der Positiven Psychotherapie, stellt in seinem Buch „Der Kaufmann und der Papagei" wertvolle Geschichten aus dem Orient als Metaphern für bestimmte Lebenslagen und Lebenshaltungen vor, mit denen sich eine konstruktive Ebene für Selbstreflektion und Identifikation eröffnet. So beispielsweise die Geschichte „Das vollkommene Kamel", als Allegorie für Perfektionismus (Peseschkian 2009).

Der Ausdruck in Allegorien und analogen Metaphern bringt uns näher heran an die Realitätstheorie des Patienten, sie helfen ihm seine Lebenserzählung auszudrücken, die Bilder im Kopf sichtbar zu machen. Aufgaben, die sich im einzelheitlichen rationalen Denken nicht lösen lassen, können sich in Verbindung mit dem bildhaft-ganzheitlichen analogen Denken und Erkennen lösen. Zwei berühmte Beispiele:

Einstein ritt im Traum auf einem Lichtstrahl durchs Universum. Auf der Basis dieser bildhaft szenischen Erfahrung formulierte er seine Relativitätstheorie. Friedrich August Kekulé (1829–1896), deutscher Chemiker und Naturwissenschaftler und Begründer der Grundlagen der modernen Strukturtheorie der organischen Chemie, brütete über seiner nicht aufgehenden Formel. Im Erschöpfungsschlaf erschien ihm eine Schlange, die sich in den Schwanz biss. Wieder aufgewacht, blickte er neu auf seine Formel. Noch inspiriert von der Schlange, sah er die Formel sich kringeln und sich in den Schwanz beißen. Mit diesem Bild vor Augen war die Ringformel für den Benzolring entdeckt.

Beide sind zweifellos kluge Männer. Dennoch reichte ihr rationaler Verstand allein nicht, um die Lösung zu erreichen. Nicht allein kluge Männer, alle, die ihr Problem durch Denken allein nicht lösen konnten, können vom bildhaften Denken profitieren. Besonders bei den Aufgaben der menschlichen Entwicklung, in der Überwindung von Krisen leistet es viel. Lebenslang werden unsere Erfahrungen ganzheitlich gemacht und nicht einzelheitlich. Im ganzheitlichen Speicher, der tendenziell mehr bildhaft-kontextuell arbeitenden und speichernden rechten Hemisphäre, bildet sich die „Schatzkammer" unseres Lebens. „Daher ist, wie Watzlawik sagt, die Analogie der Königsweg der Therapie. Sie öffnet den Zugang zu Unbewusstem. Sie verbindet Innerpersönliches mit überpersönlich Realem. Sie kann ‚Widerstand' überspielen. Sie lenkt Verhalten und Befinden. Oft wirkt sie unbemerkt." (Werner Schumann, 2007).

Wie bilden wir uns nun ein Bild von der Lage? Wir wechseln den Arbeitsmodus von einem Gespräch zu einem quasi illustrierten Gespräch. Damit verschiebt sich der Aufmerksamkeitsfokus beider auf das Blatt Papier, auf dem der Patient seine Lage ausdrückt – oder der Therapeut dieses übernimmt – nach Anweisung des Patienten, oder so wie es ihm erscheint, wobei der Patient es korrigiert, so dass zum Abschluss ein Konsens herrscht.

Arbeitsmodus Lageerfassung

Was bedeutet diese Verschiebung der Aufmerksamkeit auf das Blatt Papier für den therapeutischen Prozess? In der gewöhnlichen therapeutischen Gesprächssituation schauen sich Therapeut und Patient an, selbst wenn sie über Eck sitzen. Ausnahme bildet die konservative Form der Analyse, wo der Patient auf dem Sofa liegt und der Therapeut etwas dahinter sitzt, die in Anwendungspraxis der pädiatrischen Kinder- und Jugendpsychosomatik keine Rolle spielt. Wie bereits beschrieben, gibt es Mitteilungen, die zu einem Bild im Kopf führen und das bei jedem anders. Der Patient weiß nicht, welches Bild der Therapeut hat, und ist vielleicht selbst etwas im Unklaren, bei der Fülle des Erzählten, der vielen Fragen und Wendungen des

Gesprächs. Der Patient spricht über eine Symptomatik, die ihn stört. Der Therapeut fragt sich, mit welchem Mittel er diese Symptomatik beseitigen kann.

Was passiert, wenn beide gemeinsam auf die Lagezeichnung schauen?

Entlastung der Ich-Du-Kommunikation von aufeinander bezogen zu miteinander gerichtet:

- Klient kann sich auf seine Lage richten, anstatt auf den Therapeuten.
- Mehr Freiheit von non-verbal wahrgenommenen Bewertungen des Beraters.
- Dadurch mehr Autonomie für den Patienten.
- Der Klient ist aktiver am Prozess beteiligt als im gewöhnlichen Gespräch, denn er bringt eine Skizze zustande, er ist der Handelnde oder der Korrigierende, falls der Therapeut das Skizzieren übernimmt.
- Klient hat die Deutungshoheit – er ist der Experte für seine Lage, für seine Fragen, darin für seine Prioritäten.
- Gleichzeitiges Schauen in eine Richtung auf die Lage vermittelt implizit eine Verbindung in einem gemeinsamen Prozess.
- Daraus folgt ein spürbares Arbeitsbündnis gleich zu Beginn.
- Der Therapeut stützt die Externalisierung durch Prozess- und Verständnisfragen (Was? Wie? Wozu? Wofür? Wohin?) und durch Abstinenz von Kausalfragen, Deutungen, Bewertungen und Interpretationen.
- Der Therapeut muss nichts schon vorher gewusst haben, sondern lässt sich durch den Patienten über seine Lage „ins Bild setzen.“
- Der Patient kann aus Abstand auf seine Lage schauen und gewinnt aus der Distanzierung Freiheit zur Erkenntnis.
- Einsicht in Zusammenhänge löst Veränderungsmotivation.
- Lösungsentwürfe oder eine Lösungslage können erfasst werden.
- Beide haben nach der Sitzung dasselbe Lagebild im Kopf und sie wissen voneinander, dass sie es teilen. Sie wird somit die gemeinsam geteilte Lage dem ganzen Bewusstsein beider zugänglich und bearbeitbar.
- Das Bild wirkt nach. Es stößt beim Klienten eine innere Lösungsdynamik an.
- Dem Therapeuten wirkt es auch innerlich weiter, darüber hinaus hilft es bei der nächsten Sitzung gleich „im Bilde“ zu sein.

Anwendungspraxis: Lage erfassen

Für die Anwendungspraxis soll ein typischer Verlauf der Integrativen Lageerfassung nach Schumann (1980) im Überblick an einem Fallbeispiel demonstriert werden.

Mit kohärenten Fragen zu salutogener Erfahrung führen

Wer fragt, der führt – aber wohin? Ziel jeder Therapie ist eine Besserung durch Befähigung, etwas zu tun oder zu lassen, was zuvor nicht möglich war. Letztlich eine wandelbare Störung zu überwinden oder bei chronischen Erkrankungen mit diesen lebensfähig zu sein. Die Fragerichtung lenkt die Wahrnehmung. Es empfiehlt sich, durch die Fragerichtung den Patienten kundig und fähig anzusprechen und damit schon im Subtext eine ressourcenorientierte Fragerichtung einzunehmen.

Längere Krankheitsverläufe und besonders die psychosomatischen führen unweigerlich zu bestimmten inneren Haltungen. Eine verstärkte Neigung zur Introspektion, in der kein Schmerz, kein Unwohlgefühl unbeachtet bleibt, beispielsweise bei Somatisierungsstörungen, oder eine verstärkte Dissoziation der eigenen Empfindungen, z. B. bei Enkopresis oder psychogenen Krampfanfällen. Gemeinsam haben die Patienten beider Richtungen, dass sie sich als Objekt einer Erkrankung erleben und auch als Objekt der Behandelnden.

Da ohne den Patienten als handlungsfähiges Subjekt seine Entwicklung zur Gesundheit kaum gelingen kann, sollte die Fragerichtung ihn aus seiner Objektrolle herausführen und in die Subjektrolle hineinführen. Damit verbietet sich die in Psychologen- und Psychotherapiekreisen oft verwendetet Frage: „Was macht das mit dir?“. Sie vertieft das Objektsein. Sprechen wir den Patienten in seiner Subjektrolle, als handelnden und erfahrenden Menschen an, können wir entscheiden, ob tendenziell mehr in Richtung des

Ich-Erlebens oder des Welt-Erlebens gefragt werden sollte – entsprechend dem Menschenbild, das ja auch ein Weltbild enthält. Und hier in der Lageerfassung geht es genau um das Verhältnis vom Ich zur Welt.

Einerseits, wie fühlt der Mensch, wie fühlt das Kind die Welt von innen her? Andererseits, wie berührt die Welt das Kind? Was kommt von der Welt auf das Kind zu? Was gibt sie ihm damit?

Die erste Fragerichtung ist gebräuchlich. Wie fühlt jemand etwas? Sie hilft, die Emotionen, Bedürfnisse und Konflikte wahrzunehmen.

Die zweite Fragerichtung ist ungewöhnlich. Sie ist da angebracht, wo von der Welt etwas positiv Bedeutsames auf die Person zukommt. Ein Mädchen berichtet mit leuchtenden Augen vom Reiten. Das Pferd kommt mit auf das Lagebild. Nun kann gefragt werden, was durch das Reiten zu ihr kommt. Sie nennt es Freiheit und Gemeinschaft. Sie selbst befindet sich zwar in einer gewissen inneren Zwangslage aufgrund einer Anorexie, aber durch die Fragerichtung auf etwas außerhalb von ihr Liegendes, in ihrer Welt enthaltenes Bedeutsames, von dem sie betroffen wird, kann sie Qualitäten wahrnehmen, von denen sie sich weit entfernt hatte. Und es ist ihre Freiheit, die sie mit authentischen Erinnerungen sinnhaft verbindet. Das ist etwas ganz anderes als lediglich der Begriff. In dem Maße, wie sich darauf beziehen kann, generiert sie daraus Potenzial, das in der Therapie genutzt werden kann.

Diese Fragerichtung richtet die Wahrnehmung darauf, was die Person von der Welt erhält. Die Frage hilft, diese Qualitäten der Person spürbarer, damit bewusster und evidenter zu machen. Damit fließen die **Ressourcen der Um- und Mitwelt** in Therapieprozess ein. So gelingt es das „Ich" mit dem in bewusste Berührung zu bringen, wovon es getragen wird. Besonders in Lebenszeiten, in denen sich der Mensch verloren und ausgeliefert fühlt, mit dem Blick nach innen, kaum auf Ressourcen trifft, gelingt es mit der Fragerichtung von der bedeutsamen Welt kommend, zu Ressourcen zu gelangen. Fakt ist: wir leben in jeder Hinsicht von der Welt, Luft, Licht, Nahrung, Gemeinschaft, Erlebnissen. Die uns gegebene Welt, ist die uns nährende und tragende sinnhafte, sinnhaft spürbare, aber meist doch unbewusste Ressource.

Die tragenden Elemente des Lebensraumes spürbar zu machen, ist die therapeutisch stabilisierende Aufgabe in der Lageerfassung. Sie sind von der geschwächten Person unabhängig vorhanden, aber sie wirken sich auf sie aus.

Integrative Lage in verschiedenen Arbeitsebenen

Fallbeispiel Karola, 13 Jahre, Somatisierungsstörung

Einführung: Im Kennenlernprozess mit dem Kind oder dem Jugendlichen spielt zuerst die intrapersonale Lage eine große Rolle. Beginn mit der Arbeitsrichtung: einem Gesamtblick auf das eigene Leben = Lebenslage.

Sie lässt sich einleiten mit dem Anliegen, Karola in ihrem Leben wirklich richtig verstehen zu wollen, wofür ein Bild einen besseren Überblick gibt. Auf dem Tisch liegt ein Blatt Papier und Stifte stehen bereit. Karola erfährt, dass es darum geht, wie sie ihr Leben sieht, das, was für sie selbst wichtig und bedeutungsvoll ist, egal, ob es was Gutes oder Schwieriges ist. Alles, was ihr selbst wichtig ist, darf auf das Bild, auch Wünsche und Hoffnungen und Träume, auch Vergangenes, auch Verstorbene, wenn sie heute noch wichtig sind. Mit dieser Einführung in die Integrative Lebenslage schaut Karola zunächst verdutzt. Es wird nichts mit ihr gemacht, sondern sie macht. Nach kurzem Zögern greift sie zu.

„Das erste Kreuz, der erste Kreis, die erste Linie auf dem Papier ist ein Fixum, auf das sich der Klient konzentrieren kann. Mit diesem ersten Zeichen rückt der Klient sich selbst in den Mittelpunkt des Geschehens." (Schumann, 1980, S. 109).

Die Aufgabe löst eine Besinnung aus, die Therapeutin ermuntert sie. Sie darf in Ruhe überlegen und zeichnen: ihr Beziehungs- und Bedeutungsnetz, ihre Ressourcen bzw. „Tankstellen" und auch ihre Hürden/Baustellen/Problembereiche. Es kommt nicht auf die Schönheit an, sondern, dass es so für sie stimmt, dass sie sagen kann: „Ja, so ist es, so fühle ich das."

Indem das Bild mehr und mehr Elemente bekommt, helfen Fragen Karola, von den Umständen zu den Zuständen zu kommen.

Fragerichtung von innen nach außen, also wie fühlt Karola die Welt: Die Weise, wie sie zu den Beziehungen hinfühlt? Gleich, oder verschieden? Ermunterung, die Unterschiede auch im Bild auszudrücken. Sie wählt verschiedene Farben.

Sehr wichtig ist auch die **Fragerichtung, von außen nach innen,** also was kommt durch die Welt auf Karola zu, womit bringt es sie in Berührung? Was gibt es ihr zu spüren, was durch diese Beziehung, oder durch dieses Element in der Lebenslage zu ihr kommt? So kann Karola in diesem Beispiel spüren, das von der Ostsee Freiheit und Glück kommt, was sie in schönen Urlauben oft erlebte.

In der Auseinandersetzung mit der Lage bilden sich Baustellen ab. Diese kann der Patient benennen und auch priorisieren. Aber manchmal auch nicht. Da hilft die Visualisierung einer Lösungslage und Ableitung der Schritte rückwärts zur Lösung. Sie überspringt die Entwurfsphase und geht vom Zielbild aus. Zum Abschluss kann die Patientin einen Titel für das Lagebild vergeben, wenn es sich um ein Buch oder einen Film handelnd würde, und was sie sich selbst mit einer offenen Frage fragt, wenn sie darauf schaut.

Im Folgenden werden ein Ablauf von 4 Sitzungen mit Karola und ein Vatergespräch dargestellt. Diese stellen nicht die gesamte Therapie dar, aber einen wesentlichen Prozess, der in der Sitzung nach dem Aufnahmegespräch beginnt.

Karola, Somatisierungsstörung mit Schwindel, Ohnmacht, Schulvermeidung seit 3 Monaten. Karola beginnt, indem sie zuerst ihr Bett und ihr Handy, dann den geliebten Hund und ihre Familie, Mutter, Vater und kleinen Bruder, malt. Eine Freundin kommt rechts im Bild hinzu. Schön in ihrem Leben sind die guten Erinnerungen an Ostseeurlaube mit Sonne und Wasser. Besonders wertvoll war für sie die Großmutter, die 8 Monate zuvor recht plötzlich verstarb. Sie stand für Zuversicht und Wärme und wird vermisst. In der Ecke rechts unten landet die Schule hinter einer Mauer. Sie kann dort nicht hin, weil ihr schwindelig wird und sie schon mehrfach „umkippte". Auf die Frage, womit sie sich von Herzen verbunden fühlt, drückt sie in Orange herzliche Beziehungen zu Mutter, Freundin und Hund aus und heller dargestellt zum Bruder, den sie als Liebling des Vaters erlebt. Zum Vater eine eher kalte Beziehung in Blau. Er wäre immer „am meckern". Zur Oma besteht eine intensive Erinnerung mit Trauer, die Beziehung enthält aber auch die Wärme, die Oma ihr entgegenbrachte, und mit der Ostsee verbindet sie Freude. Aus der Distanz angeschaut nennt sie es „Mein Leben". Welche Frage hat sie, wenn sie auf das Bild schaut? Was möchte sie ändern? Was soll einfach besser werden, auch wenn sie gar nicht weiß, wie es gehen könnte? Sie nennt die Beziehung zu Papa und sie möchte sich gesund fühlen können.

Aus dem Gespräch folgt die Abmachung, sich beim nächsten Mal mit ihrem Blick dem Vater zuzuwenden und zu schauen, was dort los ist.

Im Hinblick auf die zentralen Funktionen für Entwicklung (ZF) folgte die Intervention mühelos dem Entwicklungsablauf.

I. ZF: Intrapersonale Lage bildhaft externalisiert.

III. ZF: In der Auseinandersetzung setzt sie sich mit den Beziehungsqualitäten auseinander, gibt der Lage den Titel „Mein Leben".

IV. ZF: Sie entscheidet, dass sie die Beziehung zum Vater am liebsten gebessert erleben möchte.

V. ZF: Verabredung dazu, dies in der nächsten Sitzung anzugehen

Arbeitsrichtung Interaktionslage mit Vater – Die intrapersonale Sicht von Karola auf die typische Erfahrung im Miteinander

Zentrale Funktion (ZF) von Entwicklung:

I. ZF Intrapersonale Lage – Karola kann nach einigem Überlegen, was das Typische in der Spannung zwischen ihrem Vater und ihr ist, diese Skizze machen. Sie erlebe sich abgewertet, als ob sie immer alles falsch machen würde.

III. ZF Auseinandersetzung mit der Lage – Sie skizziert die typische Interaktion mit einer Sprechblase des Vaters und ihrer typischen Reaktion. Die ist wortlos, ist von Resignation und Rückzug geprägt. Körperlich sind im Bauch Wut und Trauer vermerkt. Der Titel: „Papa und ich".

IV. ZF Entwurf von Veränderungen – Sie fühlt sich hilflos. Öffnet sich aber für eine weitere Klärung. Sie stimmt zu, dass die Therapeutin diese Lage mit dem Vater besprechen darf.

V. ZF Das wird zugesagt und verabredet.

Es folgt das Gespräch mit dem Vater, in dem er sich im von dem Lagebild seiner Tochter sichtlich betroffen zeigt. Er stellt fest, dass er das so nicht möchte, er möchte ein anderer Vater für sie sein. Um seine Erkenntnis auch bildhaft zu verankern, wird ihm empfohlen, sein Zielbild zu malen. Darin stellt er sich Hand in Hand mit Karola dar und schreibt dazu, was er an ihr alles mag.

In der Folgesitzung bekommt Karola das Bild des Vaters und ist ebenso betroffen. Ein nächstes Zusammentreffen von Karola und ihrem Vater fällt für beide überraschend herzlich und warm aus. Die Beziehung erleben beide als verändert. In der Ergotherapie fertigt Karola ein Armband für den Vater.

Als nächstes Thema wenden wir uns den psychosomatischen Beschwerden zu.

Arbeitsrichtung Erfassen der Symptomatik

Karola stellt ihr Erleben der körperlichen Symptomatik in einem Ablauf dar. Es beginnt mit einem 1. Engegefühl im Hals gefolgt von 2. Gedanken, die Erwartungsangst ausdrücken, dann folgt 3. Herzklopfen sowie 4. Luftnot und schließlich 5. Schwindel.

Sie nennt es aus Distanz „Mein Schwindelkreislauf" und fragt sich, wie komme ich raus? Sie möchte es sofort lösen und nicht auf eine nächste Stunde warten.

Zentrale Funktion (ZF) von Entwicklung:

I. ZF Intrapersonale Lage – Karola hat ihr Erleben ihrer Symptomatik externalisiert.

III. ZF Auseinandersetzung mit der Lage – sie hat sich mit dem Ablauf auseinandersetzt und ihn mit Gedanken und Körpergefühlen festgehalten. Sie hat einen Titel gegeben und eine Frage dazu gefunden, die eine starke Veränderungsmotivation ausdrückt.

IV. ZF Entwurf von Veränderungen – Sie wandelt die Lage anhand der markierten Stationen in einen Freiheitskreislauf. Sie spürt Lust, dies auszuprobieren.

V. ZF Möglichkeit A – Sie probiert es aus und es gelingt. – Das lässt sich wiederum in einem Lagebild erfassen, wie sie es schaffte und was alles um sie war.

V. ZF Möglichkeit B – Sie probiert es und es gelingt nicht. – Die Situation lässt sich auch in einem Lagebild erfassen, in welchem die äußeren Einflüsse nun von ihr mehr ins Auge gefasst werden, weil sie der Frage nachgehen würde, was war da los, was sie aus ihrem Konzept bringen konnte?

Würde A aufgehen, erhärtet dies die Anschauung, dass der Somatisierung schon durch die Bearbeitung des Vaterverhältnisses keine weitere aktuelle innere wirksame Dynamik mehr zugrunde liegt und sie ihren Freiheitskreislauf selbstständig und unabhängig von äußeren Bedingungen durchführen kann. Sie lernt durch die Lösung, wie gut sie sich steuern kann.

Würde B aufgehen, gelangt der Prozess zu weiteren für Karola relevanten und damit wertvollen und notwendigen Themen, die sie nun in der Lage, wie es schiefging, ins Auge fasst. Das Scheitern von Entwürfen und Plänen sollte grundsätzlich freundlich, konstruktiv und liebevoll interessiert betrachtet werden, mit Offenheit statt Scham und Schuld.

Arbeitsrichtung Lösungsbild: Freiheitskreislauf

Im Lösungsbild entwirft Karola Schritt für Schritt Alternativen zum Kreislauf. Ihre Idee drückt sie so aus: 1. Sie merkt das Druckgefühl im Hals. 2. Anstelle zu denken, dass es schlimmer wird, will sie denken und sich darauf freuen, wofür der Smiley in ihrem Bild steht, dass sie aussteigt und in Freiheit einsteigt. 3. Sie gibt ihrem Herzen eine warme beruhigende Hand als Zeichen der neuen Freiheit. 4. Sie atmet tief ein und spürt die Luft. 5. Anstelle des Schwindels spürt sie bewusst, wie gut sie auf dem Boden steht. Sie hängt das Bild in ihr Zimmer.

Es gelingt Karola, aus dem Kreislauf auszusteigen. Die Visualisierung gibt ihr dabei Sicherheit und Orientierung. Aus diesem Überblick entsteht auf Augenhöhe die Therapieplanung, die mit dem gesamten Team abgesprochen wird. Karola bekommt auf der Station Kompetenzaufgaben, mit denen sie ihren Lösungsplan in unterschiedlichen Aktivitäten umsetzen kann.

In diesem Fallbeispiel sahen wir vier Anwendungsformen der Arbeit mit Integrativer Lage. So gelingt schon im Kennlern- und Diagnostikprozess eine Ermächtigung des Patienten über sich und sein Leben sowie eine konstruktive therapeutische Beziehung. Von einer Lage ausgehend können die verschiedenen Gebiete der Lebensauffassung von Patienten und der Angehörigen erfasst werden.

Die Lagebilder werden nach Wunsch des Patienten bei ihm oder beim Therapeuten aufgehoben. Das hängt auch von den Themen ab. Lösungslagen werden bevorzugt mitgenommen, während Problemlagen oft gern beim Therapeuten gelassen werden.

Zwischenstände und Abschluss – Überblick über Entwicklung

Die Lebenslage hilft, eigene Erfolge und Entwicklung, aber auch Veränderungen sichtbar zu machen, sie ermöglicht, die noch zu entwickelnden Bereiche zu fokussieren, und schafft Veränderungsmotivation.

Dazu können die verschiedenen Lagen zusammen ausgelegt und gemeinsam überblickt werden. Patient und Therapeut können dabei sehr gut nachvollziehen, was schon geschehen ist und was noch offen. Ein neues Lagebild der nun aktuellen Lebenslage kann zudem entstehen, von dem ausgehend weitere Themen und Felder ins Auge gefasst, Aufträge geklärt und bearbeitet werden. Dem Thema entsprechend werden an der Lage Beteiligte zur Klärung und Lösung hinzugezogen.

Das Gleiche bietet sich auch zum **Abschluss der Therapie** an. Für die Verdeutlichung des Entwickelten ist es besonders wertvoll, wenn der Therapeut die nun festzustellenden Fähigkeiten gemeinsam mit dem Patienten aus dem gesamtem Behandlungsprozess anhand der Lagen überschaut und kombiniert mit Erfahrungen in der Sozialtherapie auf einem Blatt notiert. Dabei kann chronologisch wochenweise vorgegangen werden, aber auch nach besonderen Ereignissen und Herausforderungen, die gemeistert wurden. Im Blickpunkt steht die Veränderung. Es schafft eine gewisse Evidenz für die Entwicklung des Patienten, seinen Prozess zu überblicken und dabei das ressourcen- und fähigkeitenorientierte Feedback des Therapeuten zu erhalten. Diese Besinnung hilft, die gewonnenen Fähigkeiten dem Patienten selbst bewusst zu machen. Dies erfüllt die III. Zentralfunktion der Ineinandersetzung, der Integration des „Geschafften" in das Selbstkonzept und führt auch zur II. Zentralfunktion für Entwicklung der Selbstseite, zu Selbstbesinnung und Selbstbewusstsein.

Zusammenfassend lässt sich sagen: Die Integrative Lageanalogie verbessert das Verständnis von sich selbst, indem die Einsicht in die Symptomatik im Kontext des Lebenszusammenhanges ermöglicht wird und mithilfe des Überblicks und der weiteren Möglichkeiten des bildhaften Denkens Handlungsalternativen entworfen werden können. Schon während dieses Bearbeitungs- und Auseinandersetzungsprozesses mit der Integrativen Lage entsteht ein verbessertes Selbstvertrauen. An diesen drei Begriffen Einsicht, Handlungsalternativen und Selbstvertrauen macht der Psychiater Andreas Heinz psychische Gesundheit fest (Heinz, 2016, S. 81).

Ausgehend von einer Lage ergeben sich dem Patienten in der Regel weitere Themen, die vertiefend angeschaut werden können. Schicht für Schicht entfaltet sich erkundend das Geflecht aus intra- und interpersonaler Lage mit ihren Möglichkeiten der Vertiefung und Fokussierung. Eine besondere Form die Lebenslage mit einem biografischen Blick ressourcenorientiert zu erfassen, bietet die individuelle Intrapersonale Lage anhand der Analogie Lebensfluss.

Individuelle Intrapersonale Lage anhand der Analogie Lebensfluss

Sie ist besonders indiziert bei Kindern und Jugendlichen, die in ihrem Leben schwierige und traumatisierende Hürden zu überwinden hatten. Lebensgeschichten, die durch Krieg, Flucht und Trauma zerrissen sind, können sich durch die Externalisierung des Lebensflusses wieder zusammensetzen.

Wegen der besonderen Praxisrelevanz und den vielen geflüchteten Kindern, Jugendlichen und Erwachsenen, die in Deutschland mitversorgt werden müssen, soll dieses erprobte Modell hier näher dargestellt werden. Auch in der Kinder- und Jugendpsychosomatik schlägt sich die Problematik von **Flucht, Vertreibung und Trauma** nieder. Zudem drücken sich schwere Lebensereignisse, wie Verlust und Trauma, besonders bei Kindern und Jugendlichen auch deutlich in körperlicher Symptomatik aus.

Das Entwicklungsgeschehen ist in im Analogieangebot „Lebensfluss" sehr stark inbegriffen (Quelle – Bach – Fluss). Gleichwohl stellt der Fluss für das Ich eine sehr lebendige konsistente Form dar, die sich mühelos als gewachsen und angereichert denken und fühlen lässt, zumal ein lebendiger Mensch ja auch ein lebendiger Fluss ist. Es gibt dem Klienten von Beginn an die Möglichkeit, sich in einer Metapher auszudrücken und somit auch die Lebenserfahrungen als Analogien in dieses Bild mit ein zu bringen (z. B. Schätze am Ufer, Steine im Flussbett, Mäandern um bestimmte Klippen …).

Voraussetzung für den Patienten: Es sollte dem Patienten möglich sein, von einem heutigen Standpunkt aus in der Zeit zurückblicken zu können (> ca. 12 Lj.; reifeabhängig).

Voraussetzung für den Therapeuten: Der Therapeut sollte den Lebensfluss einmal selbst durchgeführt haben.

Ziel der Arbeitseinheit: Bewusstwerdung von Resilienz zur Traumalösung und Integration – es wird sichtbar, wie viel überwunden wurde, die Eingliederung schwerer Lebenszeiten in den gesamten Lebenszusammenhang erweitert den Blick auf sich selbst und relativiert traumatische Zeiten.

Funktion: Die Analogie Lebensfluss impliziert das Überwundenhaben ohne Wenn und Aber und schafft somit:

- Ermutigung; es wird auf das geschaut, was ist anstatt auf das, was fehlt
- Lösung von eigener Leistung – die Schätze am Ufer wurden *gegeben* – nicht erschaffen! (eröffnet Sinndimension)
- Freiheit von bestimmten typischen Sozialisationsereignissen (wie Einschulung etc. wo oft auch etwas schief läuft)
- Freiheit für das, was „hängenblieb“
- Möglichkeit, sich reich an Schätzen *zu fühlen*
- Bewusstwerdung der erfahrenen Werte
- Dankbarkeit
- Wertschätzung der eigenen Leistung bezüglich des Überwundenhabens
- Auswertung der Hindernis-Überwindungsstrategien des Flusses als Inspiration für das eigene Handeln

Material: ausreichend großes Papier, möglicherweise horizontal aneinandergeklebt, gut malende Stifte.

Setting: Offen und zugewandt, Raum gebend für das Gegenüber, zurückhalten eigener Standpunkte und Ausführungen, alles dafür gebend, dass der andere sein Lagebild entwickeln kann, eine eigene Übersicht über seine Lage bekommt.

Ablauf: Der Patient wird darauf eingestimmt, das eigene Leben von der Quelle an bis heute als Fluss zu sehen. Die ursprüngliche Quelle und das daraus entstandene Bächlein wurden durch bestimmte Schätze am Ufer angereichert, das Bächlein wurde immer größer und schließlich zu einem Fluss, der auch Hindernisse überwinden konnte, so dass er bis heute fließt. Der Klient überblickt dabei sein Leben im weiten Blickwinkel in Bezug auf besonders gute Erlebnisse und Bereicherungen. Er lässt sich seine wichtigen Beziehungen (auch Verstorbene dürfen eine Rolle spielen), seine „Tankstellen“, seine wertvollen Erfahrungen in der Welt und seine Träume vor Augen kommen. Auch wertvolle Erfahrungen mit der Natur und dem Glauben werden aufgenommen. Es wird dabei der Blick auf das gelenkt, was diese Beziehungen und Erfahrungen dem Fluss mitgegeben haben. Die Gaben werden in das Flusswasser eingezeichnet. Mögliche Fragen sind hier: Was war in der Kindheit am Ufer? Welche Lebenserfahrungen haben den Fluss gespeist? Was gab es für wichtige Beziehungen? Was hat die Familie/die Welt der Kindheit mitgegeben? Auch die Schwierigkeiten werden dabei aufgegriffen: Was war schwierig? Wichtig ist dabei auch, zu fokussieren, wie der Fluss diese Schwierigkeiten überwunden hat.

Als Brücke für den Patienten kann hier die Info dienen, dass auch die Donau 40 Kilometer unter der Erde läuft, bis sie wieder an die Oberfläche tritt.

Alles, was dem Fluss etwas mitgab, sollte auch eingezeichnet werden – dabei geht es nicht um ästhetische Schönheit, sondern um den wahrhaften Ausdruck dessen, was für den Klienten mit diesem Flusslauf zusammenhängt. Die Skizze zeigt, welche Erfahrungsschätze den Fluss bereichern und wie und welche Hindernisse er überwand.

Während des Prozesses sollte der Therapeut achtsam verwendete Wortbilder/Metaphern aufgreifen oder auch darauf hinführen: „Eigentlich war diese Zeit für den Fluss wie ein Wasserfall/eine Verbreiterung in einen See …“

Dabei einfühlsames verstehendes Spiegeln und vorsichtig nachfragendes Begleiten

- ohne Kausalfragen (Warum ist verboten – Wozu darf gefragt werden),
- ohne Bewertungen (gut – schlecht, schön – hässlich …),
- ohne Deutungen oder Interpretationen,
- ohne logische Fragen nach Vollständigkeit und ohne Hinweise auf das Fehlen von etwas,
- Stattdessen helfen erkundende Fragen bei den positiven Dingen nach der Erlebnisqualität, dem **wie** etwas überwunden oder erlebt wurde und **wie** etwas erscheint und nach der Erfahrungsqua-

lität, nach dem, **was** dadurch als Schatz zum Fluss hinzugekommen ist. Dies wird in einem Wort und/oder Symbol ausgedrückt.

Der Patient selbst entscheidet über Vollständigkeit – das Bild entspricht seiner subjektiven Realität und muss daher keiner anderen Vorstellung genügen, auch nicht der des Beraters, der sich die Lage in seiner Wahrnehmung evtl. ganz anders vorstellt. Auf eigene nonverbale Botschaften achten. Stimme, Ausdruck – annehmend und ruhig.

Wenn der Klient in der heutigen Zeit angekommen ist, wird der gesamte Fluss im Überblick angeschaut und die markanten Jahreszahlen an den Fluss geschrieben (z. B. Geburtsdatum, Zeiten von Umbrüchen und Veränderungen …). Zum Schluss wird der Lebensfluss gemeinsam wertschätzend betrachtet und alle Schätze, die gegeben wurden, noch einmal zusammen benannt und zusammengefasst und mit Wort und/oder Symbol ausgedrückt an den Lebensfluss geschrieben.

Zum Ende sollte der Klient die Gelegenheit haben, sich zu überlegen, ob ihm bei der Betrachtung seines Lebensflusses eine offene Frage einfällt. Offen heißt, dass diese Frage erstens nicht mit Ja oder Nein beantwortet werden kann und zweitens keine Warum-Frage ist (Warum-Fragen können aber gemeinsam mit dem Therapeuten in Wozu-Fragen umformuliert werden).

Zur Kommunikation noch Wichtiges: Die Begleitung sollte eher durch Spiegeln als durch Fragen geschehen. Es geht darum, das zuzulassen, was der Klient aufs Papier bringen will, was für ihn selbst in diesem Zusammenhang bedeutsam ist. Nur bei den Werten, die hinter den Erfahrungen stehen, soll soweit nachgegangen werden, dass sie formuliert sind.

Weiterarbeit: Die „Schätze" in konkrete Beziehung zu den Aufgaben der aktuellen Lebenslage setzen, d. h. diese erfassen und dann:

- Sie sich „auswirken lassen" – bildhaft, als Botschaft.
- Dies auf einer Analogie ausdrücken, die Botschaft benennen.
- Daraus 3 kleine Handlungsschritte ableiten, die sich in Konsequenz ergeben.
- Ausprobieren.
- Auswertung.
- Wie hat sich die Lage verändert?

Die Anwendung ist besonders da nützlich, wo die bestimmte Funktion des Überwundenhabens gebraucht wird (Trauma, schwere Lebenslagen überwunden, niedriges Selbstbewusstsein, negativer Fokus auf sich selbst und das eigene Leben …). Der Blick auf unser Leben als Fluss bereichert aber auch jede und jeden von uns.

Der gemeinsame Fokus auf die Lage hat besonders für traumatisierte Menschen einige wichtige Effekte: Traumatisierte Menschen brauchen ein Gefühl der Sicherheit. Das gilt ganz besonders für den therapeutischen Prozess, in dem es immer implizit ein „Mitgedachtes" ist, ob und wie die schwierigen Dinge zur Sprache kommen.

Emotionale Sicherheit erfährt der Patient mit der Methodik der integrativen Lageerfassung, weil er darin selbst ermächtigt ist, sich auf seine eigene Weise den mitunter nicht einfachen Lebensinhalten zuzuwenden. Distanzierung und Handlungsfreiheit entsteht aus dem Überblick über die Lebenslage, in diesem Fall in der Analogie des „Lebensflusses".

Befreiung von der Ich-Du-Kommunikation

In der Arbeit sitzen Berater und Ratsuchende im Arbeitsbündnis nebeneinander und blicken auf die externalisierte Lage. Die Kommunikation ist dadurch vom Dialog zwischen einem Ich und einem Du befreit und somit auch entlastet von möglichen wertenden Blicken und Vermutungen, was der andere wohl denke könnte. Die Kommunikation findet auf die Lage hin statt. Diese Befreiung schafft mehr Konzentration für den Entwicklungsprozess. Gleichzeitig setzt sie mehr Aufmerksamkeitsressourcen für das eigentliche Thema frei, was bei traumatisierten Menschen, mit ihrem eher fragilen und vulnerablen Ich-Gefühl, die an Unsicherheit und oft auch Scham leiden, die leicht irritierbar sind, besonders hilfreich ist. Der Fokus liegt hier klar auf der externalisierten Lage und ihren Herausforderungen.

Förderung von Kohärenz, Resilienz und Selbstorganisationsprozessen

In der Arbeitsform der Analogie Lebensfluss mit ressourcenorientierten, eigenen inneren Bildern lässt sich der Kohärenzsinn niedrigschwellig aufgreifen und in seinem Potenzial auch ins kritisch-rationale

Denken übersetzen. Dieser Vorgang bietet bei der Auseinandersetzung mit schweren Belastungen eine sichere Quelle von inneren Qualitäten, in denen ureigene Lebendigkeit und Kohärenzsinn wieder zugänglicher werden und als Fähigkeiten für Lösungsprozesse zur Verfügung stehen. Dies gilt auch für die Ablösung belastender Flashbacks.

Das gemeinsame ruhige, wertschätzende Arbeitsbündnis im bildhaften Externalisieren und Anschauen des Lebensflusses regt die **Selbstorganisation und Konstitution der Lebensgeschichte** an. In diesem Geschehen wird das traumatische Erleben in einem kohärenten Zusammenhang relational kleiner und somit der kohärente Zusammenhang relational größer. Das fördert die Resilienz.

Im Erfassen der verschiedenen Lagen, wie auch beim Lebensfluss, wird der Prozess mit ruhiger Aufmerksamkeit geteilt. Der Blick richtet sich auf das Blatt und die Hand des Patienten, der seine Lage darstellt und die Inhalte als Zeichen in den Raum stellt, in dem sie auf dem Papier nun präsent bleiben.

Die Integration der Schätze des Lebens in den Lebensfluss und das gleichzeitige Erkennen des Überwundenhabens wirken konstitutionell über Traumalösung hinaus auf das Selbstkonzept und hilft bei der Rekonstitution der eigenen Identität des Patienten. In der Ukraine führte Kateryna Ostrovska 2021 an der Universität Lviv/Lemberg, eine Vergleichsstudie durch. Sie verglich die traumalösende Wirkung der Systemischen Kurzzeittherapie, dem in Polen bekannteren Therapieansatz der Therapie der Möglichkeiten und des Konzepts Integrativer Methodik, zu dem auch explizit die Arbeit mit dem Modell Lebensfluss und die Arbeit mit integrativer Lage gehört. Dabei zeigte das Konzept Integrativer Methodik signifikant die höchste Wirksamkeit bei der Traumalösung.

Ressourcenorientierte Imaginationen

„Kein Genuss ist vorübergehend. Den Eindruck, den er hinterlässt, ist bleibend."

J. W. Goethe

Die ressourcenorientierte Imagination dient in der Therapie als Ausdruck von intrapersonaler Lage und Ressource. Entsprechend dem salutogenen Menschenbild, ermöglicht sie die Begegnung und das Erleben der inneren **Repräsentanz von positiven Lebenserfahrungen** der Verbundenheit mit dem Leben, mit der Natur, mit den Menschen und Tieren, wie Gefühle des Aufgehoben- und Getragen-Seins und der Lebendigkeit.

Dieser Zugang zu kohärentem, sinnhaftem Erleben dient in der therapeutischen Arbeit dazu, dass sich die Patienten wieder in Resonanz mit sich und der Welt empfinden. Zudem können von dieser resonanten Beziehung auch vitale Impulse für den Umgang mit Problemen ausgehen. Dies führt zu einer inneren dynamischen Entwicklungserfahrung, die dem Patienten wertvolle Impulse zur Integration von abgewehrter Symptomatik und zur Lösung von Entwicklungsaufgaben gibt. In der psychosomatischen Therapie mit Kindern- und Jugendlichen wird daher **ressourcenentdeckend** gearbeitet.

Weder wird ein Wunschbild vorgestellt noch eine Märchenszene vorgegeben, noch eine Traumreise inszeniert. Die Szene und ihre Bilder werden weder von dem Patienten noch von einer außenstehenden Person vorgegeben, sie entstehen durch Selbstorganisation des Bewusstseins. „Es wird davon ausgegangen, dass das Bewusstsein Impulse, die es erreichen, in Bildern gestalten und in Szenen aufeinander beziehen kann." (Schumann, 1993).

Dazu braucht es kohärente Rahmen, welche die unbewusst sinnbezogenen und sinnhaften Repräsentationen des Patienten fördern. Als Rahmen gilt beispielweise eine Naturlandschaft, in der er sich wohlfühlt, die seinem eigenen Empfinden entspricht. Das sinnhafte Naturempfinden ist dabei eine sehr große Ressource. So entdecken Patienten ihre eigene „Wohlfühllandschaft", die nie zuvor ein anderer Mensch sah. Imagination lässt sich in dieser Weise als kohärenter, selbstregulativer, gesundheits- und entwicklungsförderlicher Prozess beschreiben.

In der Imagination gelingt es den Patienten in der Regel leicht und manchmal mühelos, die Grenzen ihrer eigenen, teils festgefahrenen Denk- und Erlebnismuster zu überwinden. Es entstehen neue Verbindungen im psycho-physischen Selbst- und Welterleben und neue Verhaltensweisen, die im inneren Handeln schon erlebt wurden, bevor sie ins äußere Handeln einfließen (s. im Fallbeispiel Daphne, Anorexie). Derartige Imaginationen nach dem Konzept Integrativer Methodik ermöglichen eine **i**nnere **d**ynamische **E**ntwicklungs-**E**rfahrung und werden daher mit dem Akronym IDEE bezeichnet.

Ihre Anwendung dient zur Stabilisierung, zur Ressourcenaktivierung, zur Lösung von schwierigen Aufgaben, die rational nicht lösbar erschienen, und insbesondere auch zur Weiterentwicklung der inneren Haltung zu sich selbst und zum Leben. Diese Veränderung in der Imagination zu erleben, unterstützt die Gesundung. Sich im Verbundensein mit einer kohärenten Welt emotional ganzheitlich zu erleben, vermittelt Hoffnung und fördert Resilienz. Ergänzend zum auch im Sport bekannten inneren Probehandeln, ist es eine Daseinserfahrung im einfachen „so sein und gut sein", die den Kindern und Jugendlichen damit auch mehr zu eigen wird.

Anwendungsbeispiele dazu finden sich in ➤ Kap. 9 in den Fällen: Simon, 16 J., bei Globus hystericus; Marten 13 J., chronische kardiologische Erkrankung; Daphne, 15 J. Anorexia nervosa; Billie 17 J. Dissoziative Krampfanfälle; Thomas 11 J. Primäre Enuresis nocturna.

Der Symptomdialog – auch eine Imagination

Die eigene Symptomatik kennen und verstehen lernen, in dem sie imaginativ aus der Distanz erscheint. Der Dialog basiert auf den gleichen Kommunikationsregeln wie beim Erfassen der intrapersonalen Lage. Der Patient hat sicheren Abstand. Nonverbal kommuniziert das Symptom durch sein Erscheinungsbild und die therapeutische Begleitung hilft beim Dialog zwischen dem Patienten in verbaler und mit dem Symptom in nonverbaler bildhafter Sprache. Ziel ist es, die Symptomatik zu verstehen, um sie zu wandeln, letztendlich zu beruhigen oder abzulösen. Beispiele dazu in ➤ Kap. 9: Manuel, 9 J. Bauchschmerzen; Lorena, 14 J. Schmerzsymptomatik.

Die Anwendung von Imagination und Symptomdialog ist von Fall zu Fall zu entscheiden. Vielen Kindern und Jugendlichen fällt es leicht, in Imagination zu kommen, seltener ist dies schwierig oder sehr selten unmöglich.

Die Spieltherapie

In der altersgemischten Kinder- und Jugendpsychosomatik sind nach der bisherigen Praxiserfahrung etwa ein Fünftel der Patienten Kinder jünger als 9 Jahre. Die Spieltherapie gehört zur Individualtherapie und bietet ihnen eine Plattform, ihre Lebensinhalte und Erfahrungen im Spiel auszubreiten.

In der Praxis bewährten sich dazu ein Puppenhaus mit entsprechenden Figuren und Einrichtung, aber auch anderweitig themenbezogene Spielausstattungen wie Ritterburg oder Bauernhof. Therapeutische Spieltiere und Puppen, deren Münder und Gliedmaßen gut bewegt werden können, aber auch einfache Stofftiere. Eine gute Mischung aus starken und kampfesbereiten Tieren, z. B. Wolf und Löwe, mit friedlichen und eher sozial integrierten Tieren, wie Hund, Kaninchen und Katze, ist zu beachten, damit alle Gefühle ausgedrückt werden können.

Spielfiguren können auch selbst hergestellt werden, wobei der Herstellungsprozess eine besonders intensive Form der Identifikation und Verkörperung mit der Figur ermöglicht und damit bereits Entwicklungschancen gibt. Eine bewährte praktikable Form stellt das Puppenschöpfen nach Gudrun Gauda dar. In „Königskinder und Drachen – Handbuch des therapeutischen Puppenspiels" (2016), sowie in „Theorie und Praxis des therapeutischen Puppenspiels" (2007) stellt sie den Ansatz praxisbezogen vor.

Das Spiel entwickelt sich mit Kindern in der Regel von selbst, sobald der Therapeut einfach mitspielt und dem Spiel freien Lauf lässt. Wenn es verschiedene Spielmöglichkeiten – Stofftiere und Puppen, Spielgestalten und ein Haus – in einem Raum gibt, wird das Kind ausprobieren, womit das gemeinsame Spiel am besten klappt, womit es sich am besten ausspielen kann. Im Spiel externalisiert das Kind seine intrapersonale Lage. Bald schälen sich bestimmte wiederkehrende Themen heraus, die aufmerksam in Bezug zum Lebensalltag reflektiert werden sollten. Die Spieltherapie steht in der stationären Therapie im Verbund mit einer multimodalen Behandlung. Sie bietet dem jüngeren Kind meist die beste Form der Kommunikation über sich und wie es seine Welt erlebt.

FALLBEISPIEL

Lena, 5,6 Jahre, Enuresis nocturna: Lena sucht sich das Spiel mit Playmobil-Figuren aus. Besonders hat es ihr eine Gruppe von Räubern und Rittern angetan. Sie sperren ein Mädchen in den Gitterwagen und schließen zu – ein fahrbares Gefängnis. Die „bösen" Räuber triumphieren.

Ein Versuch der Therapeutin, das Kind durch spielerische Aktionen zu befreien, indem dem Räuber und seinen Kumpanen bei seinem Lagerfeuer Gummibärchen angeboten werden, scheitert. Das Mädchen muss eingesperrt bleiben. Nur so ist die junge Patientin mit dem Spiel zufrieden. Nachdem weitere sieben Einzelsitzungen im Grunde fast genauso verlaufen, wird der Spielinhalt „Eingesperrtsein" mit den Eltern besprochen. Dabei kommt heraus, dass das Mädchen schon seit Langem gerne selbstständig auf den Spielplatz vor dem Wohnblock gehen möchte, es aber aus Ängstlichkeit der Mutter nicht darf. Mit den Eltern wird erarbeitet, wie sie ihrem Kind mehr zutrauen können, mit der Mutter, wie sie durch ein offenes Fenster mit ihrem Kind in Ruf- und Hörweite sein kann, während es eigenständig auf dem Spielplatz spielt. Auch wird besprochen, wie sie dem Kind diese neue eigene Möglichkeit gemeinsam und wertschätzend mitteilen. Nachdem das Kind zuhause nicht mehr am Fenster steht und sehnsüchtig hinaus zum Spielplatz schaut, sondern nun selbst hinaus darf, spielt es in der Spieltherapie plötzlich die Verhandlung am Lagerfeuer anders. Das Mädchen darf befreit werden. Die nächtliche Enuresis ist deutlich rückläufig. Nach zwei weiteren Wochen ist das Mädchen nachts trocken.

FALLBEISPIEL

Paul, 12 Jahre, Das ideale Zuhause – Enkopresis: Paul kommt wegen sehr ausgeprägter, seit 6 Jahren bestehender sekundärer Enkopresis zum Indikationsgespräch mit seiner Mutter. In der Familie herrscht eine große Spannung und in der Schule wird Paul ausgegrenzt. Während des Gesprächs zieht sich Paul leise zum Puppenhaus zurück, das im Gesprächszimmer an der Wand steht. Nach der letzten Spieltherapie war es in einem recht chaotischen Zustand zurückgeblieben. Paul räumt auf und ordnet alle Zimmer und die Menschen dazu in einer familiären, insgesamt harmonischen und schlüssigen Weise an. Am Ende des Indikationsgesprächs steht fest, dass er zur Behandlung kommen kann, wenn ein Platz frei wird. Als die Mutter sich verabschiedet, will Paul, der fast nichts gesagt hatte, sondern sich mit dem Aufräumen des Puppenhauses beschäftigte, das Gesprächszimmer nicht verlassen. Er sagt sehr ernst, dringlich und standhaft, dass er gleich aufgenommen werden möchte und nicht mehr nach Hause will. Dem wird entsprochen.

In Pauls Fall eröffnet sich seine familiäre Wohnsituation: mit vielen Geschwistern in zwei durchs Treppenhaus getrennten Wohnungen in einem Mietshaus, ohne Strom aufgrund unbezahlter Rechnungen. Heizung gibt es nur in wenigen Räumen, nicht aber auf der Toilette, die auch nicht abgeschlossen werden konnte. Der Vater ist arbeitslos und die Kinder haben verschiedene Mütter, von denen allerdings nur eine anwesend ist. Außerhalb dieser Wohnsituation hat der Vater weitere Kinder mit verschiedenen Frauen.

In der Therapie bietet das Puppenhaus Paul immer wieder die Möglichkeit, sich eine häusliche Welt, ein Zuhause einzurichten, das er sich im Spiel selbst schafft. Auch dies wird auf die äußere Welt übertragen. Die Sozialarbeiterin leitet umfangreiche Klärungen mit der Stromgesellschaft, dem Sozialamt und Jugendhilfemaßnahmen ein. Die häusliche Toilette wird beheizbar und gemütlicher gestaltet. Die Tür abschließbar. Geschwister dürfen nicht stören. Paul wird sauber. Zum Ende der Therapie gibt es bei ihm zuhause mehr Gemütlichkeit. Die Sozialpädagogische Familienhilfe unterstützt das neue System. Paul erhält einen Einzelbetreuer, der ihm dabei hilft, wieder Anschluss an die altersadäquaten sozialen Gruppen zu finden.

Spieltherapie als Freiraum zur Interaktion

FALLBEISPIEL

Kevin, 8 Jahre, Enkopresis, ADHS, emotionale Störung – Das Raubtier: Kevin kann an einem üblichen Gesprächssetting gar nicht teilnehmen. In der Spieltherapie ist er jedoch voll dabei. Er wählt in schnellem Wechsel alle gefährlichen Tiere. Die Therapeutin nimmt die friedlichen Tiere. Er greift an, jagt wild, will unerbittlich totbeißen. Die Therapeutin versucht erfindungsreich, mit dem friedlichen Tier einem schnellen Tod zu entgehen. Das erhöht für Kevin den Reiz. Schließlich beißt er als Wolf das Kaninchen tot. Spieltot ist nicht echt tot. Er erwartet die nächste Spielrunde und die Jagd beginnt von Neuem. Die Therapeutin versucht, den Wolf zu besänftigen, mit teilweisem Erfolg, dann aber kommt er mit dem Löwen um die Ecke. Dies wiederholt sich einige Tage. Die Spiele werden dramatischer und variantenreicher. Sowohl in der Aggression wie auch in der von der Therapeutin gespielten Rolle der Besänftigung und schließlich der Unterlegenheit. Nachdem es fast nicht mehr auszuhalten ist, ändert Kevin sein Spielverhalten überraschend deutlich. Auf einmal greift der Löwe das Vermittlungsverhalten auf und gibt sich versöhnlich. Es kommt zu einem Friedensschluss und zu einem Zusammenkuscheln und gemeinsamen Einschlafen – im Spiel. Dabei kann er nun Nähe und Zusammensein aushalten. Auch dies wird etwa 2 Wochen lang gespielt, wie die vorherige aggressive Phase.

In dieser Zeit wird Kevin auch im Stationsalltag zugänglicher, sozialer, beginnt sein Stuhltraining motivierter, es gelingt ihm der Einstieg ins Sauberwerden.
Im Elterngespräch zeigt sich, dass Kevin zuhause das „schwarze Schaf" ist. Er bekommt viele verbale Aggressionen vom kurz angebundenen Vater, oft kann er es „ihm nicht recht machen". Die jüngeren Schwestern sind „die Lieben" in der Familie. Kevin zeigt sich dort schnell reizbar und in einer Mischung von renitent bis rückzüglich. Kevins Spielinhalte spiegeln diese Lage wider und zeigen die Lösung.

An dieser Stelle ist es wichtig, sich unbeirrbar auf das Gute in dem „Bösen" zu beziehen, so kommt es eines Tages durch, nachdem Kevin alle seine Aggressionen gegenüber den „Lieben und Braven" bis zur Erschöpfung ausgespielt hatte. Dann zeigt er seine Versöhnlichkeit und wird ganz weich und zugänglich. Wir übersetzen diesen Weg in die Elternarbeit. Die Mutter versteht es sofort, der Vater muss für einen neuen Blickwinkel auf seinen Sohn gewonnen werden. Dafür braucht er drei Einzelgespräche, in denen sich zeigte, wie sehr er selbst sich von seinem Vater abgelehnt gefühlt hatte, woraus die Motivation erwuchs, dies nicht zu wiederholen. Er braucht Anregungen für eine positive Kommunikation mit Kevin und für Vater-Sohn-Unternehmungen. Diese machen beiden Spaß und Kevin fühlt sich vollwertig akzeptiert und richtig angenommen.

Zudem wurden gemeinsame Unternehmungen mit den Schwestern geplant, die dann friedlicher gelangen. Die Mutter kann mit Kevin wieder mehr kuscheln. Kevin wird zunehmend sauber, was der Vater in seiner neuen Haltung zu Kevin als besonders selbstwirksam für sich in seiner Vaterrolle erlebt. Im Zuge dieser Besserung der familiären Beziehungen, der zunehmenden Sicherheit Kevins angenommen zu sein, beruhigt sich auch seine ADHS-Symptomatik. Ein Auslassversuch zeigt bei begleitender Diagnostik mit dem Connors-Bogen, dass seine Medikation abgesetzt bleiben kann.

Der Verlauf dieser Spieltherapieeinheit zeigt, wie wichtig es ist, im Spiel nicht moralisch zu werten. Gerade die Freiheit im Spiel etwas tun zu können, was sonst nicht geht, ermöglicht dem Kind seine schwierigen emotionalen Verfassungen zu externalisieren. Gleichzeitig ermöglicht dies der Therapeutin, die Inhalte aufzugreifen und in einer spielerischen Kommunikation auszuhandeln, schließlich von den Problemen und den Lösungen zu lernen.

11.11 Individuelle Verbesserung der Körperwahrnehmung und Selbstregulierung

Mit Entspannungsverfahren, der Anwendung symptomspezifischen Biofeedbacks sowie individuellen, freien Imaginationen in der Einzeltherapie werden Körperwahrnehmung und Selbstregulierung gefördert. Ebenso dienen die konsequent positive Verstärkung, z. B. mithilfe eines Belohnungsprogramms, sowie die kontinuierlich positive Rückmeldung durch das gesamte Team der Entwicklung eines positiveren Selbstbildes, dem Aufbau von Selbstbewusstsein und der Verbesserung der Selbststeuerung (s. Fallbeispiel Marten).

In den psychotherapeutischen Einzelsitzungen wird ausdrucksfördernd mit altersentsprechenden Mitteln gearbeitet, um dem Kind zu helfen, seine Lage und seine Veränderungsmöglichkeiten zu entdecken und mehr Überblick über die Ressourcen und Hürden der eigenen Lebenssituation zu gewinnen. Zu den Methoden gehören die Externalisierung mit spieltherapeutischen Verfahren, Visualisierungen, Imaginationen sowie Unternehmungen in der realen Außenwelt – diese dienen der Erkundung und Umsetzung von individuellen Potenzialen. Die Möglichkeiten bildhaft analoger Methodik zur Ressourcenaktivierung, Konfliktlösung und Stabilisierung werden konsequent eingesetzt.

Sehr viele kinder- und jugendpsychosomatische Patienten zeigen **komorbide emotionale Störungen,** die in der Individualtherapie aufgegriffen und mitbehandelt werden. Das typische Begleitsymptom der meisten psychosomatischen Erkrankungen ist die Angst. In der Behandlung müssen die zugrunde liegenden Ängste erkannt und konstruktive Lösungen erarbeitet werden. Dies geschieht durch aufmerksame Zuwendung in einem sicheren Raum und durch Einordnung in einen kohärenten/sinnstiftenden Rahmen.

11.12 Kohärente Metaphern zur individuellen Bearbeitung emotionaler Dysbalancen und Störungen

Die psychosomatischen Störungsbilder werden in vielen Fällen von anderen psychischen Problemen des Kindes- und Jugendalters begleitet, die auch Gewohnheitscharakter haben können: z. B. Nägelbeißen, das Horten und Verstecken von Nahrung, Stehlen, aggressive Durchbrüche bei mangelnder Impulskontrolle.

In der 20-jährigen klinischen Praxis haben sich bestimmte Modelle mit kohärenten Metaphern zur Bearbeitung bewährt, die im therapeutischen Kontext inklusive der Aufarbeitung familiärer und schulischer Konflikte stehen. Diese Metaphern helfen den Kindern dabei, sich von Angewohnheiten und eingefahrenen Reaktionsmustern zu lösen, und sollten parallel zur Aufarbeitung belastender Faktoren der psychosozialen Lage eingesetzt werden.

Das Kind braucht eigene Anhaltspunkte, wie es sich lenken kann. Aus seinem Verhaltensmuster auszusteigen, bedeutet in einem Aspekt auch, sich von einer festen Gewohnheit zu lösen, Handlungsalternativen zu spüren und zuzulassen.

11.12.1 Der „Wutvulkan" – ein Selbstwahrnehmungs- und Selbstmanagementmodell

Der Wutvulkan bietet Kindern (aber auch Erwachsenen) eine kohärente Metapher für die Macht von und den Umgang mit Wutausbrüchen (➤ Abb. 11.2). Voraussetzung dabei ist, dass der Mensch selbst unglücklich über seine Ausbrüche ist, sich hinterher schlecht fühlt und lernen möchte, friedlicher zu sein.

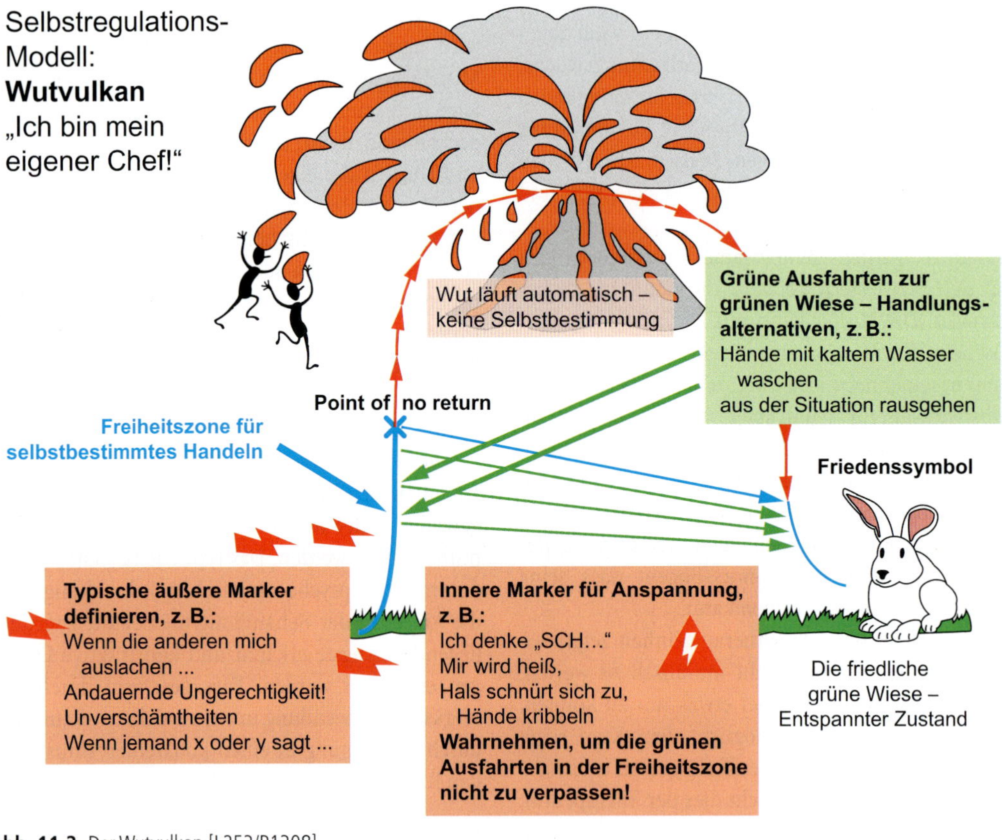

Abb. 11.2 Der Wutvulkan [L253/P1308]

Wann zerstört Wut? Wenn sie wiederholt andere Menschen verletzt und den immer wieder Wütenden in die Isolation bringt, durch Schulverweise, durch Distanzierung der anderen. Diese unproduktive Wut, wiederholt sich musterhaft und auch die Wütenden selbst leiden darunter. Sie macht keinen Mut, sondern mutlos und einsam.

So bei einem Jugendlichen, der aus einer geschützten Station in der Psychiatrie weggelaufen war, in die er wegen seiner Wutausbrüche immer wieder eingewiesen wurde. Er saß im Gebüsch am Parkplatz, als eine Therapeutin einer anderen Station zum Feierabend ausparken wollte. Er wollte es schaffen, nicht mehr in die „Geschlossene“ zu müssen und weinte, er ergab sich in sein Schicksal, machte keine Versuche, seine Flucht fortzusetzen. Mit ihm ging die Therapeutin zurück in ihr Büro. Sie nutzte seine hohe Motivation, nicht mehr ausrasten zu wollen, und wagte es, ihn darin so ernst zu nehmen, dass sie auf der Stelle bereit war, mit ihm eine Möglichkeit zu erarbeiten, wie ihm dies gelingen könnte. Im Gespräch zeigte sich, ihm fehlte einfach eine Orientierung für sich selbst und eine adäquate Wahrnehmung von sich selbst. Seine Wut kam wie ein Vulkanausbruch in ihm durch. Anhand dieser Metapher ließ sich der Ablauf in feinen Details betrachten und konstruktiv Auswege ohne Ausbrüche finden.

So entstand das Modell Wutvulkan, das sich auch danach in vielen anderen Fällen immer wieder bewährte. Es führt uns zu mehr Selbstwahrnehmung und zu mehr Entscheidungsfreiheit, gerade wenn der Druck steigt.

Durch das Narrativ Wutvulkan wird der Mensch emotional mitgenommen, es bietet die Möglichkeit, in der Metapher sich einerseits zu identifizieren und andererseits Lösungsideen zu finden. Diese schaffen friedliche Auswege vor dem Ausbruch, der Mensch lernt, sein eigener Chef zu bleiben.

Die Metapher: Eine friedliche grüne Wiese, aus deren grünem Gras sich plötzlich mit Wucht ein Vulkan erhebt, ausbricht, wieder abklingt. Nach dem Ausbruch ist es wieder friedlich auf der grünen Wiese.

Der Vulkanausbruch stellt eine gute Metapher für einen Wutausbruch dar. Anhand dieses bildhaft vor Augen geführten Geschehens lassen sich wesentliche Faktoren erfassen: die Auslöser für die Wut, die dazu gehörenden Gedanken und Gefühle, die inneren physiologischen Marker, die Länge der Lunte, die Freiheitsgrade für gute Alternativen. So können auch gute Auswege erarbeitet werden, um gleich im „grünen“ Bereich zu bleiben und sich erfolgreich steuern zu können. Belohnungen für friedliche Abbieger festigen das Verhalten. Bildhaft knüpft es an das Langzeitgedächtnis an und wirkt nachhaltig.

Der 15-jährige Junge aus dem obigen Fallbeispiel nahm sich nach der Bearbeitung fest vor, sich daran zu orientieren und seine Selbstaufmerksamkeit zu schärfen. Durch Absprache mit der Oberärztin, wurde ihm aufgrund der motivierten therapeutischen Mitarbeit, die sonst nicht seine Sache war, eine Versuchswoche auf der offenen Station gewährt. Von der Therapeutin erhielt er als Belohnung für geschaffte Auswege fünf goldene Bonbons (diese standen für seinen goldenen Willen), die er aus seiner Hosentasche nehmen und genießen durfte, wenn ihm ein Ausweg geglückt war. Diese Art der Selbstbelohnung ist sinnvoll, da andere Menschen einen vermiedenen Ausbruch, bzw. einen geglückten Ausweg ja gar nicht bemerken können. Es gelang dem Jugendlichen, sodass er sich goldene Bonbons bei der Therapeutin nachholen kam.

11.12.2 „Zehn Babys" – Verbesserung der Selbstwahrnehmung

Diese Metapher wird beim Nägelkauen und beim Beißen/Knibbeln/Reißen am Nagelbett eingesetzt. Zunächst erhält das Kind eine fürsorgliche pflegerische Maßnahme: Die zerkauten Finger werden morgens und abends eingecremt. Mit dieser Zuwendung spürt das Kind, dass es und seine Hände wertvoll sind und seine Spannungen wahrgenommen werden.

In der Individualtherapie oder auch in der individuellen Pflege kann eine fürsorgliche Baby-Metapher eingebracht und umgesetzt werden. Voraussetzung ist, dass das Kind selbst einen leisen Wunsch verspürt, die Hände heilen zu lassen.

Die Metapher: Der Blick wird auf die Hände gerichtet. Jeder Fingernagel bekommt ein Gesicht, wird zu einem Baby. Der obere Nagelrand sind die Haare. Mit viel Empathie wird das Motiv, diesen Babys kein Haar zu krümmen (und ggf. beim Knibbeln, ihnen auch nicht am Hals zu beißen) aktiviert. Wir streicheln sie und lächeln sie an. Es wird verabredet, die Babys zu schützen und zu pflegen. Auch das Kind weiß, dass es ein Spiel ist, aber es ist auch ernst. Für den Mund, der es gewohnt war, zu beißen, braucht es nun eine neue Aufgabe. Er bekommt vom Team regelmäßig Kaugummi, bis die „Babys sich erholt haben". Dieses Modell hat schon oft einen Anstoß für eine gute Entwicklung gegeben.

Jugendliche und Kinder, die mit dieser Intervention nicht erreicht werden können, profitieren von Handmassagen, Hennabemalungen und anderen Handpflegen kombiniert mit Kaugummikauen und von Knautschbällen, die dem Spannungsabbau dienen.

11.12.3 Reich einschlafen – wenn Kinder horten und stehlen

Kinder und Jugendliche, die stehlen, lösen viel Unmut und eine negative Dynamik auf der Station aus. Die gute gemeinschaftliche Atmosphäre rutscht ab, in kurzer Zeit gerät das Kind ins Abseits. Das Horten von Essen stellt dagegen eher ein Problem für die Klinikhygiene als für Mitpatienten dar. Dies kann sich allerdings ändern, wenn aus dem Kühlschrank bestimmte Sachen entnommen werden, die Mitarbeiterinnen oder den Patienten gehören.

In der therapeutischen Haltung verbietet sich ein Misstrauensregime mit Abschließen und Bestrafen. Die therapeutische Aufgabe besteht darin, das Kind in eine Verfassung zu bringen, aus welcher es stehlen und horten nicht mehr benötigt. Daher lohnt sich eine Betrachtung der Gefühls- und Bedürfnislage von Kindern mit dieser Begleitsymptomatik.

Wer stiehlt, hat subjektiv das Gefühl, nicht genug zu bekommen. Damit kann auch emotionale Zuwendung gemeint sein, manchmal ist diese auch kombiniert mit materiellem Mangel. Es kann ein Lebensmangelgefühl sein, das nach Ausgleich strebt, zu dem ein Kind mit chronischer Erkrankung (z. B. Diabetes mellitus) oder Missbrauchserfahrungen mehr neigen kann als andere Kinder. Solch ein Mangelgefühl ist nicht selten von tiefer Verzweiflung begleitet. Ein Kind spürt, dass es seine Bedürfnisse den ohnehin schon belasteten Eltern nicht zumuten kann. Es kann diese schon gar nicht mit noch mehr Forderungen konfrontieren. Da es sich selbst als Belastung für die Eltern wahrnimmt, oder weiß, dass es nichts bekommt, beginnt es für sich selbst zu sorgen.

Am besten lässt sich dieses Mangelgefühl beruhigen, wenn dem Kind jeden Abend das Gefühl gegeben wird, im Reichtum einzuschlafen. Das wirkt die ganze Nacht und ist eigentlich sehr einfach. Das Kind bekommt ein Schälchen zum Naschen ans Bett, z. B. ein Obstschälchen mit geschnittenen Äpfeln und Möhren. Es kann auch eine Schatzkiste unter dem Bett sein. Dabei entsteht das Gefühl „Ich bekomme hier etwas, ich habe etwas, es ist etwas für mich da.". Dieses Gefühl kann noch durch eine Wärmflasche, ein Körnerkissen oder etwas anderes Kuscheliges optimiert werden. Abends am Bett kann auch der Reichtum des Tages besprochen werden, alles Schöne und Überraschende. So hebt sich dies im Bewusstsein des Kindes hervor, trägt zum Einschlafen im Guten bei und erzeugt ein Gefühl des Versorgtseins.

Auch ein Blick auf die schönen Dinge des kommenden Tages ist hilfreich. Dabei können schon Situationen beschrieben werden, die am nächsten Tag gemeinsam erlebt werden (z. B. Kerzen aus Bienenwachsplatten rollen, Kekse backen oder Sterne basteln …). Die Bestätigung des Reichseins ist, etwas an Andere verschenken zu können. Da hilft die Frage, wem man mit einer gerollten Kerze eine Freude machen könnte. Das verändert das Bild von sich selbst, ganz unbewusst spürt das Kind: „Ich bin nicht mehr ein Dieb, sondern jemand, der etwas verschenken kann.".

Wenn es vorkommt, dass geklaut wird, sollten sowohl das Team als auch die Eltern ruhig und dem Kind zugewandt bleiben. Es ist ausreichend, zu sagen, dass dieses Verhalten nicht o. k. ist. Strafen sind in so einem Fall nicht nötig und auch nicht sinnvoll oder zielführend. Stattdessen ist es besser, einen neuen Anfang mit Vertrauen zu machen (z. B. dem Kind einen größeren Schein geben und es etwas einkaufen lassen, um bei der anschließenden Abrechnung Lob für die gute Genauigkeit auszusprechen). So festigt sich ein positiveres Selbstbild, es entwickelt sich ein Gefühl, doch genug zu bekommen und ein geschätztes Kind zu sein. So verschwindet das missliche Verhalten eher.

11.13 Erfahren lassen oder zum Handeln ermächtigen – Entscheidungen in der Therapieorganisation in der Individualtherapie

In der stationären Individualtherapie gibt es für das einzelne Kind zwei Möglichkeiten therapeutisch erreicht zu werden. Die eine ist mit dem Kind an einem Thema zu arbeiten, mit ihm seine Lage erfassen, sich damit auseinanderzusetzen welche Ressourcen und Probleme darin mit welcher Dynamik aktiv sind und Lösungen zu entwerfen. Dies entspricht auch dem Vorgehen einer ambulanten Therapie, wird aber durch das therapeutische Erfahrungsfeld der Gruppe ergänzt und erreicht damit eine größere Wirksamkeit.

Die andere Möglichkeit besteht darin, dem Kind Erfahrungen zu ermöglichen, derer es bedarf, ohne Problemaktualisierung. Es gibt Probleme, deren Aktualisierung das Kind beschämt und es in der oft tief eingefahrenen negativen Rolle festhalten. Dabei besteht doch gerade durch den Milieuwechsel die große Chance sich anders zu erleben. Welch ein Verlust, wenn auch der neue Kontext so ähnlich reagiert, wie der alte. Beispielsweise beim Thema Stehlen. Wie bereits dargestellt gelingt die Bearbeitung ganz ohne Problemaktualisierung, in dem das zugrunde liegende Bedürfnis verstanden und mit den Möglichkeiten der stationären Therapie befriedigt wird.

In der Therapie kann entschieden werden, welche Entwicklung eher durch eine Interpunktion im handlungsorientierten oder erfahrungsorientierten Vorgehen gefördert wird.

Betrachten wir die vorgestellten Interventionen „Wutvulkan“ und die „10 Babys“ sind dies handlungsorientiere (grüne) Vorgehensweisen, die im zweiten Schritt auch zur (gelben) Erfahrungsseite führen und damit den Entwicklungskreis schließen. „Reich einschlafen“ ist erfahrungsorientiert und wirkt sich schließlich auch auf die Handlungsseite aus, weil das Kind in aller Regel aufhört, zu stehlen und zu horten.

Durch das Schälchen am Bett oder die Schatzkiste kommuniziert die Station, dass das Kind in der Gemeinschaft als etwas Besonderes gesehen wird, dass es in einer Fürsorgehaltung aufgehoben ist, etwas bekommt

Die am Bedürfnis der Kinder- und Jugendlichen orientierte stationäre Therapie hat unendlich viele Möglichkeiten, den Kindern auf der Erfahrungsseite etwas zu geben. Aus dem Erfahrungskapital erwächst ein positiveres Selbstkonzept, eine positivere Identität und daraus ergibt sich eine neue, veränderte Haltung zur Welt. Das ist die Basis für vitalere und sozialere Handlungsweisen.

KAPITEL

12 Interaktionelle Familienbehandlung

Eltern und Klinik – im besten Fall sind sie ein gemeinsames Team für das Kind. Die Familie bildet den Lebensraum des Kindes und Jugendlichen, in den es in der Regel zurückkehrt. Daher ist es von hoher Bedeutung, eine gute Zusammenarbeit mit den Eltern anzustreben, die Beziehungen im Lebensraum wertzuschätzen und ihre stützende Funktion für die Gesundung konstruktiv zu stärken, wie auch ihre möglicherweise hemmenden Funktionen für eine gelingende Entwicklung ausfindig zu machen und zu verändern. Bestenfalls können Behandler und Eltern ein gutes Team werden, das im Sinne des Kindes agiert. Auf dem gemeinsamen Weg zeigen sich Ressourcen, Hürden und Klippen. Die Kooperation und Veränderungsbereitschaft der Beteiligten entscheidet mit über den Erfolg der Therapie.

Grundsätzlich lohnt es sich, sich primär auf die Ressourcen der Eltern zu beziehen. In diesem positiven, wertschätzenden Beziehungsaufbau entsteht meist eine gute Grundlage für eine konstruktive Zusammenarbeit. Leider gelingt dieser Prozess nicht immer einfach. In diesem Kapitel sollen verschiedene Facetten der Zusammenarbeit mit den Eltern beleuchtet werden. Ähnlich wie bei den Kindern und Jugendlichen, sind sie einerseits wie Partner auf Augenhöhe, andererseits bedürftig und manchmal auch behandlungsbedürftig. Diese Aspekte in der Arbeit zu sehen und zum Wohle des Kindes mit seiner Familie pragmatisch aufzugreifen, ermöglicht eine fruchtbare Elternarbeit.

12.1 In die Zusammenarbeit einsteigen

Der Beginn einer stationären Behandlung des Kindes bedeutet für die Eltern einen großen Schritt und Einschnitt in das Familienleben.

In der Aufnahmesituation beginnt die Zusammenarbeit mit dem Behandlungsteam. Im ersten Abschied von dem Kind oder Jugendlichen drückt sich die Beziehungsstruktur und somit auch die Arbeitsaufgabe bereits aus. Daraus ergeben sich Richtungen für die Gesprächsarbeit. Im Folgenden werden häufig vorkommende Muster genannt, die aber keinesfalls als Schubladen dienen sollen, sondern eher deutlich machen, wie wichtig es für Therapeuten ist, bei der Aufnahme und dem Abschied aufmerksam zu sein. Aus der klinischen Erfahrung heraus zeigen sich typische, schwierige und wiederkehrende Konstellationen, aus denen sich Arbeitsthemen für die Elternarbeit ergeben.

- **Erleichterte Eltern** sind froh, endlich „das Problem“ an Fachleute abgeben zu können. Dabei zeigt sich eine inkomplette Bindung, und ein eher geringes Verantwortungsgefühl für die Situation des Kindes. Die Beziehung zeigt sich erschöpft und erfolglos. Der Abschied bereitet in der Regel kaum Probleme und das Kind lebt sich eher dankbar für neuen Angebote gut ein. **Arbeitsthema:** das Herz für die Beziehung zum Kind wieder entdecken oder überhaupt erst entwickeln. Selbstvertrauen und Selbstbewusstsein als Grundlage für Verantwortungsgefühl aufbauen.
- **Eltern als Fachleute** für die Erkrankung des Kindes kommen mit akribisch geführten, sortierten Mappen voller Vorberichte. Sie wollen sich lang und ausführlich über die Störung austauschen, Fachgespräche nehmen den Raum ein, das Kind verblasst dahinter. Der aufnehmende Therapeut hat seine Mühe, eine Gesprächsbeziehung zu dem Kind aufzubauen. Das Kind zeigt sich eher still und passiv. Der Abschied wird eher eine sachliche Wiederverabredung ohne große Emotion. **Arbeitsthema:** Herausarbeiten, welche Bedeutung das Kümmern um die Erkrankung des Kindes für die Bezugsperson hat. Ergründen,

ob diese Fokussierung einer Gesundung im Wege stehen könnte. Welche Rolle spielt das andere Elternteil? Gibt die Krankheit der Bezugsperson Bedeutung?

- **Vorsichtige Eltern,** die angespannt wirken, mit so wenig Worten wie möglich die Anamnese beantworten. Oft wurde die Therapie von außen „verordnet" (vom Arzt, vom Gericht, vom Jugendamt). Sie inspizieren nebenbei das Patientenzimmer und weisen gleich auf Mängel hin. Der Abschied wirkt eher kühl. Das Kind ist meist sehr bedürftig. **Arbeitsthema:** Misstrauen als Ausdruck von Unsicherheit? Oder Angst vor der Entdeckung von schwierigen Themen? Das Kind befindet sich schon am Anfang in einem gewissen Loyalitätskonflikt. Es darf sich dort nicht wohlfühlen, wo die Eltern so viel Schlechtes finden. Vermeidung von Eskalationen zwischen Team und Eltern. Ansprache an das Team zur Haltung gegenüber den Eltern: Hart geworfene Bälle der Eltern sollten vom Team unbedingt weich aufgefangen werden, damit das Kind eine Chance hat (siehe Fall Elly).
- **Besorgte Eltern** kommen mit einem Zettel voller Themen und Aufgaben. Sie möchten dadurch ihr Mitgefühl mit dem Kind im Aufnahmegespräch zeigen. Sie haben mit ihrem Schutzinstinkt zu kämpfen und wollen dem Kind keine weitere schlechte Erfahrung zumuten. Sie hinterfragen und wollen Kontrolle, Absicherungen und Absprachen. Der Abschied vom Kind zieht sich eher in die Länge und ist für alle schwer, das Kind ist ängstlich. Es besteht eine sichere Bindung. **Arbeitsthema:** Stärkung des Vertrauens und der Zuversicht gegenüber anderen Menschen und der Welt in Eltern und Kind (siehe Fall Schäferhund).
- **Abhängige Eltern oder abhängiger Elternteil/ Kind als sinnstiftender Fokus für das Leben** Es zeigt sich ein übergroßer Schmerz in der Aufnahmesituation. Das Aufnahmegespräch ist geprägt von tiefen Emotionen. Es fällt schwer, die sachlich notwendigen Dinge zu erfahren. Das Kind verhält sich ängstlich-traurig. Es wird gesagt, das Kind könne sich schwer lösen. Der Abschied ist dramatisch und tränenreich. Sobald die Bezugsperson weg ist, findet das Kind gut in die Gruppe und ist fast erleichtert. Das Kind hat eine sichere Bindung mit einer gewissen Bindungslast. **Arbeitsthema:** Das Kind hat für die Bezugsperson offenbar eine sinnstiftende und stabilisierende Bedeutung, wie kann es aus dieser Funktion befreit werden? Unterstützung der Bezugsperson bei der Entdeckung eigener sinnstiftender Bezüge. Berufstätigkeit? Erfüllende Beziehungen zu anderen Menschen. Dabei ist immer wieder zu beobachten, dass das Kind bei Anrufen der Bezugsperson die Traurigkeit und das Verlassensein der Bezugsperson (in diesem Fall meist der Mutter) mit Weinen und Wehklagen über die Dinge auf der Station widerspiegelt und beantwortet. Dies geschieht, obwohl es zuvor und den ganzen Tag fröhlich war. Die Anrufe können sich zu Zuständen steigern, hier ist Regulation durch das Personal notwendig, ggf. auch eine Telefonpause notwendig.

Natürlich gibt es auch herzliche unterstützende Eltern, die ihre Ressourcen ungehindert der Aufnahmesituation und der Therapie zur Verfügung stellen und sich nach Kräften bemühen, eine gelingende Zusammenarbeit zu gestalten, dabei auch Fehlertoleranz und Zuversicht zeigen.

Häufige Konflikte – Wenn die Behandlung beginnt und das Kind sich gut einfindet und Fortschritte macht, stößt dies bei manchen Eltern auch auf gemischte Gefühle. In dem Maße, wie die Therapie gelingt, entsteht ein Versagensgefühl der Eltern, wovon sie befreit sind, falls die Therapie nicht gut läuft. Angst, dass in Elterngesprächen zusätzlich eigene Schwächen offenbar werden können, wirkt belastend. Dazu kommt die Kränkung, weil das eigene Kind fremde Hilfe benötigt und dann tatsächlich in der Klinik aufblüht, zuhause aber nicht mehr fröhlich werden konnte. Dahinter stehen auch Ängste, dass das Kind vielleicht gar nicht mehr nach Hause kommen will.

Aus solchen Emotionen sollten Eltern abgeholt werden. Der behandelnde Therapeut, die behandelnde Therapeutin, Ärztin kann mit dem **Einbinden der Eltern in ein gemeinsames Ziel für das Kind** und mit dem Blick nach vorn in der Regel eine Brücke über die Hürden bauen. Entlastend darf den Eltern die Wahrheit gesagt werden: Wir hatten alle keine idealen Eltern und wir sind es auch selbst nicht. Es geht nicht um Schuld, sondern um Verantwortung für die Unterstützung in der Gegenwart. Dazu darf auch aus der Vergangenheit gelernt werden. Es geht darum, sich mit dem Kind und seinen Anforderungen so gut es geht, zu entwickeln. An dieser Stelle stehen wir gemeinsam und versuchen, jeweils von jeder Seite aus das Beste für das Kind zu entwickeln.

12.2 Die Therapie erklären

Oft denken Eltern, die Therapie müsse auch wehtun, mühselig sein, um gut zu sein. Dahinter stehen veraltete Auffassungen von Therapien und manchmal auch ganz leise Bestrafungswünsche, denn „das Kind hätte es ja lassen können". Damit offenbart sich ein fehlendes Verständnis der Erkrankung, das gleich aufgegriffen und adäquat verständnisvoll erklärt werden sollte. Dabei sind die entwicklungspsychologischen Aspekte (➤ Kap. 7) durchaus hilfreich, weil aus ihnen auch eine Orientierung für günstiges, gesundheitsförderliches Verhalten hervorgeht.

Eltern können der Behandlung besser folgen und besser mitmachen, wenn sie den Grundaufbau der Therapie verstehen (➤ Abb. 12.1). Es handelt sich im Prinzip um eine Schatzsuche statt einer Fehlerfahndung. Die gefundenen Schätze der Kinder, der Station und der Eltern stehen dann zur Verfügung, um die Probleme zu lösen (Schiffer, 2001).

Eine ausführliche Beschreibung der Behandlung und des zugrunde liegenden Behandlungskonzepts gibt den Eltern einen Überblick, Sicherheit und räumt Missverständnisse aus dem Weg.

Die Rollen der Eltern innerhalb der Therapie sind vielfältig, sie sind Teammitglied, Unterstützer, dienen auch als Notnagel, als Ermutiger und während der Belastungserprobungen am Wochenende als zuversichtlicher, geduldiger Begleiter und Mitwirkender bei den Entwicklungsschritten.

Es hat sich aus Zeit- und inhaltlichen Gründen als praktisch erwiesen, die **Terminierung von Elterngesprächen** nach den Entwicklungsschritten in der Therapie und den sich daraus ergebenden Entwicklungsaufgaben für die Familie, also nach den Erfordernissen des Therapieprozesses zu richten. Die Eltern sollten über die Entwicklungsschritte informiert werden und ihre Wahrnehmung beitragen können, so kommen sie mit ins Boot. Gemeinsam mit ihnen kann die interpersonale Lage erfasst werden: ihre Sicht auf die Familie und auf die Interaktionen und Beziehungen. Auch ihr Entwurf, wie die Lage aussähe, wenn es allen besser gehen würde. Daraus lässt sich ableiten, wie sie die Lebenswelt ihres Kindes optimieren können, welche weiteren Unterstützungsmaßnahmen infrage kommen und/ oder welche Änderung des eigenen Verhaltens hilfreich wäre.

12.3 Die Besuchsregelung

Die flexibel gehaltene Besuchsregelung von 3 Tagen pro Woche, die prinzipiell allen Bezugspersonen des Kindes zur Verfügung steht und auch nach Absprache auf weitere Tage ausgeweitet werden kann, dient dem Kontakt und fördert die Zusammenarbeit und den Zusammenhalt mit dem Beziehungsnetz des Kindes. Bei Besuchen kann der Kontakt zwischen Kind und Eltern gefördert und gepflegt werden. So können Kind und Eltern zusammen auf dem Wasserbett entspannen oder zusammen spielen. Während der Besuchszeiten dürfen Kinder und Eltern gemeinsam Unternehmungen innerhalb und außerhalb der Klinik machen.

Nachdem das Kind sich in die Therapie eingefunden hat und erste Fortschritte zeigt, kann es am Wochenende je nach Bedarf und therapeutischer Indikation für einen Tag nach Hause – „Tagesurlaub" – und am Folgewochenende auch über Nacht nach Hause – „Übernachtungsurlaub", wofür auch der Begriff Belastungserprobung gebraucht wird, um

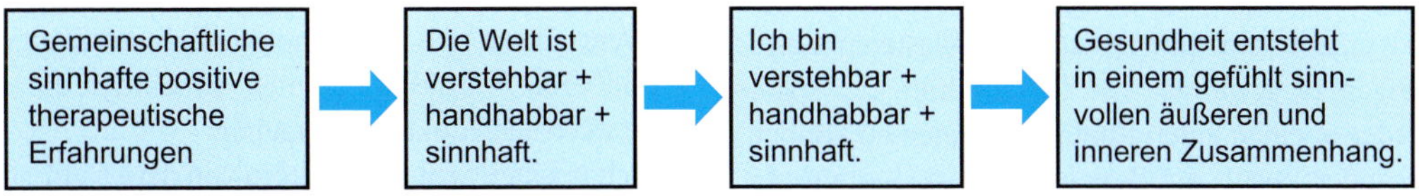

Abb. 12.1 Stufen der Therapie für Eltern [L253/P1308]

den herausfordernden Erprobungscharakter für alle Beteiligten zu bezeichnen. Diese Besuche zuhause werden für Familie und Kind mit bestimmten kleinen Aufgaben verbunden, die eine Weiterführung der auf der Station begonnen Übungen bedeuten oder Raum geben für den Transfer der auf der Station entwickelten Fähigkeiten. Dies geschieht in individuellen Absprachen mit der Familie und dem Kind. Es kann sich lohnen, diese Absprachen als gemeinsames Ziel für das Wochenende schriftlich festzuhalten und den Eltern und dem Kind darin einen Platz für die Dokumentation und Auswertung des Vorhabens zu geben. Dies trägt dazu bei, dass die Familien ihre Erfahrungen kurz reflektieren und auf dem Bogen festhalten, der mit dem Kind zurück zur Station kommt. Wenn die Eltern ihr Kind nach der Belastungserprobung zurückbringen, sollten sich die Mitarbeiter, wenn möglich, Zeit für einen kleinen Bericht vom Wochenende nehmen, ist dies nicht möglich, so hilft der mitgebrachte Auswertungsbogen, die Lücke zu schließen. Die Informationen von den gemeinsamen Erprobungen und Besuchen am Wochenende sind wichtige Hinweise für die weitere Ausrichtung der Therapie und sollten in der Therapiewochenplanung berücksichtigt werden.

In der fortgeschrittenen Phase der Therapie und zur Entlassungsvorbereitung helfen längere Belastungserprobungen, damit das Kind oder die Jugendliche sich in neuer Form wieder zuhause einlebt und somit auch die Familie im Miteinander wieder Vertrautheit und Sicherheit aufbaut. Es ist auch dienlich, wenn Schulversuche von zuhause aus unternommen werden sollen, um wieder Sicherheit im Schulbesuch zu erlangen – ein banges Thema für Kinder und Familien nach längerer Zeit des Schulabsentismus. So können Entlassungen nach gemeinsam erlebter Sicherheit erfolgen. Dies geschieht in der Regel dann, wenn das Kind auch in dem häuslichen Umfeld wieder schlafen und essen kann, symptomfrei ist und die Teilnahme an den Aufgaben seiner Lebenswelt schafft.

Begründete Kontaktpausen können in manchen Fällen für Kinder und Jugendliche ein hilfreiches Instrument sein, um Distanz zu belasteten Beziehungen zu gewinnen. Die Distanz hilft, um später wieder in einen guten Kontakt kommen zu können. Besonders wenn die Beziehungen eskalierten oder die Familienmitglieder sehr erschöpft voneinander sind, können Kontaktpausen vom Behandlerteam angeregt werden. Oft entstehen sie auch auf Wunsch der Kinder und Jugendlichen selbst. Die Kontaktpause kann beendet werden, wenn von beiden Seiten eine neue Haltung in der Begegnung miteinander erarbeitet worden ist oder direkt erarbeitet wird (siehe Fall Billie).

12.4 Die Elterngruppe

Neben den Einzel-, Paar- und Familiengesprächen bietet eine Elterngruppe Raum für Austausch und Begegnung, der den Eltern ihre Einsamkeit in der Problematik mit dem Kind nimmt. Die Eltern können unter fachlicher Leitung von Mitarbeitern des therapeutischen Teams ihre Erfahrungen beisteuern und reflektieren, die jeweils Vorlagen für Identifikation oder positives Lösungsmodell sein können, je nachdem, auf welchem Stand der Entwicklungsprozess der Familie und des Kindes ist. Es können auch gesundheitsrelevante Inhalte durch das therapeutische Team an die Bezugspersonen vermittelt und die aktuelle Situation in der Gruppendynamik der Station besprochen werden.

Die Elterngruppe kann aus den Eltern bestehen, deren Kinder sich aktuell in der stationären Behandlung befinden, aber sie kann auch offen sein für die Eltern entlassener Kinder. Die gemischte Elterngruppe von stationären und entlassenen Kindern nutzt die Kompetenzen der „fortgeschrittenen" Eltern, die ihre Erfahrungen an die „neuen" weitergeben können. Gleichzeitig bietet die Elterngruppe einen sicheren Anker für die Eltern auch nach der Entlassung (➤ Abb. 12.2).

Es empfiehlt sich, Eltern mindestens in monatlicher Frequenz die Möglichkeit zum Austausch und zu fachlich geleiteter Diskussion in der Elterngruppe zu geben. Voraussetzung für einen offenen, vertraulichen Austausch ist eine gemeinsam vereinbarte Schweigepflicht zu Beginn.

Wenn Eltern sich als Gruppe treffen und in einen fruchtbaren Austausch kommen, so können daraus viele wertvolle Funktionen ergeben:

- Sich in einer Gruppe als Eltern von dem Kind mit dem jeweiligen Problem vorstellen, womit sie

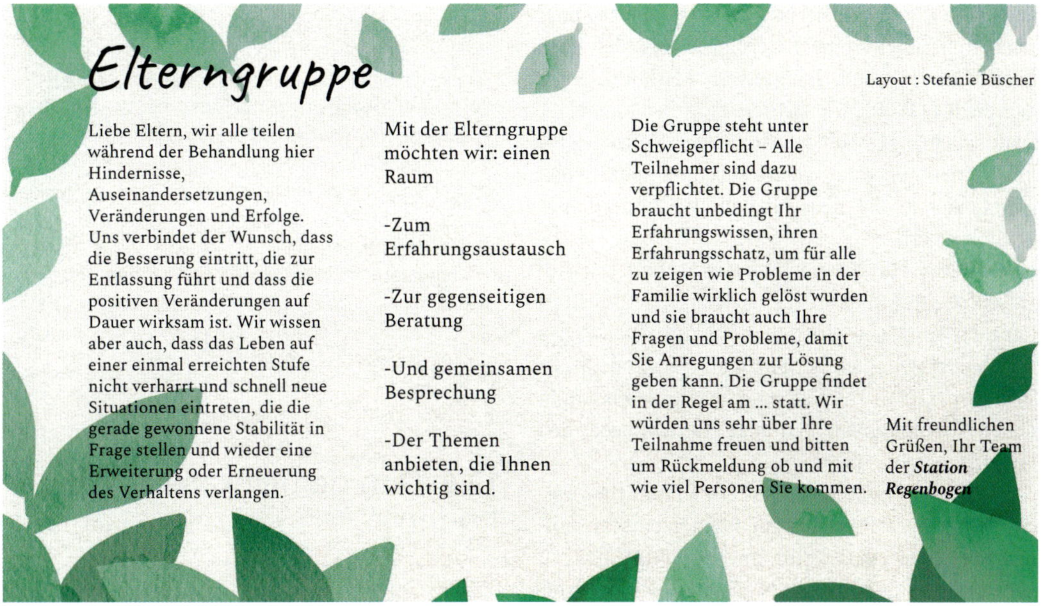
Elterngruppe
Layout : Stefanie Büscher
Liebe Eltern, wir alle teilen während der Behandlung hier Hindernisse, Auseinandersetzungen, Veränderungen und Erfolge. Uns verbindet der Wunsch, dass die Besserung eintritt, die zur Entlassung führt und dass die positiven Veränderungen auf Dauer wirksam ist. Wir wissen aber auch, dass das Leben auf einer einmal erreichten Stufe nicht verharrt und schnell neue Situationen eintreten, die die gerade gewonnene Stabilität in Frage stellen und wieder eine Erweiterung oder Erneuerung des Verhaltens verlangen.
Mit der Elterngruppe möchten wir: einen Raum
-Zum Erfahrungsaustausch
-Zur gegenseitigen Beratung
-Und gemeinsamen Besprechung
-Der Themen anbieten, die Ihnen wichtig sind.
Die Gruppe steht unter Schweigepflicht - Alle Teilnehmer sind dazu verpflichtet. Die Gruppe braucht unbedingt Ihr Erfahrungswissen, ihren Erfahrungsschatz, um für alle zu zeigen wie Probleme in der Familie wirklich gelöst wurden und sie braucht auch Ihre Fragen und Probleme, damit Sie Anregungen zur Lösung geben kann. Die Gruppe findet in der Regel am ... statt. Wir würden uns sehr über Ihre Teilnahme freuen und bitten um Rückmeldung ob und mit wie viel Personen Sie kommen.
Mit freundlichen Grüßen, Ihr Team der Station Regenbogen

Abb. 12.2 Elterngruppe Plakatentwurf von Stefanie Büscher [O1119]

sich zu ihrem Kind und zu sich selbst in diesen Zusammenhang stellen, was dazu beiträgt, sich über die gemeinsame Lage zu formulieren und somit bewusster zu werden.

- Zu erleben, dass andere Familien ähnliche Probleme haben, hebt die Isolation und Einsamkeit auf, die sich bei den langen psychosomatischen Krankheitsverläufen oft einstellt.
- Erfahrene Eltern, deren Kinder schon länger in der Therapie sind, können den „neuen" Eltern Rat und Trost bei Unsicherheiten im Umgang mit der Klinik und der Station geben. „Das ging uns auch zu Anfang so …".
- Bewährte Problemlösungen von anderen Eltern zu hören, wirkt viel stärker sicherheitsgebend und ermutigend für Eltern, als wenn Ratschläge oder Empfehlungen durch das Personal gegeben werden, da sie durch die praktische Erprobung besonders glaubwürdig sind.
- Eltern erleben andere Eltern als Experten und werden dabei selbst zu Experten.
- Fragen der Eltern zum Therapie- sowie Krankheits- und Gesundheitsverständnis, zur kindlichen Entwicklung, zum stationären Ablauf, zu Konflikten mit dem Personal der Station können aufgegriffen, interaktiv besprochen und mit Breitenwirkung erklärt werden.

Es lohnt sich, die Elterngruppe mit mehreren Mitarbeitern zu leiten, wenn möglich aus dem ärztlichen, psychologischen und Pflege- und Erziehungsteam.

12.5 Die Lage gemeinsam verstehen

Gesundheitsförderliches Verhalten kann zwar orientierend vorgestellt und in manchen Familien gut umgesetzt werden, aber wenn die Umsetzung stockt, dann beginnt die intensivere Arbeit mit der Familie.

Zum Verständnis der Lage und zur Entwicklung einer Lösung der Symptomatik gehören Einzelgespräche mit beiden Eltern und anderen Verwandten, die eine bedeutende Funktion im Familiensystem für die psychosomatischen Symptomatik und deren Lösung haben, z. B. Geschwister und Großeltern. Mitunter spielen auch Lehrer, Erzieher etc. eine wichtige Rolle und müssen zu Gesprächen mit eingeladen werden. Als Arbeitsmittel bewährte sich auch hier die Visualisierung in Form der zeichnerischen Analogie, eine Externalisierung der Lage nach dem Konzept Integrativer Methodik nach Schumann (1980), wie sie bereits in ➤ Kapitel 11 ausführlich vorgestellt wurde. Dieses Konzept enthält einen pragmatischen sozialtherapeutischen Ansatz, der auf die menschliche Entwicklungsfähigkeit fokussiert.

Ein Beispiel für Gespräche dieser Art findet sich im Fall Billie. Dort findet sich eine detaillierte Beschreibung des Vorgehens, das sich in der klinischen Praxis seit zwei Jahrzehnten bewährt hat. Das Modell lässt sich aber in allen Familien und Fällen anwenden, in denen dysfunktionale familiäre Beziehungen neu gestaltet werden sollen.

Die zeichnerische Analogie kann in manchen Fällen dem ganzen Familiensystem einen entscheidenden Impuls geben, der hilft, die Lage auf Anhieb zu verstehen, so dass lösungsbegleitende Nachgespräche ausreichen.

FALLBEISPIEL

Heiko, 9 Jahre – von einem Unfall zum nächsten: Heiko wird von der Kinderärztin in die Psychosomatik als „Unfaller" eingewiesen. Seit 2 Jahren kommt er mit einer Verletzung nach der anderen in die Praxis. Auf der Psychosomatischen Station kommt er gut an. Keine besonderen Angaben in der Anamnese. Eltern-Kind-Verhalten unauffällig. Er zeigt innerhalb von 14 Tagen auch keine Auffälligkeiten.

Seine Lebenslage aus seiner Sicht wird auf einem Blatt Papier festgehalten. Darauf erscheinen seine Familie, der Hund, seine Spielmöglichkeiten und sehr groß und in beeindruckend beängstigender Erscheinung der Großvater, der immer brüllt. Es erscheint auch die Wirkung des Großvaters auf Heiko: Heiko hat Angst. Der Großvater lebt mit ihm im Haus. Im Elterngespräch wird die Lage besprochen, die Heiko in seinem Lagebild offenbarte. Beide Eltern verstehen sofort und erklären uns, dass der Großvater schwer dement ist, weshalb er oft laut schreit und auch aggressiv auftritt. Sie kämen damit ganz gut zurecht, hatten es gar nicht bedacht, dass dies eine so starke Belastung für Heiko sein könnte. Heiko wird hinzugerufen und ihm wird großes Verständnis signalisiert, dass ihn das Verhalten des Großvaters belastet. Alle erkennen die aktuelle Lebenssituation in dem Lagebild des Kindes wieder. Heiko fühlt sich verstanden. Gemeinsam wird nach Lösungen gesucht.

Heiko konnte dem Großvater im häuslichen Rahmen nicht aus dem Wege gehen. Da der Großvater sich nicht regulieren konnte und aufgrund seiner fortgeschrittenen Demenz als Gesprächspartner ohnehin ausfiel, sollte zumindest der elterliche Beistand in Gefahrensituationen verabredet werden. Heiko erhielt dafür eine Schiedsrichterpfeife. Mit dieser fühlte er sich als handlungsfähiges Subjekt, nicht mehr als Objekt dem Großvater ausgeliefert. Heiko konnte damit sofort entlassen werden. Im Nachgespräch erfuhren wir, dass Heiko bisher nur einmal gepfiffen hatte und die Mutter sofort zur Stelle war. Heiko kam zur Ruhe, seine Aufmerksamkeit verbesserte sich und die Unfallserie endete.

12.6 Den gemeinsamen Nenner finden

Kaum eine Konstellation fordert so viel von den Kindern und den Behandlern, wie das engagierte Feindschaftsverhältnis von Eltern. Das Kind braucht zur Entwicklung einen kohärenten Zusammenhang. Diesen können beide Eltern nicht bieten, weil sie sich gegenseitig bezichtigen und das Kind mit negativem Reden über den jeweils anderen in einem unauflösbaren Loyalitätskonflikt halten. Diese Notlage des Kindes wird von den Eltern in aller Regel nur peripher wahrgenommen. Sie sind in der Hauptsache mit ihrer Kränkung, ihrem Ärger, ihrer erlebten Ungerechtigkeit beschäftigt. Sie haben Anwaltstermine, zählen die Fehler des Anderen und bereiten Gerichtstermine vor, beschäftigen sich damit, es dem Anderen heimzuzahlen, es ihm oder ihr so schwer wie möglich zu machen. Sie kommen mit Ordnern gesammelter Beweislast zum Elterngespräch und möchten den Therapeuten auf ihre Seite ziehen. Dahinter verschwinden die Bedürfnisse der Kinder.

FALLBEISPIEL

Marianna, 11 Jahre, Wo sind Eltern?: Marianna kommt mit einer Somatisierungsstörung und Schlafstörung in die Klinik. Die Eltern sind seit vielen Jahren getrennt und verlangen, jeweils einzeln mit den Therapeuten zu sprechen, weil sie nicht zusammen in einem Raum sein und schon gar nicht zusammen reden können. Marianna lebt bei der Mutter. Das Mädchen leidet sehr unter der Feindseligkeit. Sie hält die negativen Zuschreibungen seit Jahren aus.

Unterdessen verhält sie sich zu beiden Eltern oppositionell, abweisend und abwertend. Mit dem Stationsteam kommt sie gut zurecht. Dort hat sie keine Schwierigkeiten, einer Autorität zu folgen.
Durch die doppelten Elterngespräche entsteht viel Arbeit, aber kein Erfolg. Die Gespräche werden als Anklageräume von den Eltern genutzt. So geht es nicht weiter. In der Fallbesprechung wird entschieden, beide Eltern zusammen einzuladen, um mit ihren ihre gemeinsame Lage aus Sicht der Therapeuten anzuschauen. Beide sagen zu. Das Team bereitet sich auf das Gespräch vor, in dem jede Therapeutin ihr Bild der Lage der Familie zeichnet. Eine Fassung, die alle Aussagen der drei Therapeutinnen zusammenfasst, wird den Eltern gemeinsam vorgestellt. Den Eltern wird gesagt, dass es sich um die Wahrnehmung des Therapeutenteams handelt, dass sie falsch sein kann, dass sie es hinterher bitte korrigieren, wo es notwendig ist. Beide passen gut auf. Langsam baut die Therapeutin die Analogie auf, während sie zu den Eltern spricht. Sie zeichnet auf jede Seite des Blattes einen Elternteil in großer Entfernung voneinander. In der Mitte stehend, mit einem kleinen Ruck zur Mutter das Mädchen, weil sie bei der Mutter wohnt. Aber zur Mutter hat sie auch kein gutes Verhältnis mehr, auch nicht zum Vater. Sie erlebt seit Jahren, dass sich die Eltern gegenseitig mit Dreck bewerfen. Die Therapeutin malt, wie die Dreckhaufen über den Kopf des Kindes hinweg fliegen zum jeweils anderen. Jahr um Jahr wächst der Haufen um jedes Elternteil herum an. Schließlich schaut der Kopf der Eltern kaum noch heraus. Wenn das Mädchen seine Eltern sehen will, sieht es nur noch riesige Haufen von Dreck. Jetzt verliert es seinen Respekt, wird traurig und vermisst Eltern. Gleichzeitig wird es auch selbst von dem herumfliegenden Dreck getroffen, verliert auch Achtung vor sich selbst.

Beide Eltern sind von dem Bild betroffen. Sie stellen gemeinsam und zeitgleich fest, dass es stimmt. Es trifft die Situation. Beide verbindet diese gemeinsame Feststellung überraschend. Sie sagen, dass sie es ändern wollen und möchten bei dieser Änderung unterstützt werden. Es wird vereinbart, zukünftig gemeinsame Gespräche zu führen. Nach diesem Gespräch gehen beide gemeinsam hinaus und zusammen spazieren, das sieht auch Marianna. Die Eltern schaffen es, die weiterführende Schule für ihre Tochter gemeinsam mit ihrer Tochter zu besichtigen und die Anmeldung gemeinsam vorzunehmen. Unterdessen verliert sich Mariannas Symptomatik. Sie sieht wieder Eltern, die gemeinsam für ihr Kind handeln, auch wenn sie getrennt leben. Es kommt zu einer glücklichen Entlassung und einem guten weiteren Verlauf.

12.7 Phasensprünge ermöglichen

In diesem Fall setzte die Außensicht der Behandler auf die Eltern beide implizit in eine gemeinsame Rolle. Die Möglichkeit, alles korrigieren zu können, gab den Eltern die Freiheit, kritisch zuzuhören, ohne das Gefühl, dass ihnen etwas übergestülpt wird. Da die Therapeutinnen offenbar die gemeinsame Realität in ihrer respekt- und würdevollen, ehrlichen Darstellung zutreffend für beide ausdrückten, bewirkten sie eine Erkenntnis bei beiden, sogar ein und dieselbe Erkenntnis. Echte tiefe Erkenntnis gehört zu den Phasensprüngen in der Entwicklung. Plötzlich herausgehoben aus festgefahrenen Bahnen, neu orientiert, gemeinsame verbindende Werte gefunden! Solche Phasensprünge lassen sich mit bildhaften Analogien unter Nutzung von kognitiven und emotionalen Verarbeitungsformen erreichen. Ähnlich wie bei dem bekannten Mind-Mapping, in dem komplexe einzelheitliche Inhalte mit Zeichen und Symbolen ausgedrückt werden, um besser an Gedächtnisstrukturen anzuknüpfen, verbindet sich in der Analogie einzelheitliches und ganzheitlich-bildhaftes Denken auf einer gemeinsamen, verbindenden Ebene (➤ Abb. 12.3).

Phasensprünge wurden von Haken und Schiepek (2006) erforscht: Lebende Systeme, wie der Mensch, sind immer im Werden. Sie befinden sich in einer permanenten inneren Selbstorganisation. Sie sind veränderbar, aber können nicht zur Veränderung gezwungen werden. Ein hohes inneres Spannungspotential verringert die Flexibilität und erhöht Unsicherheit und Verletzlichkeit und führt zur Gefahr der zunehmenden Verschließung.

Veränderungen erfordern zusammengefasst folgende Voraussetzungen:

1. **Grundlegende Akzeptanz** – wird erreicht durch Sicherheit und Friedlichkeit – kein Angriff, keine Bedrohung, keine Zurechtweisung!

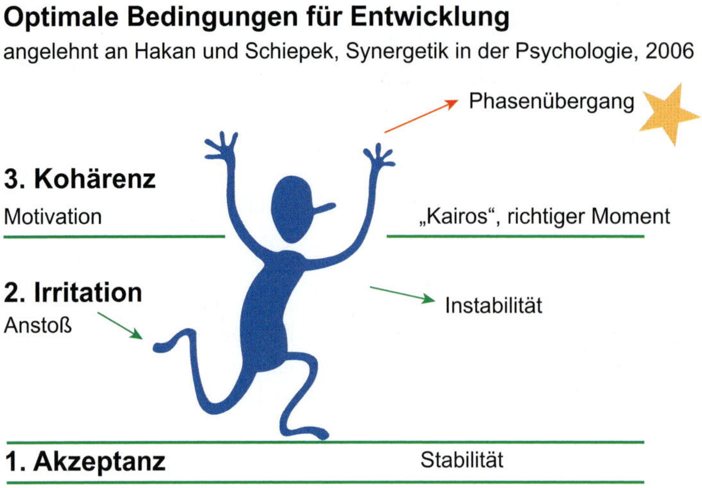

Abb. 12.3 Bedingungen für Entwicklungssprünge [L253/P1308]

2. **Irritation** – diese entsteht durch die ungewöhnliche und unerwartete Art und Weise einer bildhaften Botschaft, die zudem überraschend treffend ist.
3. **Erkenntnis** – entsteht aus dem Gefühl, dass etwas sinnvoll ist. Das gibt sofort Motivation zur Veränderung. Zusammen mit dem richtigen Moment führt es zum Phasensprung.
   Dies gilt überall, auch in der Einzeltherapie.

12.8 Überzeugungen ändern

In diesem recht typischen, komplexen Fall in der pädiatrischen Psychosomatik wird die Symptomatik in vielen Schichten bearbeitet. Sie hängt sowohl mit dem Familiensystem zusammen als auch mit Überzeugungen der Familie und mit Selbstüberzeugungen des jungen Patienten. Die folgende ausführlichere Darstellung soll in diesem Fall die Arbeit mit dem feinen, aber recht festen Gewebe des Familien- und Patientensystems nachvollziehbar machen.

FALLBEISPIEL

Norbert, 13 Jahre Gewichtsverlust, drastisch eingeengte Nahrungsauswahl, morgendliche Übelkeit, gelegentliches Erbrechen – Nur Kartoffelbrei

Die Familie berichtete über extreme Schwierigkeiten beim morgendlichen Aufstehen sowie verschiedene Schmerzen, die den Schulbesuch seit längerer Zeit unmöglich machten. Die Symptomatik hatte sich bereits zwei Jahre zuvor manifestiert. Der Aufnahme gingen eine lange ambulante sowie eine stationäre Behandlung einige Monate zuvor voraus, die allerdings auf Wunsch der Familie vorzeitig beendet wurde. Im Anschluss an die stationäre Behandlung erfolgte eine Autismus-Diagnostik, bei der das Asperger-Syndrom diagnostiziert wurde. Seitdem erfolgte zusätzlich zur ambulanten Psychotherapie eine autismusspezifische Förderung. Nach einer Gastritis einige Monate zuvor zeigte sich eine drastische Verschlechterung von Norberts Gesundheitszustand. In Bezug auf die Symptomatik ergab sich eine starke Fokussierung des gesamten Familiensystems auf das **Thema Essen.** Durch die Sorge um die Mangelernährung und das Untergewicht hatte die Mutter scheinbar alles probiert, um ihren Sohn zum Essen zu bewegen. Zum Zeitpunkt der Aufnahme bestand Norberts Nahrungsrepertoire ausschließlich aus Kartoffelbrei mit einer bestimmten Soße. Es war ihm unmöglich, andere Nahrungsmittel zu sich zu nehmen. Außerdem aß er nur noch vor dem PC, am Familienessen nahm er nicht mehr teil.

Bei der Aufnahme befand sich Norbert in einem körperlich schwachen Zustand, wirkte resigniert und niedergeschlagen. Außer dem Wunsch nach einer stationären Behandlung konnte er zunächst keine eigenen Therapieziele benennen. Die Mutter war stark belastet, sehr sorgenvoll und emotional erschöpft. Sie wünschte sich v. a. eine Besserung der Symptomatik sowie eine normale Teilhabe und ein funktionierendes Familienleben mit Platz auch für die Bedürfnisse anderer Familienmitglieder. Das übergeordnete therapeutische Ziel war die Loslösung Norberts aus der Rolle des Kranken in seiner Familie. Im Zusammenhang mit diesem globalen Ziel standen mehrere Unterziele, wie die Entdeckung von Gesundheit mit Norbert und seinen Bezugspersonen, die Überprüfung der Asperger-Diagnose, die Unterstützung einer altersadäquaten Entwicklung, die Entwicklung von Freiheit und Lockerheit in Bezug auf das Thema Essen, die Einbeziehung des leiblichen Vaters sowie die Klärung der Schulsituation.

Lebensgeschichtliche Entwicklung und aktuelle Lebenssituation: Norberts Eltern leben seit seiner frühsten Kindheit getrennt. Der Kontakt zum Vater, der in einer anderen Stadt lebt, war zunächst laut Eltern gut. Im Verlauf wurde dieser sporadischer, unzuverlässiger und problembehafteter. Über mehrere Jahre gab es keinen Kontakt, weder zwischen den Eltern noch zwischen Kind und Vater. Sowohl die Mutter als auch Norbert selbst bringen einen enttäuschend verlaufenen Kontaktversuch in Verbindung mit dem Auftreten der ersten Krankheitssymptome. Beide Elternteile leben in neuen Beziehungen mit weiteren Kindern. Norberts Stiefvater hat für ihn die Rolle des sozialen Vaters übernommen. Die familiären Bindungen erscheinen stabil, Norbert zeigte zu seiner Mutter eine sehr enge und intensive Beziehung. Insgesamt waren die familiären Beziehungen durch die lange Krankheitsgeschichte von Norbert stark belastet. Auffallend war eine starke Sündenbockrolle des leiblichen Vaters, er war ausschließlich negativ besetzt. So nahm die „Resozialisierung" des Vaters innerhalb des neuen Familiensystems in der Behandlung eine zentrale Rolle ein. Dies besserte das Wohlbefinden des Patienten, missfiel aber der Mutter.

Norbert durchlief die Meilensteine der Entwicklung in der Norm, hatte einen IQ oberhalb des Altersdurchschnitts und besuchte zum Zeitpunkt der Aufnahme die 8. Klasse eines Gymnasiums. Während der vorangegangenen ambulanten Therapie war bereits ein Klassenwechsel innerhalb seiner Schule erfolgt, seitdem kam Norbert etwas besser zurecht, die Klasse wurde auch über das Asperger-Syndrom aufgeklärt. Freundschaftliche Beziehungen hatte Norbert weder zu Gleichaltrigen innerhalb noch außerhalb der Schule, die Freizeitgestaltung fand hauptsächlich am Computer statt.

Therapeutischer Verlauf: Norbert fand zu Beginn nur schwer Kontakt zu den anderen Kindern und Jugendlichen. Er verhielt sich in sozialen Situationen und Interaktionen häufig sehr ungeschickt und war schnell frustriert. Zugleich war er sehr willensstark und hartnäckig bei der Durchsetzung eigener Interessen. Es zeigte sich schnell ein starkes Kontrollbedürfnis Norberts danach, das Geschehen auf der Station zu bestimmen. Der engen Verzahnung von Milieu-, Gruppen-, Einzel- und Familientherapie kam eine besondere Bedeutung zu.

Zu Beginn der Therapie lag der Fokus in der Arbeit darin, Norbert eine spürbare Präsenz auch über die Einzeltherapie hinaus und somit Halt und Struktur zu vermitteln. Das gemeinsame Durchstehen von Krisen vermittelte ihm zunehmend Sicherheit der Beziehungen. In den Einzelgesprächen mussten immer wieder das soziale Miteinander und soziale Regeln aufgegriffen werden. Mit etwas Abstand gelang es Norbert häufig besser, die Situationen und sein Verhalten zu reflektieren. Die Einzelgespräche boten dafür einen sicheren Raum, in dem Frust thematisiert aber auch neue Ideen erarbeitet werden konnten. Norbert entwickelte schnell eine sichere und tragfähige therapeutische Beziehung und suchte häufig Austausch. Die Milieutherapie bot Norbert klare Strukturen sowie eine konsequente, trotzdem liebevolle Haltung.

Durch die häufigen und intensiven Auseinandersetzungen gelang Norbert eine konstruktive, alters- und kontextadäquate Reflexion, sowie im weiteren Verlauf auch die Regulation seines Befindens, sodass er sich besser an das soziale Miteinander anpassen konnte. Dies schlug sich auch in einer positiveren Beziehungsgestaltung zu den anderen Kindern und Jugendlichen nieder. Diese ersten wichtigen sozialen Erfolge waren ein wichtiger therapeutischer Schritt.

Großes Konfliktpotenzial zeigte sich an den Besuchstagen und während der Belastungserprobungen zu Hause. Insbesondere zwischen Norbert und seiner Mutter gab es viel Streit. Die Situation eskalierte zeitweise so stark, dass die Belastungserprobungen ausgesetzt werden mussten und stattdessen Besuche oder Tagesausflüge verabredet wurden. In den Familiengesprächen wurde die Dynamik dieser Konflikte erarbeitet und es zeigte sich eine familiäre Interaktionsstörung. Durch die Somatisierungsstörung und die daraus entstandene Essstörung hatte sich eine starke Fokussierung des gesamten Familiensystems auf die Symptomatik entwickelt. Durch die Asperger-Diagnose waren die Fokussierung und Sorge um Norbert weiter eskaliert. Norbert hatte in der Diagnose eine Erklärung für alle seine Probleme gefunden und sah sich folglich für nichts verantwortlich und zudem nicht in der Lage, irgendetwas daran zu verändern. Aufgrund der Erkrankung versuchte das Familiensystem, die Unbalancen auszugleichen und Norbert Möglichkeiten zu schaffen, am Leben weitestgehend normal teilzuhaben. In der Folge steuerte Norbert das Familienleben immer mehr durch seine Entscheidungen und Ablehnungen. Diese Entscheidungen lagen größtenteils nicht in einem altersadäquaten Rahmen und stellten somit für Norbert auch eine starke Überforderung dar.

In den Elterngesprächen mit der Mutter und teilweise dem Stiefvater ging es zunächst um die Ressourcenaktivierung für die Eltern, um das Familiensystem zu beruhigen und langfristig zu stärken. Durch die Entlastung, die durch die stationäre Behandlung entstand, konnten sich die Eltern um eine Neustrukturierung ihres Familienalltags kümmern. Im Anschluss konnten mit ihnen gemeinsam Muster des familiären Miteinanders erarbeitet und dabei die Problemfelder in Bezug auf Beziehungsgestaltung und Interaktion beleuchtet werden. **Dem Einsatz der zeichnerischen Analogie zur Erfassung der Lage kam dabei eine bedeutende Rolle zu.** Mit ihr wurde der Teufelskreis, der durch die Krankheit entstanden war und der die Angst um die Gesundheit aufrechterhielt, betrachtet. Aus der Distanz schauten die Eltern auf die Lage und begannen, ihre eigene Lage zu verstehen. Dies verhalf zu einer Neueinordnung des Geschehens. Sie erkannten die Not ihres Kindes und konnten selbständig Ideen zur Verbesserung entwickeln. Der Blick darauf, was Symptome nützen, half allen, die schwierigen Verhaltensweisen neu zu betrachten und anders anzunehmen. So gelang es der Mutter, unterstützt durch Reflexionsgespräche und Anleitungen bei den Besuchen, wieder zunehmend die Erziehungsrolle zu übernehmen, Entscheidungen zu treffen und durchzusetzen. Dies erprobte sie zunächst bei den Besuchstagen, im Verlauf wurden auch die Belastungserprobungen im häuslichen Umfeld wieder aufgenommen. Die Mutter nutzte den therapeutischen Raum als Reflexionsfläche und wurde immer geschickter und selbständiger im Umgang mit Schwierigkeiten. Durch die Veränderungen der Mutter konnte Norbert zunehmend Sicherheit durch das Gelenktwerden erfahren, wodurch sich seine Gesamtsituation stark verbesserte. Unterstützend wurden die Schwierigkeiten auch in den Einzelgesprächen thematisiert. Auch hierbei waren zeichnerische Analogien und Metaphern nützlich, um Probleme mit Distanz zu betrachten. Nützlich dabei war, dass die sozialen Erfolge auf Station effektiv einbezogen werden konnten. Dies wirkte sich auf die Beziehungsgestaltung zu Hause positiv aus. Die Mutter berichtete, dass Norbert wieder in eine kindlichere Haltung zurückkam und auch wieder mit seinen Geschwistern spielte. Auch der Kontakt zum leiblichen Vater wurde aufgenommen, er wurde in die Entwicklungen involviert und kam auch zu verschiedenen Elterngesprächen. So konnte der Kontakt zwischen Vater und Sohn gestärkt werden, was wiederum Norberts Gesundungsprozess positiv beeinflusste.

Bezüglich der Ernährung half ihm ein gewährter Freiraum. Für Norbert war dies in den ersten Wochen besonders wichtig. Er konnte die meisten Nahrungsmittel nicht zu sich nehmen und benötigte in der Regel eigene Nahrungsmittel. Sein Essverhalten wurde beobachtet und in kleinen Schritten hin zu einer Öffnung gelenkt. Durch die Verbesserungen in seinem Verhalten zeigte sich auch zunehmend eine Stabilisierung des Essverhaltens bzw. die Erweiterung seiner Nahrungsmittelauswahl. Mit dem Familiensystem wurde die Wiederetablierung gemeinsamer Mahlzeiten ohne gleichzeitigen Medienkonsum besprochen, zugleich sollte das Essverhalten nicht mehr thematisiert oder kommentiert werden. So gelang es Norbert, auch zu Hause wieder mehr Autonomie über das Essen zu gewinnen. Gleichzeitig bestimmte die Nahrungsaufnahme nicht mehr das gesamte Familienleben. Nach einigen Wochen zeigte Norbert ein verbessertes Essverhalten auch an den Belastungserprobungen zuhause.

Im Rahmen der Gruppen- und milieutherapeutischen Angebote konnte zunehmend eine Öffnung des Patienten beobachtet werden, er nahm neue Angebote an, arbeitete z. B. mit neuen Materialien in der Ergotherapie. In der tiergestützten Therapie wurden zunehmend Empathiefähigkeit und Rücksichtnahme beobachtet.

Nach der körperlichen und psychischen Stabilisierung war die Zeit für das **Thema Schule** gekommen. Der Besuch der Klinikschule stellte für Norbert eine große Herausforderung dar, meist lehnte er diesen strikt ab und zeigte beim Umgehen große Kreativität und Einfallsreichtum. Wenn es gelang, ihn für die Schule zu motivieren, ließ er sich ausschließlich auf sehr kurze Einheiten mit bekanntem Schulstoff ein. Es war viel Arbeit in den Einzelgesprächen, ergänzt durch Motivationsarbeit durch die Lehrerin und Erstellung eines Belohnungsplans nötig, damit Norbert sich sehr langsam und zögerlich auf den Schulbesuch einließ. In der Einzeltherapie zeigte sich, dass Norberts Lösungsstrategie für jede Schwierigkeit im Zusammenhang mit der Schule und seinen Mitschülerinnen und Mitschülern die Übelkeit und das Abholen durch seine Mutter bzw. als Konsequenz die Schulvermeidung war. Mit ihm wurden alternative Handlungsmuster erarbeitet, die er bereits im stationären Alltag erproben konnte. Eine deutliche Veränderung zeigte sich aber erst, nachdem mit Norbert und auch mit seinem Familiensystem besprochen wurde, dass er kein Asperger-Syndrom hat. Dies hatte sich in der stationären Verhaltensbeobachtung durch verschiedene Mitarbeiter über Wochen in verschiedenen Situationen gezeigt. Es war kein Anhalt für ein Asperger-Syndrom zu erkennen gewesen. Diagnosen sollten eher als eine Art Arbeitshypothese, die mit fortschreitender Gesundung des Patienten erneut kritisch überprüft werden, verstanden werden.

Dieses Lösen von der Diagnose ermöglichte Norbert einen entscheidenden Entwicklungsschritt, da er wieder Verantwortung für sein Verhalten übernehmen konnte. Die aktive Hinwendung zum Thema „Ich bin gesund und normal." ermöglichte es Norbert, sich auch selbst wieder Entwicklung zuzutrauen. Durch diese neue Orientierung konnte er auch die Schulsituation anders reflektieren und wünschte sich, an einer neuen Schule in seiner neuen Form als Gesunder neu zu starten. Als der Schulversuch anstand, zeigte Norbert erneut große Ängste und reagierte mit Somatisierungen. Seine Mutter unterstützte ihn so gut, dass Norbert der Herausforderung gestärkt begegnen konnte und sich dabei als erfolgreich erlebte. Der Schuleinstieg gelang daraufhin. Auch die häufigeren und längeren Belastungserprobungen mit anschließenden Auswertungen im Familiengespräch gelangen immer besser, sodass Norbert symptomfrei entlassen werden konnte.

In den **poststationären Nachgesprächen** zeigte sich die Familie gestärkt, es gelang ihnen gut, die neu erarbeiten Strukturen auch im Alltag umzusetzen. Norbert gelang der Schulbesuch in den nächsten Wochen sehr gut, Übelkeit und Nahrungsverweigerung zeigten sich nicht mehr. Die Mutter war inzwischen sehr gut in der Lage, auch selbst neue Strategien zu entwickeln, so dass sie Schwierigkeiten im Alltag immer besser begegnen konnten. Norbert wünschte sich letztendlich selbst eine Beendigung der poststationären Betreuung. Damit bot sich ein guter abschließender Entwicklungsschritt aus der Patientenrolle an. Norbert wurde mit der Botschaft: „du bist jetzt wirklich gesund" verabschiedet. Dies konnte er nun freudig annehmen.

An diesem Fall wird besonders deutlich, welche Rolle die Diagnose für ein Kind mit Verhaltensproblemen und psychischen Unbalancen spielen und wie sich die Diagnose im System Familie manifestieren und schwieriges Verhalten legitimieren kann. In der umfassenden Behandlung mit einigen Fortschritten steckte die Entwicklung daran fest. Norberts Selbstbild als Asperger-Patient hielt ihn auf der Stelle, ließ keine weiteren Schritte in die Gesundheit zu. Die Diagnose begründete für ihn auch, warum es nicht weiter gehen konnte. Sie ermöglichte ihm, in seiner vertrauten Verfassung als Kranker zu bleiben und neue Schritte in die Welt mit gutem Recht abzulehnen. Durch die gut begründete Aufhebung der Diagnose gelang die Löschung der Krankheitsidentität von Norbert selbst und auch in den Augen seiner Familie. Norbert wurde dadurch ein Junge mit grundsätzlichen Möglichkeiten und Freiheiten, seine Lebensaufgaben zu meistern. Die Mutter konnte ihm daraufhin etwas zutrauen, was sie bei der Meisterung der Klippen in der Schuleingliederung zeigte. Norbert entwickelte weiterhin Selbstvertrauen und seine Familie Zutrauen und Vertrauen.

MERKE

Vorsicht mit Diagnosen von chronischen psychischen Erkrankungen bei Kindern und Jugendlichen. Sie bewirken im gesamten Familiensystem und beim Kind eine Krankheitshaltung. Entwicklungskrisen des Kindes und der Familie können wie Krankheiten erscheinen. Zur Beurteilung der Förder- und Entwicklungsfähigkeit erbringt ein stationärer therapeutischer Prozess in entwicklungsorientierter Kinder- und Jugendpsychosomatischer Therapie begründete Erkenntnisse.

12.9 Zuversicht zeigen

Es ist nicht möglich, nicht zu kommunizieren.

Paul Watzlawik

Es ist nicht möglich, von Kommunikation nicht betroffen zu werden.

Hanna E. Schumann

Das folgende Fallbeispiel zeigt das Verständnis der Somatisierungssymptomatik, die mit Ängsten, Unwohlsein und Schmerzen verbunden ist, wie auch mit typischen Zusammenhängen mit der familiären Lage bei besorgten Eltern.

FALLBEISPIEL

Gerda, 11 Jahre, Schäferhund: Somatisierungsstörung mit Ängsten und Panik, Hyperventilation, seit Monaten kein Schulbesuch mehr. Immer wenn Gerda das Elternhaus verlassen will, geht es ihr schlecht. Bauchschmerzen und Übelkeit sorgen dafür, dass sie zum Arzt geht oder zuhause bleibt. Oft musste sie von der Schule abgeholt werden. Bei der zeichnerischen Lageerfassung drückt Gerda Angst aus, dass ihr oder ihren Eltern etwas Schlimmes passieren könnte. Die Angst erscheint als Schäferhund, der sie und ihre Familie behüten möchte – der Hund schlägt aber etwas zu oft und auch bei manchen guten Sachen an. Dann geht es Gerda schlecht. Deshalb behindert der Schäferhund Gerda und ihre Familie. Innerhalb dieses bildhaften ganzheitlichen Denkens mit Integration der positiven Funktion der Angst, gelingt es Gerda, ihre körperlichen Beschwerden als

Ausdruck des Wachhundes zu sehen und ihn dann entsprechend selbst zu beruhigen. Das wandelt ihre Hilflosigkeit hin zu Handlungsfähigkeit bezüglich des körperlichen Befindens. Sie unterliegt nicht mehr einer plötzlichen Erscheinung von Unwohlsein und Angst als Objekt, sondern sie beginnt, dem Schäferhund nun als handelndes Subjekt die Welt zu zeigen und zu erklären. Damit holt sie auch innerlich die Entwicklung nach, in dem sie dem Hund vermitteln kann, was es alles Gutes zu entdecken gibt. Er bekommt quasi eine Hundeschule. Die Entwicklung Gerdas geht gut voran und sie wagt im stationären Rahmen Ausgriffe in die Welt, wird sicherer, geht raus und kann schließlich alles mitmachen.

Häufige Zusammenhänge mit der familiären Lage – Elternarbeit

Parallel wird mit den Eltern gearbeitet. Hier zeigen sich Zusammenhänge mit der Angst, die bei solchen Störungsbildern häufig vorkommen. Bedrohliche Erkrankungen in der Vergangenheit bei engen Verwandten und auch bei der Mutter. Die Familie ist christlich konservativ. In der familiären Kommunikation über die „Welt da draußen vor der Tür" werden häufig negative Ansichten artikuliert. Daraus schließt das aufmerksame und intelligente Kind, dass es da draußen etwas zu befürchten gibt. Wenn dann noch schlechte Erfahrungen, wie Mobbing oder andere negative Erlebnisse mit der „bösen" Welt hinzukommen, kann sich das System Familie immer stärker gegen die Welt abgrenzen (➤ Abb. 12.4).

Dies betrifft nicht selten auch Kinder und Eltern, die durch eine Frühgeburt in der ersten Lebensphase eine besonders beschützende Haltung einnehmen mussten, die es später erschwert, neue Entwicklungsräume freizugeben. Dabei entstehen ähnliche Symptomatiken wie bei Gerda. Es lohnt sich, diesen Umstand mit den Eltern zu erfassen und in seiner Wirkung auf das Kind zu reflektieren.

Eine analoge Skizze kann diese familiäre Haltung, die unserer Erfahrung nach ca. ⅓ der Somatisierungsstörungen zugrunde liegt, verdeutlichen:

Das Bild der Welt erscheint bedrohlich. Nur innerhalb der Familie gibt es Sicherheit. Es mangelt an Zutrauen in eigene Fähigkeiten der Bewältigung von Hindernissen und an Vertrauen in die Welt. Damit kommt es zum Konstruktiven: Wie vermittele ich dem Kind Zutrauen? Und wie auch Vertrauen in sich und in die Welt? Zutrauen wird in der Milieutherapie geübt, durch Kompetenzaufgaben, Haushaltsdienste und Pflichten, Anforderungen an das Kind verbunden mit Zuversicht. Damit dies klappt, muss aber der Außenraum der Welt, von der die Station ein Zwischenschritt ist, zu einem positiven Bezugspunkt werden.

Es wird vermittelt: „Du bist gut!" Darüber hinaus werden die sinnvollen und positiven Aspekte der Außenwelt in der Kommunikation nach vorn gerückt, so dass schließlich das gute Gesicht der Welt entdeckt werden kann.

Von dem Psychologen Oswald Kroh, der entscheidend zur Entwicklung der Pädagogischen Psychologie beigetragen hat, wurde der Satz überliefert:

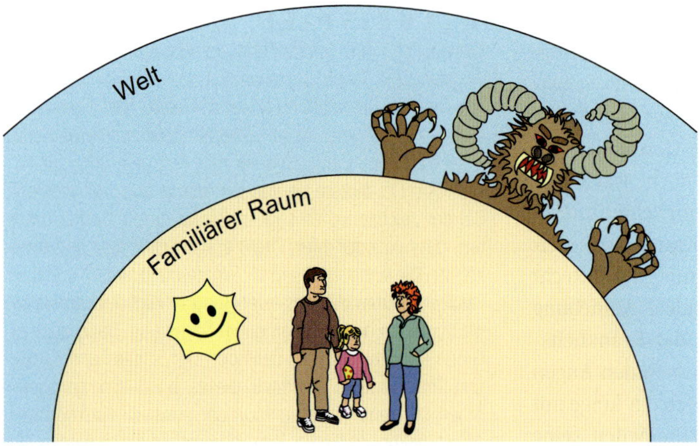

Abb. 12.4 Negativ geprägtes familiäres Verhältnis zur Außenwelt [L253/P1308]

„Erziehung heißt, der Welt ein Gesicht geben.“ Welches Gesicht geben wir als Eltern der Welt? Welches Gesicht geben wir als Station der Welt?

Darüber wird in der Regel wenig reflektiert. Die Kinder leben aber auf diese Welt zu, die ihnen verbal oder nonverbal, jedenfalls durch die gesamte Haltung der Familie und durch die nicht mehr weg zu denkenden Medien kommuniziert wird. Es lohnt sich, dieses Weltbild zu erfassen. Letztendlich wird es wichtig sein, den Anteil an Vertrauen in eine gute Welt zu verbessern und dem Kind Zutrauen zu signalisieren. Beides gehört zusammen. Kinder erlesen in Sekundenbruchteilen aus dem Gesichtsausdruck der Eltern, ob diese eine Situation als bedrohlich und gefährlich bewerten oder als in Ordnung. Viele kennen die Situation eines sehr jungen Kindes, das gerade laufen lernt. Es ist unterwegs mit seiner Mutter, rennt los und stürzt (es handelt sich hier um einen normalen Sturz, wie er häufig in dem Alter vorkommt). Es wendet sich schnell zur Mutter und schaut sie an. Wenn die Mutter erschrocken und entsetzt zurückschaut, weiß es, dass es schlimm ist. Es wird sofort laut schreien und schwer zu beruhigen sein. Schaut die Mutter aber beruhigend, im Sinne von „steh auf, wird schon wieder“, deutet es den Schmerz als mäßig, steht auf und läuft weiter. So lernen Kinder, ihre Erfahrungen und auch ihren Schmerz zu deuten. Sicherlich ist es ebenso wichtig, ein sehr schmerzhaft gestürztes Kind zu trösten. Das Augenmaß und die Ängstlichkeit des Erwachsenen entscheiden aber ganz wesentlich über die Interpretation des Schmerzes durch das Kind.

Manches braucht nicht gesagt zu werden, ein Blick reicht schon. Dies fordert Eltern heraus, an ihrer Haltung zum Kind und zur Welt zu arbeiten. In der Elterngruppe können derartige Themen sehr fruchtbar sein (> Abb. 12.5).

Diese Grundhaltung des zuversichtlichen Zutrauens in eine Welt, die uns Möglichkeiten bietet, bildet ein wichtiges Fundament für die Entwicklung des Kindes aus Somatisierung und Ängstlichkeit. Dabei sind die Einflüsse von Medien auf das Kind mit zu bedenken. Was sieht das Kind im Fernsehen und im Internet? Leider werden auch schon am Nachmittag und zur abendlichen Familienzeit ausreichend Krimis mit Morden, Entführungen und Geiselnahmen gesendet. Solche Einflüsse blockieren die Entwicklung eines ängstlichen Kindes und sollten dringend überprüft und abgestellt werden. Die Kommunikation in der Familie sollte sich, ebenso wie die auf der Station, mehr auf die guten Möglichkeiten und positiven Herausforderungen für uns alle in der Welt fokussieren.

12.10 Individuelle Entwicklungsprozesse im Rahmen der Elternarbeit

Die Mitbehandlung/Mitberatung von Bezugspersonen im Rahmen der Elterngespräche kann notwendig und therapieentscheidend sein. Die zwingende

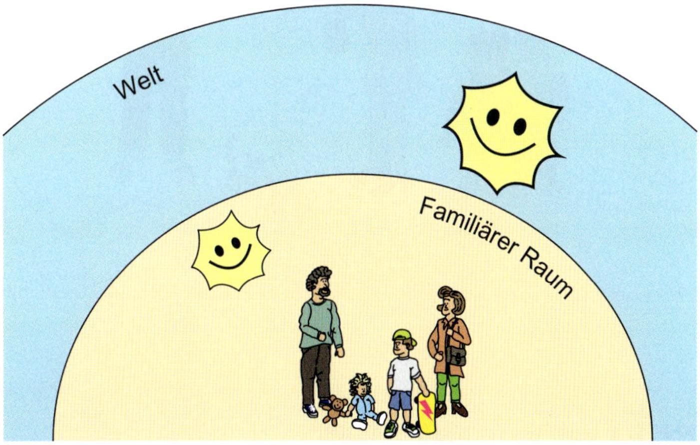

Abb. 12.5 Positiv geprägtes familiäres Verhältnis zur Außenwelt [L253/P1308]

Mitbehandlung einer Bezugsperson zur Lösung der Symptomatik ergibt sich aus dem therapeutischen Verlauf. Die analoge Lageerfassung hilft bei der Entdeckung des Problems und bei der Bewusstwerdung der Auswirkungen.

FALLBEISPIEL

für die therapeutische Begleitung der Bezugsperson

Nina, 12 Jahre – Somatisierungsstörung – Im Kontrollnetz der Spinne:
Nina leidet unter extremen Kopfschmerzen tags und nachts, mit Augendruck, Durchschlafschwierigkeiten, Bauchschmerzen, Schwindel, sie fiel mehrfach in Ohnmacht vor der Schule, Schulvermeidung/Schulangst schon seit 2 Jahren, seit der 5. Klasse. Dazu Heuschnupfen. Sozialer Rückzug, wenig Freundschaften, Stimmung gedrückt, still und zurückgezogen.
Nina profitiert nach der Aufnahme zügig von der Milieutherapie, den körperbezogenen therapeutischen Angeboten, wie Massage und Entspannungsübungen. In der Einzeltherapie wird ihre mit Loyalitätskonflikten belastet erlebte Beziehung zu ihrem Vater bearbeitet. Zum Zeitpunkt der Trennung der Eltern war Nina 6 Jahre alt. In dem Maße wie die Beziehung zum Vater sich positiver aufbaut, Nina gesundet und mehr Außenkontakte aufnimmt, gerät die Mutter in Hochspannung. Im Einzelgespräch setzt sich die Mutter mit dieser Situation auseinander. Die Mutter möchte schon, dass es ihrer Tochter besser geht, aber da ist etwas in ihr, was es blockiert. Sie externalisiert die Problemlage in Analogie. Darin drückt sie ihr Verhalten wie das einer Spinne aus. Sie kämpft mit kraftvollem, dominantem und überfürsorglichen Verhalten für ihre Tochter und gegen den Vater. Sie möchte die Tochter im Netz halten und alles für sie tun. Für sich selbst hat sie dabei keine eigenen Ziele, Aktivitäten oder Bezugspunkte. Sie nennt dies Verhaltensmuster „Alles für Nina" und sie möchte sich davon trennen, weil sie erkannte, dass es sich ins Gegenteil verkehrte (➤ Abb. 12.6).
Um dies in eine Tat umzusetzen, empfiehlt die Psychologin, einen Abschiedsbrief an das Muster zu schreiben. Darin darf auch Wertschätzung und Dank ausgedrückt werden, für das was es leistete, aber dann sollte ihm auch der gute Grund erklärt werden, warum es jetzt verabschiedet werden darf (➤ Abb. 12.7).
Mit diesem Mittel gelang es der Mutter, sich zu lösen. Auf Nina wirkte sich dies spürbar bessernd aus. Zusammen mit ihren unterdessen gut entwickelten sozialen Kompetenzen und dem gestärkten Selbstbewusstsein gelang ihr der Schulbesuch beschwerdefrei. Mit ihrem Vater kann sie sich wieder regelmäßig treffen. Die Mutter überlegt, bestimmte eigene berufliche Schritte zu gehen.

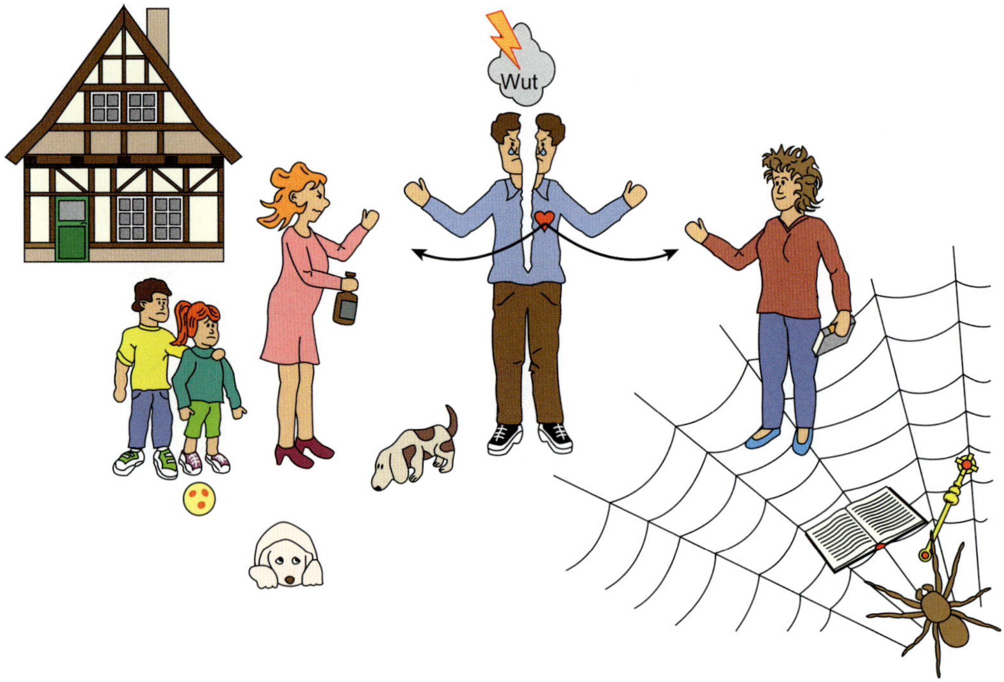

Abb. 12.6 Lebenslage von Nina [L253/P1308]

Liebes Muster!

In vielen Jahren haben wir uns aneinander gewöhnt. Jetzt wird es Zeit für einen Abschied.

Ich mache mir Gedanken darüber, was ich von Dir gelernt habe. Durch Dich musste ich pünktlich und zuverlässig sein (120%!). Ich musste lernen, niemals mehr zu versprechen, als ich erfüllen kann, ich lernte über meine Grenzen zu gehen, dass ich viel stärker, belastbarer und leistungsfähiger bin, als ich je geglaubt hätte. Du hast mich genötigt durch Deine Art meine Kindheit zu verarbeiten, wodurch im Laufe viele Auseinandersetzungen meinen Eltern vergeben habe und mich versöhnen konnte.

Wenn ich wirklich etwas will, besonders für andere, kann ich wie ein Bulldozer werden. Es aussichtslos sich mir in den Weg zu stellen. Viel später erst merkte ich durch die Erfahrung mit Dir, dass es doch sinnlos ist, wenn man lange Zeit im Adrenalinrausch lebt, sich mehr zumutet, als man schaffen kann. Doch ich konnte es nicht ändern. Jetzt aber merke ich, dass die Zeit ist gekommen ist auseinander zu gehen - und es auch zu können.

Für Dich gibt es bestimmt Menschen, die Dich besser „gebrauchen" können, die Dich nötig haben, so wie ich einstmals. Für mich ist die Zeit reif Dich zu entlassen, da sonst Dein Name „Zum Wohle Ninas" sich ins Gegenteil verkehrt. Du und ich sind so stark zusammen, dass Nina der Raum fehlt sich selbst zu entfalten, als auch sich stark zu erleben. Sie wird sich sonst

-nicht von mir lösen können, weil sie spürt, dass ich ohne sie nicht funktionieren könnte

- nicht nach ihren Maßstäben leben können, sondern nach meinen, um mich nicht zu enttäuschen

- also unglücklich werden!

Weder Du noch ich wollen ihr das wünschen!

Durch Dein Wirken entstand auch in meinem Leben ein Mangel. In Ninas Leben entstand durch mein zuviel an Stärke und Selbstdurchsetzung ein Mangel an Stärke und Selbstbewusstsein. Sie braucht jetzt den Raum für ihre Entwicklung.

Ich habe jetzt die Chance etwas für mich selbst zu entdecken, zu spüren dass mein Leben nicht nur Verzicht ist, sondern mich glücklich macht. Auch wenn Nina dann irgendwann aus dem Haus geht.

Good bye liebes Muster. Ich werde mich noch oft an Dich erinnern und vielleicht hilft mir noch die Übung in Ausdauer und Zielstrebigkeit, die ich mit Dir erworben habe, wenn unsicher beginne neue Wege zu suchen für sinnvolle und erfüllende Dinge in meinem eigenen Leben.

Mach's gut und hilf anderen, die es brauchen! M.

Abb. 12.7 Brief an das Muster [P1308]

MERKE

Den richtigen Moment aufgreifen, statt die Bezugsperson an eine Stelle zu verweisen, wo sie ihre Schieflage in einen Beratungs- oder Therapieprozess stellt, der aber nicht zeitgerecht und somit auch nicht zielführend zu der Anschlussstelle finden kann, die aktuell im Jetzt in dieser Entwicklung des Kindes aufgegriffen werden und zur Lösung geführt werden muss.

Die zeitgerechte lösungsorientierte Bearbeitung von evidenten Hürden bei Bezugspersonen ist für die Entwicklung der Kinder und des Eltern-Kind-Verhältnisses unerlässlich. Da das Kind bei den Bezugspersonen lebt, fordert die in der Klinik begonnene Entwicklung im Prinzip immer eine **Synchronizität mit der Familie,** dem Umfeld. Je besser dieser günstige Moment genutzt wird, desto dynamischer die Entwicklung. Deshalb ist es wichtig, dass die Therapeutinnen und Therapeuten sowohl mit Kindern und Jugendlichen als auch mit Erwachsenen arbeiten können. Die Methodik der Lageerfassungen können auch Sozialarbeiter lernen und in ihrem Berufsfeld anwenden.

Dieser Prozess der Entwicklungsbegleitung von Bezugspersonen beschränkt sich auf die Funktionsfähigkeit in der Familie. Er bedeutet nicht den völligen Ersatz einer eigenen notwendigen Psychotherapie, die ohnehin später aufgenommen werden kann und sollte, wenn der Bedarf besteht. Die Psychotherapie Erwachsener ist in der Regel auch eher individuumskonzentriert und würde daher die Beziehungsprobleme innerhalb der Familie mit hoher Wahrscheinlichkeit nicht an den Anfang stellen. Leider ist die psychotherapeutische Versorgung derartig schwach aufgestellt, dass es in der Regel Monate dauert, bis ein Therapieplatz vermittelt werden kann.

12.11 Vom Modell lernen

Die Mitaufnahme, Anleitung und Mitbehandlung der Eltern ist bei Kindern und auch manchmal bei Jugendlichen dringend erforderlich. Sie ist dabei i. d. R. zeitlich befristet und richtet sich nach den Erfordernissen des einzelnen Falls. In der Regel reicht die Spanne von 3 bis 14 Tagen.

Diese Maßnahme ist **besonderen Indikationen** vorbehalten:

- Zur **Diagnostik der Eltern-Kind-Interaktion**
- Bei besonderen Interaktions- und Bindungsstörungen
  - im Zusammenhang mit der Ernährung und Ausscheidung bei jüngeren Kindern (siehe Beispiel Leo)
    Gemeinsames Lernen von notwendigen Fähigkeiten. Im Beispiel Leo lernte das Kind Trinken und erstes Essen und die Mutter lernte, dies durch ihr Verhalten zu fördern.
- Zur **Beruhigung von Angst und Trennungsangst** des Kindes (nicht bei Trennungsangst der Bezugsperson) als Begleitsymptomatik eines psychosomatischen Krankheitsbildes. Ziel: Das Kind erlebt die Station in Anwesenheit eines Elternteils als sicher. Die Eltern erfahren, wie gut ihr Kind aufgehoben ist und können dem Kind dieses mit großer Sicherheit und ohne jeden Zweifel vermitteln und rückbestätigen. Diese Sicherheit wirkt sich besonders in den Situationen aus, wo das Kind sein Leiden äußert und die Bezugsperson dem Kind zusichern kann, dass alles in Ordnung ist.
  Die Gewöhnung an einen fremden Ort unter der Begleitung der Bezugsperson verhindert traumatische Trennungsversuche und verzweifeltes, dramatisches Verhalten des Kindes, was schwierige Interventionen von Betreuungssystemen nach sich ziehen kann.
  Traumatisierte Kinder können stressfreier ankommen, müssen sich nicht ausgeliefert fühlen, insbesondere nach schwierigen Erfahrungen in Krankenhäusern, sondern fühlen sich in ihren Bedürfnissen gesehen und sicher. Das vermeidet unnötiges Leid und Krisen.
- Zur **Stabilisierung in Krisenphasen** – in manchen Krisen brauchen Kinder und Jugendliche eine enge Begleitung und Betreuung. Das wird auch vom pädagogisch-therapeutischen Team der Station übernommen. In den Fällen, wo es von der Eltern-Kind-Beziehung her förderlicher ist, kann ein Elternteil gerufen werden, der die Begleitung übernimmt. Eltern spüren, wie wichtig sie sind. Kinder können erleben, dass ihre Eltern ihnen beistehen können und zu ihnen halten.

- Zur **Schulung von Bezugspersonen,** die im adäquaten Umgang mit dem Kind Hilfe brauchen.

Lernen am Modell

Menschen und Tiere lernen nicht nur dann, wenn sie selbst handeln oder reagieren, sondern auch, wenn sie Handlungen anderer beobachten. Dieses „Lernen am Modell" oder auch „Beobachtungslernen" ist ein mächtiger Lernmechanismus, der es erlaubt, Verhalten besser anzupassen, ohne selbst Fehler zu machen oder lange probieren zu müssen, welches Verhalten in einer Situation erfolgreich ist (Kiesel, 2012). Es lässt sich einfach abgucken. Wenn Eltern die Fähigkeiten ihres Kindes schwer einschätzen können, Befürchtungen bezüglich normaler adäquater Tätigkeiten haben und ein übergroßes Schutzverhalten zeigen, bietet das Lernen am Modell die effektivste zeit- und gesprächssparende Erfahrung. Weil es eine ganzheitliche Lernweise ist, bleibt sie als Erfahrung besser im Gedächtnis und wird auch tiefer emotional verankert. In diesem Fall kann die Bezugsperson am Tagesgeschehen der Gruppen in der Milieutherapie, der Ergotherapie, der tiergestützten Therapie, im Prinzip an allen Gruppentherapieeinheiten teilnehmen. Die Bezugsperson beobachtet den Umgang der Mitarbeiter mit dem Kind, sieht, wie das Kind sich in diesem Setting ungestört und sicher verhalten kann. Durch die gemeinsamen Erfahrungen mit dem Kind unter Betreuungsbedingungen kann die Bezugsperson Sicherheit gewinnen. Das Verhalten der Mitarbeiter dient als Modell. Beobachtungslernen vom Modell lässt sich sehr gut in der Kinder- und Jugendpsychosomatik ermöglichen. Die Beobachtungen und Erfahrungen werden unter Beteiligung des Klinikpersonals in Gesprächen reflektiert, um den Transfer in das häusliche, familiäre Feld zu entwerfen. Das Pflege- und Erziehungsteam gibt auch Richtung und Orientierung.

Die Eltern erleben, wie eine Eltern-Kind-Beziehung hilfreich gestaltet werden kann. So können die Eltern lernen, wie sie ihr Kind positiv unterstützen können, um das Selbstbewusstsein und die Selbstständigkeitsentwicklung und auch die Entwicklung aus der Rolle des Kranken heraus zu fördern.

FALLBEISPIEL

Rückmeldung einer Mutter

Die Psychosomatik entspricht nicht den Vorstellungen, die man von einer Krankenhausstation hat. Man bekommt kein Personal in Kitteln und keine typischen Krankenhausräume zu sehen. Alles ist bunt und sehr kindgerecht gestaltet. Die anfänglichen Sorgen über einen langen Krankenhausaufenthalt des eigenen Kindes sind sehr schnell verflogen, nachdem man als Mama zusehen konnte, wie viel Spaß, durch die vielfältigen Angebote die Kinder und Jugendlichen hatten (Capoeira, Reiten, Schwimmen, Nähen, Basteln, Musik u.v.m.). Bemerkenswert ist auch die tolle Gemeinschaft, die auf der Station gelebt wird. Mahlzeiten werden teilweise zusammen zubereitet und an einem liebevoll dekorierten Tisch gemeinsam eingenommen. Ein starkes Zusammengehörigkeitsgefühl ist spürbar, unabhängig vom Alter wird viel gelacht und gegenseitig getröstet. Es herrscht eine familiäre Atmosphäre, was sicherlich den Kindern und Jugendlichen hilft, sich wohl zu fühlen, obwohl sie nicht zu Hause sind. Das einladende Wohnzimmer ist eine Begegnungsstätte, in der auch ein Kaninchenstall und ein Aquarium ihren Platz haben. Das Personal ist sehr fürsorglich, bemüht eine liebevolle Atmosphäre zu schaffen und die Bedürfnisse der Kinder und Jugendlichen wahrzunehmen (inkl. Fußmassage oder Fußbad). Die Angehörigen werden dabei nicht vergessen und auch mal mit einer Tasse Kaffee am Bett nach einer unruhigen Nacht überrascht.

Auch in der **stundenweisen Elternhospitation** wird auf das **Modelllernen** gesetzt. Die Eltern können die gelingenden Interaktionen zwischen den professionellen Mitarbeitern und ihren Kindern beobachten. Erfolg ist ein guter Lehrer und oft besser als sehr viele Worte. Zudem wird die gemeinsame Eltern-Kind-Interaktion dadurch angeregt und bereichert.

FALLBEISPIEL

Mauro, 11 Jahre, – ausgeprägte Schlafstörung, permanente Unruhe mit Schmerzzuständen, besonders im Brustkorb und mangelnder Impulskontrolle: Mauro ist Einzelkind. Er wurde schon in der Vorschulzeit heilpädagogisch in der Lebenshilfe betreut, später wegen einer Autismus-Spektrum-Störung im Autismuszentrum. Die Schulzeit verlief krisenhaft, zuletzt mit einem Drama, weil Mauro vom Treppenhaus springen wollte. Mauro wird von einer Kinder- und Jugendpsychiaterin auf die Psychosomatik eingewiesen. Er hat keine Freunde, spielt zuhause immer allein. Mauro zeigt mimische und gestische Verhaltensweisen, die er in der Lebenshilfe lernte. Er verlernte sie auf der Station. Sein Sozialverhalten machte eine große Lernkurve. Nach zahllosen kleinen Zusammenstößen, entwickelte er so viel mehr soziale Kompetenz, dass er sich in einer Gruppe adäquat verhalten konnte. Seine Impulskontrolle konnte er mit Anwendung des Modells Wutvulkan erfolgreich bessern, was ihn mit Stolz erfüllte.

Es fiel auf, dass Mauro in seinem Elternhaus offenbar nur mit Erwachsenen zu tun hat. Er durfte kaum allein rausgehen, weil seine Mutter, die wie sein Vater aus einem anderen Kulturkreis stammte, sich dann um ihn sorgte. Es war noch nie ein Freund bei ihm zuhause! Der Vater war mit einer 60-Stunden-Woche beschäftigt. Die Mutter war demzufolge fast immer mit dem Jungen allein. Im Gespräch mit der Mutter über diese Problematik äußerte sie große Unsicherheit über Mauros Fähigkeit, Risiken abzuschätzen, wenn er draußen allein unterwegs wäre. Zuhause war sie sehr unsicher, was sie tun müsse, wenn Freunde da sind. Auf unseren Vorschlag, dass z. B. Bilder gemalt werden könnten, befürchtete sie, Farben und Dreck könnten das Wohnambiente schädigen. Es wurde somit immer enger für Mauros Entwicklungsbedingungen im Elternhaus. Um die Entwicklungsmöglichkeit der Mutter abschätzen zu können, wurde sie eingeladen, stundenweise bei den Gruppenaktivitäten, draußen wie drinnen zu hospitieren, indem sie einfach dabei mitmacht und nebenbei auch sehen kann, wie gut Mauro zusammen mit den anderen Kindern dabei ist. Die Mutter sagte zu. Sie litt unter einer bekannten PTBS mit depressiven Anteilen. Ihre deutschen Sprachkenntnisse waren mittelmäßig.

Die Mutter wurde sehr herzlich empfangen. Versorgend und sicherheitsgebend mit Tee führte die Therapeutin kleine, nicht belastende Gespräche, in denen sie ihr die jeweiligen Fortschritte ihres Jungen erzählte. Danach nahm die Mutter am Programm teil. Sie ergriff erstaunlich gern die Möglichkeit, selbst wie die Kinder zu malen und zu spielen. Auch die Ausflüge begleitete sie mit offenen Augen. Vielleicht erschloss sich ihr in dieser Zeit das Land Deutschland noch von einer anderen Seite. Sie kam jeden Tag pünktlich und zeigte sich erfreut über die Aktivitäten. Nach 14 Tagen äußerte sie, nun keine Angst mehr vor Farben oder einer Gruppe anderer Kinder zu haben. Sie bedankte sich für die Erfahrung. Mauro durfte nun zuhause auch Besuch bekommen, durfte mit Freunden zuhause sein und er durfte auch raus. Mauros komplexe Symptomatik hatte sich unterdessen beruhigt, seine Stimmung stabilisiert, er war ausgeglichener. Eine Schuleingliederung in einer Realschule gelang. Wie sich später herausstellte, wechselte er dann noch aufs Gymnasium. Nach seinem Abitur besuchte er die Station und bedankte sich. In diesem Fall wäre Mauros Entwicklung an den Grenzen der Mutter gescheitert.

12.12 Unterstützung bei psychisch kranken Eltern

Familien mit psychisch kranken Eltern haben viele Lasten zu tragen. Kinder müssen das zuweilen rätselhafte, irrationale Verhalten hinnehmen. Besonders Angsterkrankungen der Eltern können über das Modelllernen auch zu Ängsten bei den Kindern führen. Die Eltern können den Kindern nur eingeschränkt den Zugang in die Welt eröffnen. Die Kinder und Jugendlichen geraten nicht selten in die Fürsorgerolle für die Eltern, bis an die Grenzen der Belastbarkeit. Zwischen Mitgefühl und Schonverhalten für die Eltern bleibt wenig Raum für die eigenen Bedürfnisse und noch weniger für Aggressionen und Konflikte mit den Eltern. Die Eltern fühlen sich insuffizient, weil sie die Erziehungsaufgaben nicht immer ausreichend übernehmen können. Schuldgefühle für die Lage entstehen und machen es auch nicht besser. Krankenhausaufenthalte sorgen für Betreuungslücken oder Bezugspersonenwechsel. Diese Familien brauchen jede mögliche Unterstützung.

- Familienpaten können kompensieren und stabilisieren. Sie werden teils von dem Sozialpsychiatrischen Dienst der Gesundheitsämter und teils vom Kinderschutzbund vermittelt. Auch an Unterstützungen durch Kirchengemeinden ist zu denken.
- Erklärung der psychischen Erkrankung gegenüber den Kindern. Durch gute Information gewinnt das Kind die Möglichkeit, eine eigene Haltung zu diesem schwierigen und schambesetzten Thema zu entwickeln. Dazu hilft das empfehlenswerte Heft „Es ist normal, verschieden zu sein!" erstellt und herausgegeben im Dialog von Psychoseerfahrenen, Angehörigen und Therapeuten/Wissenschaftlern in der AG Psychoseminare (kostenfrei erhältlich unter: Deutsche Gesellschaft für soziale Psychiatrie: Es ist normal, verschieden zu sein (dgsp-ev.de))
- Unterstützung zur Anbindung der Eltern an das Netz der örtlichen Hilfsangebote, wie beispielsweise Selbsthilfegruppen und Gruppen des Sozialpsychiatrischen Dienstes vor Ort.

12.13 Offenbarung häuslicher Gewalt

In manchen Fällen ergeben sich im Laufe der Therapie von psychosomatischen Symptombildern Hinweise auf häusliche Gewalt. Das Kind hat Vertrauen zu den Behandlern und offenbart sich, oder die Mutter offenbart sich. In diesem Fall sollten Gespräche mit dem Familienmitglied, von dem die Gewalt ausgeht, gesucht werden, um Lösungsbereitschaft und Entwicklungsmöglichkeit zu evaluieren. In den Kliniken sollten unterdessen Kinderschutzgruppen etabliert sein, die mit multiprofessionellen Teams die Familie ins Auge fassen, die Lage und den Fall besprechen und gemeinsam entscheiden, wie weiter vorzugehen ist.

Ein Gespräch dem Vater eines 5-jährigen Mädchens, das sich wegen Enuresis in Therapie befand: Der Vater berichtet von eigenen Gewalterfahrungen, von seiner Ratlosigkeit in der Erziehung. In den Gesprächen zeigt sich die eigentliche Not hinter dem Verhaltensmuster Gewalt: die Hilflosigkeit. Bearbeiten ist besser als verurteilen und bestrafen. Wie breit der Grad der Möglichkeiten ist, zeigt sich erst im klärenden Gespräch.

Er erklärt sich dazu bereit, einen Beratungsprozess bei einer Beratungsstelle für häusliche Gewalt anzunehmen und ist auch bereit, dass die Klinik sich mit dem Mitarbeiter von dort austauscht, um sicher zu gehen, dass er kontinuierlich an dem Beratungsprozess teilnimmt und mitarbeitet. Bei Abbruch würde eine Meldung an das Jugendamt erfolgen. Der Vater zeigte sich sehr entwicklungsbereit. So konnte die Therapie gemeinsam mit der Familie fortgesetzt werden und in einen friedlichen Entwicklungsweg münden.

Stütze und Hilfe durch Opferanwalt/-anwältin

In manchen Fällen ergibt sich auch erst während der Behandlung, dass im Vorfeld Vorfälle von Gewalt und Missbrauch stattfanden. Sofern dies polizeilich aufgenommen wurde, gibt es eine polizeiliche Vorgangsnummer. Diese berechtigt zur Beantragung einer Opferanwältin. In Niedersachsen geschieht das bei der Opferhilfe. Eine Opferanwältin kann eine wichtige Unterstützung bezüglich eines korrekten Umganges und Wahrung der Rechte des Kindes bzw. des Jugendlichen sein. Die Finanzierung läuft über die Opferhilfe. Für das therapeutische Team kann die Opferanwältin auch Fragen beantworten und Orientierung zu richtigem Verhalten geben.

Bei der plötzlichen Offenbarung einer mutmaßlichen Straftat im Therapieverlauf, die noch nicht polizeilich aufgenommen wurde, darf das Kind nicht weiter bezüglich dieses Ereignisses therapiert oder dazu befragt werden. Sonst besteht aus Sicht der Strafverfolgung die Gefahr, dass das Kind durch die Gespräche in seiner Erinnerung beeinflusst wurde, seine Aussagen werden somit schwach oder ungültig. Ein weiterer Klinikaufenthalt mit dem Ziel der Stabilisierung, ohne die mutmaßliche Tat weiter zu berühren, ist aber möglich. Dies sollte einvernehmlich mit der Polizei abgesprochen werden. Ob es in dem jeweiligen Fall sinnvoll und zielführend ist, ein Verfahren anzustreben, sollte gut überlegt werden. Die Lage ist schwierig und bietet für Therapeutinnen und Ärzte viele Fallgruben. Zur Vertiefung empfiehlt sich das Buch „Trauma und Justiz“ von Kirsten Stang und Ulrich Sachsse.

Häusliche Gewalt und Lücken im umfassenden Helfersystem

Dieser Fall soll veranschaulichen, welche komplexen Situationen in der Therapie eines Mädchens entstehen können, das zum Ernährungsaufbau in die Behandlung kommt.

FALLBEISPIEL

Fall Elly, 12 Jahre, Nahrungsverweigerung – Einweisung mit Dystrophie bei Nahrungsverweigerung; Interaktionsstörung

Behandlungsziel: Entwicklungsraum für Autonomieentwicklung, Entzerrung des eingefahrenen familiären Systems, Regulation des Essverhaltens. Elly erlitt nach Frühgeburt in 24. Schwangerschaftswoche Hirnblutungen vierten Grades mit den Folgen einer bilateralen spastischen Zerebralparese, Mikrozephalus und Sprachentwicklungsstörung, Rollstuhlabhängigkeit. Allein kann sie sich nur robbend bewegen. Zustand nach PEG-Sonde, durch die sie bis zum 4.–5. Lebensjahr ernährt worden war. Nach Trennung der Eltern lebte sie beim Vater, Mitbetreuung durch die Lebenshilfe, regelmäßiger Kontakt zum Jugendamt. Pflegegrad 5. Keine Physiotherapie, keine Feststellung körperlicher Behinderung mit Förderung, keine logopädische Förderung. Die Vorgeschichte ergibt Machtkämpfe zwischen Mädchen und Vater. Obwohl das Kind seit dem 4.–5. Lebensjahr selbst essen kann, blieb die PEG-Sonde liegen. Der Vater begründete dies mit der Möglichkeit, seine Tochter intermittierend per Sonde ernähren zu können, wenn sie das Essen verweigerte, was offenbar zunehmend geschehen war. Erklärung des Vaters: Die Tochter habe etwas gegen seine neue Freundin und protestiere mit Essstreik. Erst auf Interventionen des Kinderarztes erging 12 Monate vor der psychosomatischen Behandlung eine richterliche Anordnung, die PEG-Sonde zu entfernen. Der PEG-Kanal wurde aber nicht verschlossen. Im Zuge einer Notfallaufnahme in der Kinderklinik, wegen schlechten Allgemeinzustandes mit Nahrungsverweigerung, wurde die Schließung veranlasst. Dieser Eingriff ging der aktuellen Notfallaufnahme mit BMI 12,2 voraus.

Im Behandlungsverlauf zeigt sich ein Mädchen mit einem sonnigen Charme, das jedes Entwicklungsangebot hungrig aufgreift, sich sehr angepasst, sich freundlich zum Team und den Mitpatienten verhält. Ellys Essverhalten erscheint unauffällig. Der Vater berichtet von Angriffen seiner Tochter auf ihn, von oppositionellem Verhalten. Er belegt dies mit kleinen Videos. Dabei filmt er die am Boden liegende und sich windende Tochter, während er sie verbal beleidigt und mit seinen Füßen drangsaliert. Er sieht dies scheinbar selbstbewusst als pädagogisches Handeln, weil er Elly mit der Auseinandersetzung dazu bringen möchte, eine Haushaltsarbeit zu erledigen, die ihr allerdings aufgrund ihrer Behinderung nur schwer möglich ist und deren Ausführung der Vater selbst in dem Moment geschickt blockiert, um die Drangsalierung aufrecht erhalten zu können. Wegen der Aggressionen des Kindes gegen ihn habe er schon Beratung eingeholt und erfahren, dass er konsequent seine Forderungen durchsetzen sollte. Der Draht zum Jugendamt sei eng und gut. Er kann bei wiederholtem gemeinsamem Betrachten seiner Filmaufnahme, verbunden mit der Aufforderung, dies aus der Perspektive des Kindes zu sehen, spüren, dass es demütigend für die Tochter ist. Die Therapeuten versuchen, mit ihm die Nahrungsverweigerung als Folge von diesen erniedrigenden Erfahrungen zu verstehen. Eine Entwicklung von neuem, wirklich väterlichem Erziehungsverhalten wäre hier dringend geboten. In diesem Fall erwächst bei dem Vater keine Motivation zur Verhaltensänderung. Er bezieht sich trotzig auf seine „fachliche" Position, dass es eben verschiedene Auffassungen von Erziehung gäbe und sieht sich nach wie vor durch das Helfersystem Jugendamt, das auch Hausbesuche durchführte, im Recht. Daraufhin beginnt das Team nachzuforschen. Im Austausch mit den mitbetreuenden Institutionen und Angehörigen zeigt sich ein sehr diskrepantes Bild:

Die Mitarbeiterin des Jugendamtes bewundert den alleinerziehenden Vater für seine Erziehungsleistung mit dem behinderten Kind fast wie einen Helden. Die Lebenshilfe hat bereits zweimal den Verdacht der Kindeswohlgefährdung an den behandelnden Kinderarzt gemeldet. Verwandte gestehen ein, von der Quälerei gewusst zu haben, und dass sie schon oft von Elly gebeten worden waren, dass sie sie aufnehmen. Daraufhin unterband der Vater weitere Kontakte. Aus Angst vor dem Vater, der bereits durch Gewalttaten in seiner Herkunftsfamilie bekannt war, und im Verdacht stand, kriminelle Handlungen auszuführen, habe man als letztes Mittel gewagt, eine Kindeswohlgefährdung an das Jugendamt zu melden. Das Jugendamt hat diese Meldung nicht an das Familiengericht weitergeleitet, obwohl dies Vorschrift ist. Dies geschah bereits Monate vor der Klinikeinweisung durch den Kinderarzt.

Es wird deutlich, dass eine Kindeswohlgefährdung seit Langem vorliegt und bereits von verschiedenen Stellen wahrgenommen wurde. Eine entsprechende Meldung an das Jugendamt wird von der Klinik gemacht und dabei auch auf die vorherige durch die Familie hingewiesen. Die Polizei wird verständigt und führt eine Hausdurchsuchung bei dem sorgeberechtigten Vater durch, wobei von der Polizei unglücklicherweise explizit die Aussage der Klinikmitarbeiterin als Anlass benannt wird. Langsam beginnt auch die Mitarbeiterin, sich bedroht zu fühlen. Das Familiengericht bestimmt die Psychosomatische Station als Inobhutnahmestelle. Der Vater darf dort nicht erscheinen. Eine außerhäusliche Unterbringung wird von der Klinik angestrebt und vom Jugendamt und Familiengericht unterstützt. Elly soll in einer stationären Fördereinrichtung für Menschen mit besonderen Bedürfnissen untergebracht werden. Der Vater stimmt dem Plan zu, weil er ansonsten Teile seines Sorgerechtes verlieren könnte, wie z.B. das Aufenthaltsbestimmungsrecht. Damit gilt er bereits als kooperativ und behält sein volles Sorgerecht, ohne dass mit ihm sein Verhalten aufgearbeitet wird! Der Vater bleibt so mächtig und hilfsbedürftig zugleich. Er bleibt ohne Hilfe. Elly erholt sich, blüht regelrecht auf. Darf wieder Kontakt zu ihren geliebten Verwandten aufbauen, wofür die Klinik sorgt. Elly verlangt während der Behandlung nicht ein einziges Mal, zu ihrem Vater zu kommen. Sie kann in gutem Ernährungszustand in die stationäre Födereinrichtung entlassen werden.

In diesem Fall wurde mit drei Systemen gearbeitet:
- **Mit dem 1. System Kind** selbstwertstärkend, gewichtsaufbauend, stimmungsverbessernd, ohne bei dem Kind selbst auf große Hürden in der Entwicklungsoffenheit zu stoßen.
- **In dem unmittelbar umfassenden 2. System Familie** die Wiederherstellung von tragenden Beziehungen zu Familienmitgliedern, um so schädigende Einflüsse, Risse in den Beziehungen, Angst und Bedrohung bei vielen Mitgliedern zu überwinden und auszugleichen. Der Vater entzog sich einer Kooperation.
- **Im umfassenden 3. System Jugendamt, Familiengericht, Wohnheim** Aktivierung von Hilfen und Unterstützungen. In diesem System gilt der Vater als kooperativ, weil er seine Zustimmung zu Maßnahmen dieses Systems gab. In diesem System behält er seinen Einfluss, ohne eine Entwicklung in System 2 gemacht zu haben, wo der Schaden entstand.

12.14 Grenzen der Behandlung

Wenn Eltern gegen die Behandlung agieren, sich gegenüber dem Kind abwertend über die Behandler äußern, vor dem Kind die Behandler verbal attackieren, im Elterngespräch die Behandlung ablehnen, dann kann die Therapie nicht weitergeführt werden. Das Kind kann sich nur in einem Rahmen entwickeln, der im Konsens mit seinem Elternhaus steht. Dieses ist der einzige versorgende Lebensraum, den es kennt. Dies verbietet ein Wohlfühlen an einem missliebigen Ort. Wenn solche Lagen entstehen, sollten diese ohne Verzögerung mit den Eltern besprochen werden. Manchmal bedenken Eltern nicht so sehr, mit wem sie Kritik an der Station besprechen sollten. Auf jeden Fall sollten sie es besser mit dem Personal, als mit dem Patienten. Für das Kind muss klar sein, dass seine Behandlung in der Gunst der Eltern stattfindet und nicht in der Missgunst. Behandlung in Missgunst ist wirkungslos. Eine Entlassung befreit das Kind vom Loyalitätskonflikt. Ein zivilisiertes friedliches Auseinandergehen ermöglicht eine Rückkehr ohne Gesichtsverlust. Je nach Lage des Kindes muss eine mögliche gesundheitliche Gefährdung aufgrund der Entlassung bedacht und in Verantwortung abgewogen werden, welche Helfersysteme informiert werden müssen, um das Kind zu unterstützen.

Wenn Kinder kein Zuhause mehr haben – Eine andere Grenze tut sich auf, wenn sich herausstellt, dass das Kind aus welchen Gründen auch immer sein Zuhause verliert oder verloren hat und noch kein neues Zuhause in Sicht ist. In solch einer Situation kann sich das Kind oder der Jugendliche nicht auf eine Entwicklung in der Therapie einlassen, weil kein Bezugspunkt in der Welt vorhanden ist, auf den es sich hin entwickeln kann. In diesen Fällen muss das Kind, der Jugendliche zuerst ein Zuhause haben, es kennenlernen, um die Therapie fortsetzen zu können. Da dies in der Praxis während eines Aufenthaltes sehr selten realisiert werden kann, empfiehlt es sich von Seiten der Klinik, die Entlassung zu verkünden. In der Regel löst nur dieses Vorgehen eine Amtstätigkeit aus, die eine stationäre Maßnahme einleitet. Nachdem das Kind sein Zuhause gefunden hat, kann es mit der Therapie beginnen.

Nicht sinnvoll ist es, ein Kind, das aus der Familie herausgenommen wird, sogleich zur Diagnostik und Therapie in eine Klinik zu schicken. Gelegentlich wird die Meinung vertreten, dass aufgrund der stationären Diagnostik besser über die weitere Unterbringung entschieden werden könnte. Das Kind ist aber kein Gegenstand, den man unabhängig von seiner Umwelt betrachten und bestimmen kann. Als fühlendes, reagierendes und interagierendes Wesen ist es von seiner sozialen Situation abhängig. Eine Diagnostik und Beurteilung zu einer Lebenslage des Umbruchs und Verlustes, kann also nicht als Grundlage für eine valide Diagnostik dienen, die der Persönlichkeit des Kindes auch nur annährend gerecht wird. Tatsächlich verhält sich das Kind in einer solchen Phase unruhig und oppositionell. Es kann kaum eine therapeutische Beziehung aufbauen. Besonders schwierig wird es dann, wenn der versprochene Platz in einer angezielten Einrichtung oder Pflegefamilie doch nicht zeitgerecht bereitsteht und der Aufenthalt mangels eines Zuhauses weitergeführt werden muss. In dieser Situation ist eine sinnvolle therapeutische Arbeit kaum möglich. Besser ist es, dem Kind ein neues Zuhause zu verschaffen, es ambulant psychotherapeutisch zu begleiten und es ggfs. dann, wenn es im neuen Zuhause angekommen ist und dann tatsächlich stationärer Behandlungsbedarf besteht, elektiv stationär aufzunehmen.

Anmerkung: Diagnosen haben in der stationären Jugendhilfe eine besondere Funktion. Sie entscheiden darüber, welches Amt sich zuständig fühlen muss. Dieser Sachverhalt sollte weder auf dem Rücken des Kindes noch auf dem der Klinik ausgetragen werden. Es wäre zu überlegen, ob es überhaupt einer Diagnose bedarf, das passende Zuhause für ein Kind zu finden. Mit der zunehmenden Medikalisierung der Jugendhilfe werden Entscheidungen in den Bereich der Krankenversorgung verschoben und Kinder in krisenhaften Lebenssituationen mit Diagnosen stigmatisiert. Ein Kind kann nur mit „Symptomatik" auf solche Krisensituationen reagieren.

KAPITEL

13 Entlassungsvorbereitung

Die Entlassungsvorbereitung dient dazu, die Entwicklungsbedingungen, die sich in der Behandlung als erfolgreich erwiesen haben, in das häusliche und schulische Umfeld zu transferieren. Dazu gehören Gespräche mit Eltern und der Schule, mitunter auch ein Schulwechsel, oder die Organisation der Unterstützung von psychosozialen Diensten der öffentlichen und privaten Wohlfahrtsträger. Begleitete Hospitationen der Familie im Klinikalltag sowie Belastungserprobungen im häuslichen Umfeld bilden einen Rahmen für weitere Interventionen. Die möglichst weitgehende Beratung und Befähigung der Eltern zur Unterstützung ihres Kindes ist erstrebenswert. Nur so können die gemeinsamen Problemfelder der Familie ohne Reibungsverlust bearbeitet werden, der zwischen mehreren behandelnden Institutionen entstehen würde. Dies bedeutet auch einen größeren zeitlichen Aufwand, der die Nachhaltigkeit des Therapieerfolgs jedoch erhöht.

Weiterführende therapeutische und flankierende Maßnahmen werden initiiert, wenn weitere Hilfe gebraucht wird oder der Patient sich noch über einen längeren Zeitraum begleitet stabilisieren soll. Das Ausmaß der Gespräche und Entlassungsvorbereitungen richtet sich nach Schweregrad und Komplexität des Störungsbildes:

- Schulische Eingliederung: Die Patienten sollten die Schule nach ihren eigenen Möglichkeiten besuchen. Eine Klinikschule kann stundenreduzierten Unterricht nach dem Schulgesetz der jeweiligen Länder für die Kinder und Jugendlichen, die noch keine reguläre Schule besuchen können, anbieten. Im Zuge der individuellen Entwicklung der erweiterten Schulfähigkeit kann der Besuch der Heimatschule von der Station aus vorbereitet und in der Übergangsphase durch Begleitung unterstützt werden, bis zum selbstständigen Schulbesuch zur endgültigen Entlassung.
- Anbindung an weiterführende Psychotherapie, wenn indiziert
- Anbindung an weiterbehandelnden Arzt/Ärztin
- Einleitung von Jugendhilfemaßnahmen
- Ggf. individuell notwendige flankierende Maßnahmen

13.1 Abschiedsrituale

Der zuvor oft ersehnte Abschied bedeutet für die Kinder- und Jugendlichen auch, sich aus der Gruppe der Mitpatienten, von denen viele zu Freunden wurden, zu trennen, sich lösen aus dem sicheren und tragenden Zusammenhang der Station. Gleichzeitig steht die Bewährungsprobe im Leben bevor. Es herrscht oft Aufregung und Unsicherheit. Der schon vereinbarte Termin für das poststationäre Gespräch gibt Sicherheit. Für die verbliebenen Patienten kann der Abschied von liebgewordenen Freunden als Trennung erlebt werden, wodurch auch Gefühle und Schmerzen vergangener schwieriger Trennungen aktualisieren werden können.

Abschiedsrituale helfen, diesem Prozess eine Form zu geben, in der alle ihren Platz finden. Sie transportieren die wesentlichen guten Wünsche und sind Ausdruck des erlebten Miteinanders.

Rituale:

Bei Kindern und Jugendlichen wird oft der letzte Abend mit einem gemeinsamen Essen oder Film gefeiert.

Eine von den Kindern liebevoll gestaltete **Abschiedskarte,** auf der alle sich mit ihren guten Wünschen verewigen, wird vorbereitet.

Das Team hält eine **Schatzkiste mit Edelsteinen** bereit, aus der das Kind sich einen Edelstein aussuchen und zum Abschied mitnehmen kann.

Abschiedsrunde mit festem Procedere: Alle kommen zusammen. Jedes Kind kann zum Abschied etwas sagen. Meist werden die positiven Erfahrungen miteinander resümiert und bestimmte gute Eigenschaften benannt, die an dem Kind/Jugendlichen wahrgenommen wurden. Auch der scheidende Patient kann zu allen gemeinsam seine Abschiedsworte sprechen. Dann wird die Abschiedskarte überreicht und ein Stein aus der Schatzkiste ausgesucht. Oft stehen alle an der Tür und winken noch lange hinterher.

Die herzlich liebevolle Verabschiedung des Patienten lässt ihn spüren, dass er als wertvolle, geschätzte Persönlichkeit die Klinik verlässt.

KAPITEL

14 Poststationäre Betreuung

Die Möglichkeit der übergangsweisen Begleitung nach der Entlassung bietet den Familien Sicherheit. In der Übergangsphase können Fragen und Probleme auftreten, die sich leicht im Rahmen der eingespielten Zusammenarbeit lösen lassen. In der Nachbetreuung kann das Vertrauensverhältnis zwischen Patient, Familie und Behandler zur Lösung der ersten Probleme in der Umsetzung der im Klinikalltag entwickelten Fähigkeiten, in den häuslichen Rahmen beitragen. Der Anschluss an weiterführende Unterstützung kann begleitet und **Übergänge zur anschließenden ambulanten Behandlung** geschlossen werden. Die Übergangsphasen belaufen sich in der Regel auf zwei bis vier Wochen.

Die **Elterngruppe** kann poststationär unbegrenzt weiter besucht werden. Sie kann beispielsweise einmal monatlich für eineinhalb bis zwei Stunden stattfinden und wird von Mitarbeitern des ärztlich-therapeutischen Teams geleitet. Den Eltern entlassener Kinder bietet die offene Elterngruppe Rat, aber auch eine Plattform, um ihre Erfahrungen anderen „stationären Eltern" mitzuteilen. Oft erweisen sie sich als gewinnbringende Ratgeber und erklären auch eindrucksvoll Therapieschritte und Hürden aus ihrer Sicht. Sie sind vertraut und mutiger in Selbstoffenbarungen. Sie heben das Austauschniveau der Gruppe auf einen hohen Stand. Das Wort von erfahrenen Eltern zählt doppelt und bietet den Eltern, die während der Therapie auch immer wieder unsicher sind, Hoffnung und Zuversicht.

KAPITEL

15 Das interdisziplinäre Behandlungsteam

Die psychosomatische stationäre Therapie erfordert nach Vorgaben im deutschen Operationen und Prozedurenschlüssel im Gesundheitswesen bestimmte Strukturmerkmale an personeller Ausstattung. Dazu gehört im Wesentlichen ein Team aus verschiedenen Disziplinen der Therapie und Gesundheitsversorgung. Das interdisziplinäre Behandlungsteam kann sich beispielsweise aus Gesundheits- und Kinderkrankenschwestern und -pflegern, Erzieherinnen und Erziehern, Ergotherapeutinnen, Physiotherapeuten, Kunst- und Musiktherapeuten, Sozialpädagoginnen, Fachärzten für Kinder- und Jugendmedizin und Kinder und Jugendpsychiatrie, Psychologinnen und Psychotherapeuten zusammensetzen. Dem Team und den Teamprozessen kommen eine zentrale Rolle bei der Realisierung des integrativen stationär-psychotherapeutischen Behandlungsangebotes zu. Die Integration der therapeutischen Ansätze ist eine Teamleistung. Wegen des breiten Aufgabenfeldes arbeiten die einzelnen Berufsgruppen berufsfeldübergreifend.

Das Wissen um Krankheitserleben und Bewältigungsstrategien, Einfühlungsvermögen sowie professionelle Distanz verbunden mit der Fähigkeit zu Selbstbeobachtung und Selbstreflektion müssen erworben und entwickelt werden.

Daher erfordert die Mitarbeit fachliches Interesse, Kritik- und Reflektionsfähigkeit für psychische Prozesse, Fortbildung und Supervision. Gefordert ist ein interaktives Rollenverständnis für die einzelnen Berufsgruppen, die sich in ihren Aufgaben teilweise überschneiden und mit relativ flacher Hierarchie zusammenarbeiten.

15.1 Aufgaben der psychosomatischen Pflege

Die Pflegekraft bildet eine zentrale Schaltstelle zwischen den „Spezialisten“ in Medizin und Psychologie. „Pflege ist ein Beziehungsprozess“ (Abderhalden, 1986, S. 89). Die Pflegekräfte sind neben der üblichen Ausübung pflegerischer Funktionen oft erste Ansprechpartner für den Patienten und seine Probleme, sie sind Therapierende im alltäglichen, ständigen, direkten und engsten Umgang mit den Patienten. Der Aufbau einer positiven Beziehung des Pflegepersonals zu den Patienten ist essentiell. „Durch stützende Gespräche und verstärkte Zuwendung können viele Krisen aufgefangen werden.“ (Nagel, 1995, S. 1014).

Leitungsaufgaben der Pflegerischen Stationsleitung

Teamleitung für Pflegepersonal und pädagogisches Team

- Führen von Mitarbeiterjahresgesprächen
- Einarbeitung von neuen Mitarbeitern
- Motivierende Beratung und Förderung der Mitarbeiter der Station
- Teamentwicklung
- Vorbereitung und Leitung der Dienstbesprechungen
- Erhebung des Bedarfs Fort- und Weiterbildungen
- Koordination der Gestaltungsaufgaben

Administrative Aufgaben

- Erstellung von Dienst- und Urlaubsplanung
- Koordination und Organisation der Stationsbedarf

Kontrolle und Überprüfung der Vorgaben und Vorschriften

- Kontrolle der BTM-Medikamentenbestand und Einhaltung der Vorschriften

- Überwachung der Medizinprodukte als Medizinproduktbeauftragte
- Die Versorgung der Patienten unter wirtschaftlichen Aspekten
- Umsetzung und Kontrolle der Hygienevorschriften in Zusammenarbeit mit der Hygienefachkraft und der hygienebeauftragten Pflegekraft im Rahmen der Milieutherapie

Sicherstellung der Pflegeprozesse

- Pflegerische Verantwortung für die Station sowie die Verantwortung für das Stationsmanagement
- Weiterentwicklung des patientenorientierten Tagesablaufes
- Überwachung, Überprüfung, Kontrolle und Weiterentwicklung der Patientendokumentation
- Planung, Organisation, Realisierung und Kontrolle von Arbeitsabläufen
- Sicherstellung und Überwachung des Personaleinsatzes einschließlich fachlicher Qualifikation der Mitarbeiter und persönlicher Eignung im Verantwortungsbereich
- Wahrnehmung der Fürsorgepflicht unter Einhaltung aller adäquaten Gesetze, Tarifverträge und Richtlinien
- Sicherstellung der Einhaltung der Vorschriften zum Arbeits-, Gesundheits- und Unfallverhütungsschutz
- Anleitung des Personals im Rahmen des Stationskonzeptes
- Case und Care Management
- Teilnahme an interdisziplinären Visiten, Dienstübergaben und Besprechungen allgemein
- Mitwirkung bei der Belegung der Station
- Mitarbeit in der Pflege und Pflegeberatung für Patienten
- Einbezug und Beratung der Eltern im adäquaten Umgang mit dem Kind in pflegerischer Hinsicht

Repräsentative Aufgaben

- Gestaltung und Mitwirkung in der Repräsentation der Station bei öffentlichen Veranstaltungen

Psychosomatisch-therapeutischer Tätigkeitsbereich der Pflegekräfte

- Medikamentenzubereitung und Ausgabe
- Vitalparameterkontrollen
- Beobachtung der Lebensaktivitäten
- Förderung und Stärkung des Kindes
- Esstraining
- Vorbereitung und Begleitung der Diagnostik
- Vorbereitung und Teilnahme an Visiten
- Durchführung von Bio-Feedback
- Durchführung von Bädern, Inhalationen
- Schlaffördernde Maßnahmen (Schlafrituale)
- Schulbegleitung bei Schulangst
- Begleitung von sportlichen Aktivitäten
- Elternberatung
- Grundpflege mit Anleitung und Begleitung
- Durchführung von Stuhltraining, Blasentraining, Schlaftraining, Umsetzung der Ernährungspläne
- Umsetzung einer gesunden abwechslungsreichen Ernährung im Rahmen der Milieutherapie und Individualtherapie
- Anleitung zu alltäglichen Verrichtungen, Pflichten und Ordnungsaufgaben im Zimmer und auf der Station
- Beaufsichtigung und Beschäftigungstherapie

Psychologisch-therapeutischer Tätigkeitsbereich der Pflegekraft

Pflege fördert den Patienten, bietet auch Hilfe zu Selbsthilfe, sodass der Patient eigene Fähigkeiten entdeckt und einsetzt, Selbstwirksamkeit erlebt (Nagel, 1995; Peplau, 1994). Dazu gehören:

- Professionelle Beziehungsgestaltung durch die Pflegekraft (Peplau, 2009)
- Schaffen und Erhalten eines gemütlichen, gesundheitsförderlichen Stationsmilieus
- Umsetzen und Begleiten therapeutischer Arbeitsaufträge/des Therapieprogramms
- Begrüßung und Einführung der neuangekommenen Kinder
- Information über Konzept- und Stationsablauf an Begleitpersonen
- Entlassungsmanagement
- Patientenorientiertes Beratungsgespräche, auch am Telefon, mit Begleitpersonen/Angehörigen, Patienten
- Durchführung von Entspannungstrainings
- Teilnahme an täglichen interdisziplinären Visiten
- Teilnahme an Supervisionen, Bereitschaft zur Reflektion eigenen Handelns
- Begleitung und Regulierung von Krisensituationen, u. U. Einschaltung weiterer Hilfen
- Beobachtung nach psychosomatischem Behandlungsstandard: Sozialverhalten, Stimmungslage, Geistige Fähigkeiten, Selbstwahrnehmung, Lebensaktivitäten

- Anleitung zur Selbstständigkeit, z. B. bei Körperpflege, An- und Auskleiden, lebenspraktische Aufgaben

Organisations- und Verwaltungstätigkeit der Pflegekraft

- Ansprechpartner für jede Kontaktaufnahme zur Station mit entsprechender Weiterleitung
- Dokumentation, Kurvenführung
- Tägliche Dienstübergabe
- Organisation von Untersuchungen in- und außerhalb der Klinik
- Koordination der Essens- und Materialbestellungen
- Koordination der Therapiemodule und des Stationsablaufes
- Telefonbereitschaft
- Anleitung und Einarbeitung von Schülern
- Aufnahme- und Entlassungsformalien der Kinder regeln

Interview: Stationsleitung Ayla B.

18 Jahre Berufserfahrung in der Kinder- und Jugendpsychosomatik.

Was zeichnet für Sie die Arbeit in der Kinder- und Jugendpsychosomatik aus? Was erleben Sie besonders? Was bereichert Sie? Was sind besondere Herausforderungen? Was bietet Ihnen die Arbeit?
Die Grundlage der Arbeit in der Psychosomatik m. E. ist das Verständnis der Wechselwirkungen zwischen Körper, Seele, Geist und dem sozialen Umfeld. Dabei soll die Pflege auf einer ganzheitlichen Basis aufgebaut werden.

Mich freut es besonders, wenn jedes Kind seine eigenen Fähigkeiten und Stärken bei uns entwickelt. Die größte Herausforderung besteht darin, eine gemeinsame Vision von Stärken des Kindes (mit Berücksichtigung und Akzeptanz von unterschiedlichen Individualitäten) zu erlangen und die Kinder in ihrer Entwicklung zu fördern.

Die Arbeit mit Kindern und Jugendlichen stärkt auch mich in meiner Persönlichkeit und liefert mir immer wieder neue Impulse in meiner Entwicklung.

Was geben Sie Kollegen mit auf den Weg?
Die ressourcenorientierte Pflege spielt eine große Rolle beim Heilungsprozess. Sie gestaltet soziale und milieutherapeutische Aspekte und begleitet unterstützend die Patienten/innen darin, die Freude im Leben wieder zu finden. Es fordert viele soziale Kompetenzen wie Verständnis, Kommunikationsfähigkeit, Kritikfähigkeit und gute Beziehungsfähigkeit usw. Die Tätigkeit unserer Abteilung zeigt sich vielseitig und bietet viele interdisziplinäre Schnittstellen. Dadurch entstehen großartige Entwicklungsmöglichkeiten.

Interview: Familiengruppenleitung Hemine S.

Seit 15 Jahren in der Kinder- und Jugendpsychosomatik tätig.

Was zeichnet für Sie die Arbeit in der Kinder- und Jugendpsychosomatik aus? Was erleben Sie besonders? Was bereichert Sie? Was sind besondere Herausforderungen? Was bietet Ihnen die Arbeit?
Ich erlebe besonders Kinder und Jugendliche, die mit ihren ganz persönlichen Schicksalen und eigenen Vorgeschichten und unterschiedlichem Therapiebedarf zu uns kommen. Besondere Herausforderungen sind für mich, wenn Kinder und Jugendliche Symptome bieten, die nicht so leicht händelbar sind. Für diese sind Akzeptanz, Zuwendung und Wärme und Vertrauen ein wichtiger Faktor, um die Therapie zuzulassen. Die Arbeit bietet mir Abwechslung Spaß, Nähe und intensiven Kontakt zu Kindern und Jugendlichen. Wichtig ist mir, sie auf dem Weg der Genesung und zu unterstützen zu begleiten und ihre Erfolge zu sehen.

Was geben Sie Kollegen mit auf den Weg?
Kinder und Jugendliche haben ihre eigene Vergangenheit. Sie kommen nicht krank auf die Welt. Viele Faktoren führen zu Erkrankungen und Symptomen. Oftmals kommen die Kinder und Jugendlichen aus Familien, wo sie nicht die notwendige Liebe, Geborgenheit, Nähe und Zuwendung bekommen. Leistungsdruck und Erwartungen werden an die Kinder und Jugendlichen gestellt. Bei uns dürfen sie so sein, wie sie sind. Sie sollen Zuwendung, Akzeptanz und Vertrauen kennenlernen. Wichtig ist durch Milieutherapie, Gruppentherapie, Einzeltherapien und Familienarbeit, jedes Kind und Jugendlichen individuell zu unterstützen und zu stärken und somit die positive Entwicklung zu sehen.

15.2 Aufgaben der ärztlichen Leitung und des ärztlichen Dienstes

Der Arzt/die Ärztin sollte idealerweise eine Zusatzqualifikation im psychosozialen/psychosomatischen Bereich erworben haben oder Interesse an einer Weiterbildung zeigen. Der Arzt/die Ärztin leitet die sozialpädiatrische, neuropädiatrische und pädiatrisch-psychosomatische Therapie.

- **Leitungsaufgaben:** Der Arzt/die Ärztin leitet das psychosoziale Team und trifft Entscheidungen in gemeinsamer Absprache mit der leitenden Psychotherapeutin. Dazu gehören medizinische Untersuchung, Anordnung und Auswertung von Diagnostik und Therapie, regelmäßige Visite, Kontrolle der physiologischen Parameter im Verlauf der Behandlung, Mitarbeit in der Behandlungsplanung und -durchführung und Gespräche mit Eltern und Kindern.
- **Indikationsgespräche:** Der Arzt führt ggf. gemeinsam mit der Psychotherapeutin oder Kinder- und Jugendpsychiaterin die Vorgespräche, wertet die Vorgespräche aus und entscheidet in Absprache über die Aufnahmeindikation.
- **Diagnosestellung:** Entsprechend der mehrdimensionalen Bereichsdiagnostik der Sozialpädiatrie (MBS)/pädiatrischen Psychosomatik.
- Psychosomatische Behandlungsplanung: Behandlung der organisch sichtbaren oder empfundenen Beschwerden unter Berücksichtigung der psychischen Gesamtlage des Patienten und in guter Abstimmung mit dem psychotherapeutischen Prozess.
- Psychoedukation.
- **Berichterstattung:** Erstellen des Behandlungsberichtes, Bearbeitung von Anfragen, Dokumentation, Codierung.
- **Krisenregulation:** grundsätzliche Anrufbereitschaft. Bei problematischen Fällen und Krisen Organisation notwendiger fachlicher Absprachen zwischen Ärzten der Kinder- und Jugendpsychiatrie und der Pädiatrie, Psychotherapeuten und der Station (Pflege), ggf. sofortiger persönlicher Einsatz.
- **Koordination und Anleitung** des Einsatzes von Assistenzärzten auf der psychosomatischen Station.
- **Öffentlichkeitsarbeit:** Darstellung der Station bei Besuchergruppen aus anderen Institutionen, z. B. Kindergartenfachberatung, Qualitätszirkel der Kinder- und Jugendlichen Psychotherapeuten, Frühförderung der Lebenshilfe, etc. und Akquise von Spenden durch Vorträge bei gemeinnützigen Organisationen.
- **Vorträge und Workshops über die Kinder- und Jugendpsychosomatik.**
- **Konzeptionelle Arbeit** in Theorie und Praxis zur Bekanntmachung und Weiterentwicklung des Behandlungsangebotes mit Erstellen von Texten für den Internetauftritt, für bestimmte therapeutische Angebote, Vorträge, Gestaltung von Workshops und Durchführung von Fortbildungseinheiten für das Team, Teamentwicklung, fachliche Weiterbildung.
- **Durchführung von beratenden und therapeutischen Gesprächen** – Einzel- und Familiengespräche sowie Leitung von Gruppen, Elterngruppen sowie vor- und poststationäre Gespräche.
- **Zusammenarbeit mit anderen Institutionen,** z. B. Mitarbeit bei der Vernetzung des noch jungen Gebietes der Psychosomatik in der Pädiatrie sowie mit Polizei, Jugendamt, Beratungsstellen, niedergelassenen Kollegen.
- **Durchführung psychosomatischer Konsile.**
- **Fortbildung des Teams.**

Interview mit Oberarzt Oliver L.

Was zeichnet die Arbeit in der Kinder- und Jugendpsychosomatik aus? Was erleben Sie besonders? Was bereichert Sie? Was sind besondere Herausforderungen? Was bietet Ihnen die Arbeit?

Als Arzt hat mich persönlich stets fasziniert, dass sich Menschen uns anvertrauen, um in ihrem Leben Veränderung zum Positiven erleben zu können. Das gilt für kleine Leiden wie einem Schnupfen, aber auch bei größeren, zumindest vorübergehend lebensbestimmenden Erfahrungen, wie zum Beispiel nach der Diagnose einer Erkrankung, die eine längere Behandlung erfordert wie zum Beispiel einer Krebserkrankung.

Ein Kinderarzt hat dabei insbesondere die Möglichkeit, in der Frühgeborenenmedizin an der Grenzfläche zwischen Lebensbeginn und Lebensende zu stehen. Hier können wir immer wieder beobachten, wie unbändig stark sich der Lebensdrang der Neugeborenen Bahn bricht und wie sich das nahezu unstillbare Leben zeigt, wenn durch unsere medizinischen Bemühungen Entwicklung möglich gemacht und freigesetzt wird. Wenn wir Sauerstoff geben, beatmen, dann sehen wir, wie sich die Lungen füllen, das Herz seine Arbeit aufnimmt, und der kleine Mensch seine Lebenskräfte entfaltet.

Ich empfinde die Möglichkeit, mit meinen Gaben in einem Team zum Guten beitragen zu können als enorm bereichernd für alle Mitwirkenden, natürlich, in erster Line, dem betroffenen Kind und seiner Familie. Die Hoffnung, die im Gesundungsprozess sichtbar wird, ist sinnstiftend.

Als somatisch tätiger Arzt bemerkt man aber rasch die Grenzen dieser Selbstwirksamkeit und bemerkt, wie Gesundheit und Lebenskräfte durch emotionale und systemische Barrieren kompromittiert werden. Ich denke an zerrüttete Beziehungen, Trauma-Erfahrungen und Entwertungserlebnisse die drohen, der oben beschriebenen Hoffnung zuweilen das Licht verlöschen zu lassen.

In der Arbeit als Teil eines Teams in einer Kinder- und Jugendpsychosomatik werden wir in die Lage versetzt, durch den multimodalen Ansatz viel umfassender zu Entwicklung und Gesundung beitragen zu können als ich es mir hätte vorstellen können.

Die künstliche Trennung zwischen Seele und Leib kann durch diese Arbeit überwunden werden und umfassenden Entwicklungsräumen Perspektive geben. Wie die Fallbeispiele in diesem Buch eindrücklich beschreiben, kann Freisetzung der Lebenskräfte wie in der Frühgeborenenmedizin auch bei viel älteren Kindern und Jugendlichen erlebt werden. Dazu muss die Bedürfnislage adäquat erkannt und in der therapeutischen Methodik adressiert werden. „Angemessen“ bedeutet dabei, der Persönlichkeit und dem psychoemotionalen Entwicklungsstand empathisch zu begegnen.

Eine Herausforderung stellt für mich dabei dar, ärztlich immanenten Ängsten und Zweifeln mit Zuversicht zu begegnen. Ich denke an eine stark untergewichtige Patientin, die gerade aufgrund einer weiteren Gewichtsabnahme in eine Belastungserprobung entlassen werden muss, weil man spürt, hier ist die vermeintliche Sicherheit der Klinik zugunsten eines Zutrauens nach hinten zu stellen oder an den Patienten mit dissoziativen Anfällen, der vielleicht gerade von einem Freiheitsgrad profitieren würde, welcher aber medizinischer Überwachungsindikation widerspricht.

Diese Erfahrung für den Prozess zu erlangen braucht Zeit und Mut und ist für mich immer wieder ein Lernfeld. Vielleicht dabei vor allem, den Verlust der eigenen Überlegenheitsgedanken zuzulassen zugunsten des Gedankens, den Patienten als Spezialisten für sich selber anzuerkennen und zu etablieren.

Herausfordernd ist auch, akzeptieren zu müssen, dass es manchen Familien nicht möglich ist, den gemeinsam erarbeiteten Weg zur Gesundheit zu gehen, dass manche Erschütterungen und Störungen so tief sind, dass alle Mühe noch nicht helfen konnte.

Herausfordernd ist es aber vor allem, zu sehen, dass unsere Gesellschaft trotz aller geistesgeschichtlicher Entwicklung immer noch viel zu oft den Schwachen ausnutzt und unterdrückt, anstatt an der Förderung seiner Gaben und der effektiven Nutzung unserer Möglichkeiten zu arbeiten. Neid, Gier und Habsucht sind in Anbetracht der Abgründe in die wir bisweilen in unserer Arbeit schauen noch verachtenswerter für mich geworden.

Ich wünsche mir, dass unsere Arbeit in diesem Sinne zu Gesundung und Entwicklung unserer pluralistischen Gesellschaft beitragen kann und wünsche mir insbesondere aus dieser Perspektive, selber berührbar zu bleiben.

Was geben Sie Kollegen mit auf den Weg?

In der Somatik habe ich gelernt, dass ein guter Arzt immer das „Worst case“-Szenario im Blick behalten muss. Nur so ist er für alle Fälle gewappnet. Ein Arzt wird für Paranoia und Misstrauen bisweilen belohnt, Ängstlichkeit wird manchmal mit Weitsicht verwechselt.

Die Frage, ob bei einem Patienten nicht doch auch noch diese oder jene Störung zu Grunde liegen könnte, muss aber, als conditio sine qua non, im Laufe der Behandlung durch die Perspektive zur Gesundung ersetzt werden. Zu dieser Perspektive muss sich der psychosomatisch tätige Arzt schließlich ganz und gar verpflichten, will er denn Gesundheitsförderer sein. Wo Medikamente und Interventionen nicht schließlich Zutrauen und Freiheit weichen, bleibt Krankheit unausweichlich ein Teil des Lebens.

Selbstverständlich darf ein solcher Gedanke nicht als Freibrief zur Oberflächlichkeit und Nachlässigkeit missverstanden werden, ich denke aber, es steht jedem Behandelnden gut an, der medizinischen Sorgfalt ein inneres Bild der Gesundung zur Seite zu stellen: Wie sieht es wohl aus, wenn dieses Kind vor mir ganz gesund würde, diese Familie mit der ich nun zusammen arbeite, ihr volles Potential nutzen könnte.

Von dieser Absicht bewegt, bedarf es der Konkretion eines „Best case"-Szenarios mit dem Patienten und seinen Angehörigen, wollen wir psychosomatisch effizient und nachhaltig arbeiten.

Weiterhin ist es mir ein Anliegen, Symptomatik als Schatz in einem System zu begreifen. Wie sollten wir eine Lungenentzündung behandeln, wenn die Patienten nicht husten würden und Fieber hätten? Husten und Fieber sind logische Folge einer Infektion und wertvolle Helfer, wollen wir mit unserer Behandlung Gesundheit wieder freisetzten.

An diesem kleinen Beispiel wird klar, was auch bei psychosomatischen Symptomkomplexen gilt, Symptome sind logisch und wollen entschlüsselt werden. Wer gegen seine Schlaflosigkeit kämpft, wird nie verstehen, welche Bedürfnislage sich in ihr entäußert und wo somit der wirkliche Weg zur Besserung zu finden ist. Dissoziationen sind letztlich logisch und drücken das „Unsagbare" aus, Schmerzen haben immer ein Korrelat, auch wenn wir es nicht im Stoffwechsel finden oder ihre Pathophysiologie nicht unmittelbar messbar darstellen können. Ein Symptom wird erst weichen, wenn es entschlüsselt wurde und seiner grundlegenden Bedürftigkeit begegnet wurde. Hier werbe ich und ermahne mich selber immer wieder zur Neugier, wenn wir uns Symptomen nähern. Wer sich angstvoll statt neugierig bedrohlichen Gedanken und Phänomenen von Patienten nähert, kann nicht zur Hoffnung beitragen.

In der Psychosomatik ist die Entwicklungsgeschwindigkeit der Patienten maßgeblich und niemals Belegungszeiten oder Behandlungsdogmen. Manchmal dauert es, bis Menschen ab- oder zunehmen können, weil andere Entwicklungsaufgaben zuerst gelöst werden müssen, manchmal geht es rabiat schnell, dass eine Entlassung vorgenommen werden muss, weil plötzlich der Drang ins Leben unwiderstehlich entäußert wird. Hier werbe ich dafür, die Perspektive des Patienten einzunehmen, um die eigene Prozessübersicht zu bereichern.

Zuletzt sind Menschen, die sich professionell der Behandlung von psychosomatisch kranken Kindern und Jugendlichen befassen meiner Meinung nach sehr gut beraten, berührbar zu bleiben. Nur authentische Menschen können als Entwicklungshelfer der Gesundung dienen. Mit Distanz und Überheblichkeit können wir Symptome zwar kolonisieren aber nicht nachhaltig zur Selbst-Werdung unserer Patienten beitragen. Das Beispiel ist bewusst gewählt und beweist sich in der Geschichte. Das Maß und der Ausdruck der eigenen Berührbarkeit sind dabei abhängig von der Persönlichkeit des Behandelnden und muss im Laufe der eigenen Erfahrung titriert werden. Hierzu dient sicher auch ein ehrlicher Umgang miteinander im Team. Mir sind aber im Laufe der letzten Jahre viel mehr Situationen aufgefallen, wo wir einander hätten berühren und Distanz hätten überwinden sollen, um Gesundung möglich zu machen, als solche Situationen, die mehr Distanz und falsch verstandene Sachlichkeit bedurft hätten.

15.3 Aufgaben der Kinder- und Jugendpsychiatrischen Leitung

- **Leitungsaufgaben:** Sie übernimmt gemeinsam mit dem Kinder- und Jugendarzt und der Psychotherapeutin Anleitung und Koordination des interdisziplinären Teams zur therapeutischen Abstimmung der Maßnahmen und zum Erstellen eines Therapieplanes, in dem die komplexen psychosomatischen Behandlungsangebote, sowohl in der Individualtherapie, als in der gruppen- und familienorientierten Therapie ausgeschöpft werden. Dies findet parallel und ergänzend zur medizinischen Therapie in regelmäßigem Austausch mit dem Leitenden Arzt der Pädiatrie statt.
- **Mitarbeit** in den wöchentlichen Fallbesprechungen und in der Behandlungsplanung, darüber hinaus auch tägliche Absprachen zum

Therapieverlauf bei Patienten mit psychiatrischer Komorbidität.

- **Miteinschätzung der psychiatrischen Komorbidität.**
- **Durchführung von Indikationsgesprächen zur psychosomatischen Therapie.**
- **Anleitung des Teams zu adäquatem Umgang mit den komplexen Störungsbildern.**
- Unterstützung des Therapieprozesses mit indizierter Medikation, insbesondere auch durch Psychopharmaka.
- Einsatz in Krisensituationen zur Regulierung.
- Führen von Einzelgesprächen oder Elterngesprächen.
- Durchführung von Konsilen zu psychiatrischen Stellungnahmen.
- Durchführen von Teamfortbildung.
- **Vorträge und Workshops über die Kinder- und Jugendpsychosomatik.**

15.4 Aufgaben der psychotherapeutischen Leitung

- **Leitungsaufgaben:** Sie übernimmt gemeinsam mit dem Kinder- und Jugendarzt und der Kinder-und Jugendpsychiaterin Anleitung und Koordination des interdisziplinären Teams zur therapeutischen Abstimmung der Maßnahmen und zum Erstellen eines Therapieplanes, in dem die komplexen psychosomatischen Behandlungsangebote, sowohl in der Individualtherapie, als in der Gruppen- und familienorientierten Therapie ausgeschöpft werden. Sie überblickt die verschiedenen bio-psycho-sozialen Behandlungsaspekte und führt sie zu einer psychologisch/psychotherapeutisch fundierten Behandlung zusammen. Dies findet parallel und ergänzend zur medizinischen Therapie in regelmäßigem Austausch mit dem Leitenden Arzt der Pädiatrie statt.
- **Indikationsgespräche:** Die Psychologin oder Psychotherapeutin führt und wertet die Vorgespräche aus und entscheidet in Absprache mit dem Arzt über die Aufnahmeindikation.
- **Psychotherapie** – Leitung, sowie Anleitung und eigene Durchführung in Einzelsitzungen, Familiensitzungen, Gruppentherapien, Elterngruppen. Vor- und poststationäre Gespräche. Je nach Alter und Entwicklungsstand des Patienten kann die Psychotherapie auch flankierend als Spieltherapie durchgeführt werden.
- **Supervision der Psychotherapie.**
- **Psychologische Diagnostik:** Diagnostikauswahl, Einzeltestungen, Testanleitungen, Auswertung und Interpretation der Ergebnisse, Einordnung und Reflektion im Gesamtzusammenhang der Lage des Patienten.
- **Berichterstattung:** Erstellen des psychotherapeutischen Teils des Behandlungsberichtes, Bearbeitung von Anfragen. Dokumentation. Codierung.
- **Krisenregulation:** Grundsätzliche Anrufbereitschaft. Bei problematischen Fällen und Krisen Organisation notwendiger fachlicher Absprachen zwischen KJP, Oberarzt und Station/Psychotherapie, ggf. sofortiger persönlicher Einsatz.
- **Durchführung psychologischer/psychosomatischer Konsile in** der gesamten Kinderklinik, gelegentlich auch im Klinikum. Anleitung, Begleitung und Besprechung der Konsile mit den Kinder- und Jugendlichenpsychotherapeuten in Ausbildung (KJPiA).
- **Koordination und Anleitung** des Einsatzes von Sozialarbeiterin und Kinder- und Jugendlichenpsychotherapeuten in Ausbildung und Praktikanten unterschiedlicher Institutionen auf der psychosomatischen Station Regenbogen. Auswahl der Auszubildenden von verschiedenen psychotherapeutischen Ausbildungsinstituten in Vorstellungsgesprächen, Einarbeitung und Anleitung. Regelmäßige Besprechungen mit den in Ausbildung befindlichen Psychotherapeutinnen und -therapeuten.
- **Schreiben von Zeugnissen.**
- **Konzeptionelle Arbeit** in Theorie und Praxis zur Bekanntmachung und Weiterentwicklung des Behandlungsangebotes. Erstellen von Texten für Internetauftritt, für bestimmte therapeutische Angebote wie Malort, Ferienworkshop etc.
- Durchführung von Fortbildungseinheiten für das Team, Teamentwicklung, fachliche Weiterbildung.
- **Zusammenarbeit mit anderen Institutionen,** z. B. Fachhochschule für Soziale Arbeit (gemeinsames Projekt, Praxisanleitung für Studenten), Ausbildungsinstitute für Psychotherapie (Anleitung der Auszubildenden). Polizei, Jugendamt,

15

Beratungsstellen, niedergelassenen Kollegen, flankierende Einrichtungen, Krisendienste, psychiatrische Tageskliniken und Kliniken der Region.
- **Öffentlichkeitsarbeit:** Darstellung der Station bei Besuchergruppen aus anderen Institutionen. z. B. Kindergartenfachberatung, Qualitätszirkel der Kinder- und Jugendlichen-Psychotherapeuten, Frühförderung der Lebenshilfe. Akquise von Spenden durch Vorträge bei gemeinnützigen Organisationen.
- **Vorträge und Workshops über die Kinder- und Jugendpsychosomatik und assoziierte Themen.**

15

15.5 Aufgaben der in der Therapie tätigen Psychotherapeuten und Psychologen

- **Indikationsgespräche:** Die Psychologin oder Psychotherapeutin führt und wertet die Vorgespräche aus und entscheidet in Absprache mit dem Arzt über die Aufnahmeindikation.
- **Psychotherapie** – Durchführung in Einzelsitzungen, Familiensitzungen, Gruppentherapien, Elterngruppen. Vor- und poststationäre Gespräche. Je nach Alter und Entwicklungsstand des Patienten kann die Psychotherapie auch flankierend als Spieltherapie durchgeführt werden.
- **Psychologische Diagnostik:** Diagnostikauswahl, Einzeltestungen, Testanleitungen, Auswertung und Interpretation der Ergebnisse, Einordnung und Reflektion im Gesamtzusammenhang der Lage des Patienten.
- **Dokumentation der eigenen therapeutischen Tätigkeit.**
- **Berichterstattung:** Erstellen des psychotherapeutischen Teils des Behandlungsberichtes, Bearbeitung von Anfragen. Dokumentation, Codierung.

15.6 Aufgaben der Sozialarbeiterin/-pädagogin

- **Psychosoziale Diagnostik:** zur gemeinsamen Behandlungsplanung, im Hinblick auf die Lebensweltlage und der Kompetenzen des Kindes in seiner Familie und seinem Umfeld mit dem Ziel der besseren Lebensbewältigung, Einschätzung des psychosozialen Hilfebedarfs.
- **Mitarbeit in der psychosozialen Therapie:** Elterntraining, bedarfsabgestimmt Elterngespräche und Elternberatung
  Einzelgespräche mit Patienten, Co-therapeutische Aktivierung zur Annahme von Bewältigungsaufgaben
- **Sozialtherapeutisch, ganzheitliche Hilfestellung:**
  zur Förderung der Selbstständigkeit und Selbstkompetenz, zur Überwindung der Entwicklungsdefizite und der Ablösung aus Abhängigkeit durch übende Begleitung in Lebensräume wie Schule und Außenwelt.
  Förderung sozialer Gruppenkompetenzen durch Angebot von Gruppenübungen für Patienten
- Organisation von flankierenden Hilfen im sozialen Netzwerk der Kommunen, freien Wohlfahrtsverbänden und der Rentenversicherungsträger zur Bewältigung wirtschaftlicher materieller Probleme und Einleitung weiterführender therapeutischer, rehabilitativer und flankierender Maßnahmen zur Besserung der Lebensumstände, die durch Bedürftigkeit, Abhängigkeit und Not beschränkt oder bedroht sind.
- **Zusammenarbeit mit allen Institutionen der Jugendhilfe, öffentlicher Fürsorge und freien Wohlfahrtsträgern** zur Umsetzung psychosozialer Hilfen, wie Jugendhilfeleistungen, Sozialpädagogische Familienhilfe, Hilfen zur Erziehung, Betreuungen. Dazu auch Teilnahme an Konferenzen und Besprechungen außerhalb der Klinik. Organisation von Integrationsmaßnahmen in Schule und Beruf sowie in Freizeitgestaltung, Anbindung an Vereine etc.
- **Mitarbeit bei Krisenregulationen:** Durch direkte Mitwirkung am Patienten und seiner Familie in krisenhaften Situationen, durch Aktivierung und Beratung des sozialen Systems des Patienten sowie durch Aktivierung fallrelevanter sozialer Netzwerke zur bestmöglichen Unterstützung der Entwicklung und Gesundung des Kindes.
- **Dokumentation der Arbeit.**

Interview mit Dipl.-Sozialarbeiterin Corinna F.

8 Jahre Erfahrung in der Kinder- und Jugendpsychosomatik

Was zeichnet die Arbeit in der Kinder- und Jugendpsychosomatik aus? Was erleben Sie besonders? Was bereichert Sie? Was sind besondere Herausforderungen? Was bietet Ihnen die Arbeit?

Wenn man den Eingangsbereich der Kinder und Jugendpsychosomatik Wolfsburg betritt, kann man in großen Schriftzeichen an einer Wand, die im Rundbogen um eine Ecke führt, folgenden Satz lesen: „Einfach mal um die Ecke denken ...!"

Dieser Satz beschreibt ziemlich treffend, was wir hier im multidisziplinären Team und ich für mich in der sozialen Arbeit tun, und welches ich als besonders und bereichernd an diesem Tätigkeitsfeld empfinde. Jeder Einzelne nimmt die Kinder in seinen Interventionen, Programmen und Kontakten mit einem anderen Blick wahr. Diese vielen verschiedenen Sichten aus einer neutralen Perspektive und ohne Versteifung auf bereits in der Vergangenheit gestellte Diagnosen oder Anamnesen ermöglicht in vielen Fällen genau diesen „Blick um die Ecke", auf etwas Neues, aber vor allem auf das Kind/den Jugendlichen mit all seinen Möglichkeiten und Schwächen und Problemen. Und genau mit diesen Möglichkeiten begegnen wir/ich dann individuell jedem Patienten in unserem familiären Milieu mit unseren Angeboten und Anforderungen an den Patienten.

Diese ressourcenorientierte Haltung, unsere pädagogischen und therapeutischen Angebote jedem Patienten und seinen momentan leistbaren Möglichkeiten entgegenkommend zu gestalten, und nicht den Patienten an in Stein gemeißelte Interventionen und Programme anzupassen, ermöglicht den Kindern und Jugendlichen im familiären Milieu oft ungeahnte neue Erfahrungen zu machen und setzt bisher ungeahnte Ressourcen frei.

Symptome werden nicht als Gegner betrachtet, sondern wertschätzend als Bote der dringend notwendigen Veränderung gesehen. Klinikaufenthalte werden kreativ, mutmachend, wertschätzend und was ich am wertvollsten empfinde: Impulse aus dem Leben setzend begleitet.

Denn das ist letztendlich auch meine Intention als Sozialarbeiterin/Pädagogin: Ich setze mit meinen Interventionen und Kontakten zum Patienten Impulse aus dem Leben, denn das ist was ihnen bisher oft als Erfahrungsschatz zum Zurechtfinden und Entwickeln in ihrer Lebenswelt und ihrem Umfeld fehlte. Der Mensch entwickelt sich durch selbst gemachte Erfahrungen, durch Erfolgserlebnisse und durch Scheitern. Genau diese Entwicklung regen wir in jedem Individuum an und versuchen die neu entstandenen und veränderten Verhaltensweisen und Ansichten durch intensive Arbeit mit dem Umfeld des Kindes/des Jugendlichen auch auf die Lebenswelt des Kindes zu transferieren.

Genau in dieser Arbeit mit dem Lebensumfeld des Kindes (Familie, Wohngruppe, Heim) sehe ich die Herausforderung zum Erfolg des Aufenthaltes hier, und die unserer Arbeit. Die Patienten entwickeln sich im familiären Milieu der Klinik oft sehr gut, alte Muster werden schnell aufgebrochen und neue entstehen. Doch nur wenn es uns gelingt diese Veränderungen beim Patienten auch wertschätzend in seiner Lebenswelt zu verankern und Entwicklung beim gesamten System anzubahnen, kann der Erfolg des Kindes in sein Leben außerhalb der Klinik transferiert werden.

Die Arbeit bietet mir immer wieder bereichernde Begegnungen mit jungen Menschen, die sich in unserem Umfeld trotz ihrer oft sehr schweren Lebensläufe und Problematiken entwickeln und wieder mutig ins Leben aufbrechen. Sie erkennen und lernen, dass wenn sie sich eine Veränderung vorstellen oder ein Ziel benennen können, es auch umsetzen und machen können.

Als Weggefährte diesen Weg sinnstiftend ein Stück begleitet zu haben, den Weg des Kindes mitgegangen zu sein, macht diese Arbeit wertvoll und auch sinnstiftend für mich.

Was geben Sie Kollegen mit auf den Weg?

Auf einer Weiterbildung hat eine sehr alte und sehr charismatische Psychologin einmal folgenden Satz zu mir gesagt, den ich mir bis heute immer wieder gerne in Erinnerung rufe: „Die Art und Weise, wie wir authentisch sind, hilft einem Menschen mehr als unser Tun."

Diese Haltung der Authentizität einem Menschen gegenüber, ihn anzunehmen im Moment des gerade Möglichen und unabhängig davon, wie er uns dabei begegnet. Nicht nur zu schlussfolgern aus Dingen oder Erfahrungen, die wir zu kennen meinen. Ihn zu sehen mit allen seinen Möglichkeiten und anzunehmen mit all seinen Schwächen, hilft unserem Gegenüber dieses für sich selbst auch annehmen zu können.

Kinder- und Jugend-Psychosomatik bedeutet genau dieses, einem Kind und einem Jugendlichen eine Beziehung, Aufmerksamkeit, Nähe, Vertrauen und Zuwendung anzubieten, auch in schweren Momenten, in denen das Kind eigentlich das Gegenteil zu fordern scheint.

Und es bedeutet sich immer wieder selbst zu reflektieren und um die Ecke zu denken …

15.7 Aufgaben der Musik-, Kunst-, Tanztherapeuten

- Unterstützung des gesamten therapeutischen Entwicklungsprozesses durch das externalisierende Medium Kunst oder Musik
- Entwicklung von individuellen Einheiten, die sich an den Möglichkeiten und Fähigkeiten des Patienten orientieren
- Öffnung der Wahrnehmung und Entwicklung von Selbstausdruck
- Unterstützung von Freude im musischen und künstlerischen Tun
- Überwindung von eingefahrenen Wahrnehmungs- und Ausdrucksmustern in einem analogen Medium
- Dokumentation der Arbeit
- Teilnahme an den Teamsitzungen, Fallbesprechungen und Behandlungsplanung

Interview mit Kunsttherapeutin Astrid S.

Was zeichnet für Sie die Arbeit in der Kinder- und Jugendpsychosomatik aus?
Durch meine Arbeit als Kunsttherapeutin fördere ich die Fähigkeiten unserer Kinder, ihre Umwelt unmittelbar über die Sinne wahrzunehmen und zu begreifen. Die Kunsttherapie setzt an einem tiefen Grundbedürfnis der Menschen an, sich gestalterisch auszudrücken und mit sich und anderen in Kontakt zu treten.

Im kunsttherapeutischen Prozess werden kreative Ressourcen neu entdeckt, die Selbstheilungskräfte werden mobilisiert und vielfältige Veränderungsprozesse werden angeregt. Eröffnung von Wahlmöglichkeiten und Malen in einem geschützten Raum findet statt. „Du erlebst etwas, Du merkst etwas, machst eine Erkenntnis."

Ich sehe mich in meiner Arbeit als Wegbegleiter/Mentor, der unsere Kinder mit an die Hand nimmt, sie führt und sie ein Stück ihres Wegs begleitet.

Sie in ihrer Einzigartigkeit stärkt, ihren kindlichen Entdecker-Instinkt schärft, so dass Freude und Lebenslust in ihrem Leben einen Raum/Platz findet.

Es vergeht kein Arbeitstag, an dem ich nicht dankbar bin, für mein großes Glück, einen so außergewöhnlichen Arbeitsplatz zu haben. Weil meine Arbeit mein Leben bereichert, indem sie Sinn stiftet.

Ich spüre große Freude an der Weiterentwicklung unserer Kinder, mich berührt zutiefst, wenn sie Türen zu Zimmern öffnen, die sie nie zuvor betreten haben, wenn sie verloren Geglaubtem wieder begegnen.

Besondere Herausforderungen bei meiner Arbeit mit unseren Kindern sind für mich, die einzelnen Schicksale und das unendliche Leid, welches viele in ihrem Leben ertragen mussten. Es ist für mich immer wieder unfassbar, dass so ein Missbrauch – in unserer Welt – an unseren Kindern/Schutzbefohlenen stattfindet.

Was möchten Sie gerne an Interessierte und Kollegen im Bereich Kinder- und Jugendpsychosomatik für deren Arbeit weitergeben?
Durch diese Belastungen ist es für uns als Team so wichtig, je besser wir uns kennen, jeder Einzelne (Selbstwahrnehmung), umso besser wird unser Zusammenleben. Nur wenn man sich versteht, kann man emphatisch sein. Es ist ein fortwährender Weg – Fluss des Lebens – es gibt immer noch mehr, noch anderes, Neues zu entdecken.

15.8 Aufgaben der Ergotherapeuten

Die Ergotherapie in der Psychosomatik gibt den Patienten die Möglichkeit, ihre eigenen kreativen Potentiale (wieder) zu entdecken und durch Erkrankung verlorene Fähigkeiten wiederzuerlangen.

Die **grundsätzlichen Ziele** der Ergotherapie sind hierbei die Entwicklung, Verbesserung und Erhalt von:

- Psychischen Grundfunktionen wie Antrieb, Motivation, Belastbarkeit, Ausdauer, Konzentration, Flexibilität und Selbstständigkeit, Körperwahrnehmung und Wahrnehmungsverarbeitung
- Situationsgerechtem Verhalten, sozioemotionalen Kompetenzen und Interaktionsfähigkeiten
- Realitätsbezogenheit von Selbst- und Fremdwahrnehmung
- Psychischer Stabilität und Selbstvertrauen
- Bewegungsabläufen, Tonusregulierung, Koordination sowie der Grob- und Feinmotorik
- Sinneswahrnehmung und Wahrnehmungsverarbeitung
- Krankheitszustand der Kinder beachten und entsprechend reagieren oder informieren
- Erfassen von Patientenressourcen in Zusammenhang mit dem Pflegepersonal
- Dokumentation der Beobachtungen bzw. durchgeführten Tätigkeiten
- Kindgerechte und bedürfnisorientierte Gestaltung des Gruppenraumes und Ausstattung
- Einhaltung und Umsetzung des bestehenden Konzeptes für den Bereich Kinder- und Jugendpsychosomatik
- Anleitung von Praktikanten und Auszubildenden
- Regelmäßige Teilnahme an Dienstbesprechungen und berufsorientierte Teambesprechungen
- Unterstützung bei der Entwicklung von Behandlungsstandards

Die Therapiemethoden werden unterteilt in kompetenzzentriert, ausdruckszentriert und interaktionell. Dazu zählen u. a. Einsatz ausgewählter handwerklicher Techniken und das Hinzuziehen verschiedenster Materialien, Übungen aus dem lebenspraktischen und Freizeitbereich, Erwerb verloren gegangener oder nicht vorhandenen Fähigkeiten, Training von Fertigkeiten, Verwendung von Therapiemitteln in kreativ-gestalterischer Form.

Die Ergotherapie kann – je nach Bedarf – in Einzeltherapie oder in Gruppentherapie bis zu 6 Teilnehmern stattfinden.

Interview mit Ergotherapeutin Andrea N.

Was zeichnet für Sie die Arbeit in der Kinder- und Jugendpsychosomatik aus?
Meine Arbeit als Ergotherapeutin in der Kinder- und Jugendpsychosomatik gestaltet sich als sehr facettenreich. Im abwechslungsreichen Stationsalltag erlebe ich die Patienten unterschiedlicher Altersstufen mit ihren individuellen Problemlagen. Ich sehe dabei, wie sie aufblühen, wenn sie aus ihrem bisherigen Alltag in unser entschleunigtes Kliniksetting eintauchen. Es ist bereichernd zu sehen, wie sich deren Interessen und Neugier auf die Welt entfalten und ihre Ressourcen für eine Rückkehr in den Alltag gestärkt werden. Mir wird in meiner Arbeit ermöglicht, diese einzelnen Entwicklungsschritte der Kinder zu erleben und sie in meinen verschiedenen Rollen (z. B. neben Ergotherapeutin auch Erzieher, Vertrauensperson, Elternersatz, Alltagsbegleiter etc.) dabei zu begleiten und zu unterstützen. Die tägliche Herausforderung besteht jedoch darin, allen Kindern der unterschiedlichen Altersstufen mit deren Krankheitsbildern gerecht zu werden. Mir ist es dabei wichtig, den individuellen Bedürfnissen der Kinder Raum zu geben und ihnen damit Respekt und Wertschätzung entgegen zu bringen. Hierfür erweist sich das Arbeiten im multiprofessionellen Team mit dem so wichtigen Fachaustausch als essentielle Ressource.
Was möchten Sie gerne an Interessierte und Kollegen im Bereich Kinder- und Jugendpsychosomatik für deren Arbeit weitergeben?
In meiner Arbeit im Bereich Kinder- und Jugendpsychosomatik empfinde ich es als besonders wichtig auf die individuellen Bedürfnisse der Kinder Rücksicht zu nehmen, um so einen Zugang für die therapeutische Arbeit zu erlangen. Da dies nicht immer einfach ist, bedarf es einer gewissen Personalressource, damit kein Kind im Gruppenalltag auf der Strecke bleibt. Außerdem kann man durch ein umfangreiches Therapieangebot auf jedes Kind mit seinen Interessen und Stärken individuell eingehen. So werden auch die ruhigen, zurückhaltenden Kinder nicht vergessen. Um den gesamten Therapiealltag mit Kindern und Jugendlichen adäquat meistern zu können, sind interne und externe Fortbildungen essentiell, damit auch in schwierigen Situationen ein professionelles Arbeiten möglich ist.

15.9 Aufgaben der Erzieherinnen

- Die Erzieherin setzt die Milieutherapie auf der Verhaltensebene mit der ganzen Gruppe und den Einzelnen um. Sie führt die Gruppe der Kinder und hat dabei die Gruppendynamik verantwortungsvoll im Blick. Die Erzieherin arbeitet mit den Kindern auf der gemeinschaftlichen und individuellen Ebene an der Umsetzung ihrer Entwicklungsanliegen. Sie gestaltet dazu mit Aufgaben und Aktivitäten die entsprechenden Erfahrungsräume.
- Gruppenleitung – Motivation, Ermutigung etc. einzelner bei der Umsetzung der gruppentherapeutischen Aufgaben.
- Gestaltung und Begleitung von therapeutischen Essen.
- Umsetzung von therapeutisch indiziertem gemeinsamem Kochen und Backen.
- Umsetzen und Begleiten therapeutischer Arbeitsaufträge/des Therapieprogramms.
- Einsatz von Spiel zur Bearbeitung von Themen in der Gruppe.
- Einzelzuwendung – spieltherapeutische Maßnahmen, Umsetzung individueller therapeutischer Maßnahmen.
- Planung von Unternehmungen, Organisation von Feiern, Ferienpläne.
- Umsetzung lebenspraktischer Aktivitäten und Lebenswelt orientierten Training, z. B. Begleitung des Schwimmens im öffentlichen Bad und Begleitung des Stadtgangs etc.
- Verhaltensbeobachtung
- Dokumentation
- Mithilfe bei der Beaufsichtigung der Grundhygiene
- Mitkoordinierung und Durchführung des Tagesablaufes
- Gestaltung von Feiern und jahreszeitenbezogenen Themen
- Unterstützung des Pflegepersonals in pädagogischen Aufgaben, z. B. regelmäßige Spielschulung des Teams
- Krankheitszustand der Kinder beachten und entsprechend reagieren oder informieren
- Erfassen von Patientenressourcen in Zusammenhang mit dem Pflegepersonal
- Dokumentation der Beobachtungen bzw. durchgeführten Tätigkeiten
- Kindgerechte und bedürfnisorientierte Gestaltung des Gruppenraumes und Ausstattung
- Einhaltung und Umsetzung des bestehenden Konzeptes für den Bereich Kinder- und Jugendpsychosomatik
- Anleitung von Praktikanten und Auszubildenden
- Regelmäßige Teilnahme an Dienstbesprechungen und berufsorientierte Teambesprechungen
- Unterstützung bei der Entwicklung von Behandlungsstandards

15.10 Aufgaben der Physiotherapie

Die Physiotherapie in der psychosomatischen Behandlung setzt über die Arbeit mit dem Körper Impulse, die psychischen Prozesse wie Vertrauen und Selbstvertrauen, Wahrnehmung und Selbstwahrnehmung heilsam beeinflussen. Der Mensch macht in seiner frühen Entwicklung die ersten Selbsterfahrungen nicht sprachlich, sondern über Berührungen. Diese drücken ihm aus wie er angenommen wird und wie liebenswert er ist und trägt damit entscheidend zum Selbstkonzept bei. Lebenslang bleibt diese Erfahrungsquelle erhalten, auch wenn sie zu späterer Lebenszeit durch anderen Input ergänzt wird. Die zentralen Aufgaben der Physiotherapie sind:

- **Die Massage** wird im milieutherapeutischen Rahmen auf der Station Regenbogen durchgeführt, wenn das Kind noch sehr jung, orientierungsunsicher und unruhig ist oder wenn es aus anderen Gründen belastet ist, dass eine Teilnahme an der Massage in der Physiotherapieabteilung deutlich erschwert ist. Das Kind kann im geschützten Rahmen der Station leichter Vertrauen aufbauen und seine Sinne öffnen. Die Massage wird auch zum Abbau muskulärer Verspannungen und Schmerzen eingesetzt. Durch die Massage wird neue positive Körpererfahrung ermöglicht. Dabei geht es nicht primär um die Lösung muskulärer

Verspannungen, sondern um die Erfahrung einer liebevollen, ruhigen, wertschätzenden Berührung – und damit um eine neue Selbsterfahrung. Die Erfahrung des Selbst über den Körper.
- **Das Bewegungsbad** ermöglicht den Kindern auf spielerische Weise zur Entspannung zu kommen. Der Umgang mit Wasser wirkt insgesamt auflockernd durch Schwerelosigkeit und Wärme. Dies hilft Vertrauen zum eigenen Körper wiederzugewinnen, z. B. schwimmen lernen – durch das Schwimmen zu Selbstvertrauen kommen.
- **Krankengymnastik** um körperliche Fehlhaltungen und Schmerzen abzubauen. Dazu gehören:
  - **Konditionstraining** zur Steigerung der körperlichen Leistungsfähigkeit
  - **Gerätetraining** zum Muskelaufbau und Stärkung des Vertrauens in die eigene Leistungsfähigkeit, Selbstvertrauen und sichtbare Steigerung der Belastbarkeit
  - **Atemtherapie** zur Schulung eines gesunden Atemmusters
  - **Nordic Walking** zur Verbesserung der Kondition und Koordination

15.11 Stimm- und Sprachtherapie

Mitarbeit bei der Diagnostik und Therapie von Sprachstörungen. Die Stimm- und Sprachtherapie wird in der Kinder- und Jugendpsychosomatik mit Gesang verbunden.
- Fördern der Stimme in Einzel und Gruppentherapie
- Fördern der Aufmerksamkeit für die eigene Atmung
- Verbesserung der Selbstwahrnehmung
- Förderung des Sinnes für Resonanz
- Förderung der Freude am Gesang
- Förderung sozialer Aufmerksamkeit im Miteinander klingen
- Teilnahme an der Therapieplanbesprechung

Interview mit Atem-, Sprech- und Stimmlehrerin, Dorothee B.

Tätig im Bereich „Atem und Stimme“ seit 2 Jahren in der Kinder- und Jugendpsychosomatik

Was zeichnet die Arbeit für sie aus?

Das Besondere für mich in der Arbeit in der Kinder- und Jugendpsychosomatik ist, Teil eines interdisziplinären Teams zu sein. Es stärkt, zu wissen und zu spüren, dass die Patientinnen parallel auf den verschiedensten Ebenen Unterstützung finden und wie diese Vielseitigkeit dem komplexen Weg von Entwicklung entgegenkommt.

Der Austausch mit den Kolleginnen ist für mich sowohl als Person als auch für das Arbeiten mit den Patientinnen sehr hilfreich. Insbesondere hilft, gemeinsam die Essenz der Thematik oder des aktuellen Bedürfnisses der Patienten herauszuarbeiten. Es ist wie ein „Kompass“, der mir gleichsam Halt und viel Raum für eine freie Anwendung meiner Methoden gibt.

Anregend finde ich auch, dass die Patientinnen verschiedenen Alters sind. Das erfordert meinerseits Flexibilität in Ansprache und Angebot und lässt keine Routine aufkommen.

Auch der Klinikalltag mit teils spontanen Entlassungen, Terminverschiebungen, also einem anderen zeitlichen Rahmen als mit geplanten aufeinander aufbauenden Stunden, erfordert eine bewegliche Herangehensweise. Es fordert mich dazu heraus, Vertrauen zu entwickeln, dass mein Angebot, auch wenn es kurz sein sollte, *eine* Farbe im gesamten Bild ausmacht.

Was ich gerne an Interessierte und Kollegen im Bereich Kinder- und Jugendpsychosomatik für deren Arbeit weitergebe:

Dass es auf dem Weg von Entwicklung und Heilung sinnvoll ist, den Patient*innen vielseitige Angebote zu ermöglichen, in denen sie neue Erfahrungen mit sich und der Welt machen können.

Für mich ist eine offene und wertschätzende Haltung immer die Basis, doch möchte ich sie in diesem Zusammenhang betonen. Unabhängig von ihrem Alter vertraue ich auf die ganz eigenen kreativen Impulse und Lösungen der Kinder und Jugendlichen.

Ich sehe die Aufgabe, zu begleiten und einen positiven und zuversichtlichen Rahmen aufzuspannen.

Professionelle Supervision finde ich in diesem Arbeitsfeld obligatorisch, um die teils schweren Biographien besser tragen zu können und dadurch sicherer und gestützter in Kontakt mit den Patientinnen zu sein.

KAPITEL

16 Umgang mit den OPS – Vorgaben für die Planung und Personalbedarfsberechnung

Wichtig für den Betrieb einer kinder- und jugendpsychosomatischen Station ist es, die Minutenwerte, die im OPS genannt sind, nicht als Planungsmaßstab zu nehmen. Es sind dort **Mindestangaben** gemacht, die in der Praxis nicht ausreichen können, um die komplexen Erkrankungen zu behandeln.

Die bemessene Operation ist nur ein Teil der Behandlung. Analog zu einer Operation, die auch nicht nur vom Schnitt bis zur Naht geht, sondern ein aufwändiges funktionales Umfeld erfordert, benötigt auch die Psychosomatik ein umfassendes funktionales Umfeld, um ihrer Aufgabe gerecht werden zu können. Krisen und Sondersituationen erfordern zusätzlich Zeit, ebenso wie die täglich notwendigen Übergaben und Fallbesprechungen und die unablässig zunehmende Dokumentation. Die OPS spricht ausschließlich von Minuten, die direkt am Patienten stattfinden. Sowohl Arzt wie Psychologe und Psychotherapeut und auch das multidisziplinäre Team muss an Dienst-, Fall- und Übergabebesprechungen teilnehmen. Mitunter sind aufwändige Elterngespräche zu führen. Hinzu kommt die notwendige Supervision, die das Team in Anspruch nehmen sollte, da die Arbeit in der Psychosomatik von den Mitwirkenden ein hohes Maß an Empathie und Beziehungsfähigkeit wie auch gesunder notwendiger Distanz erfordert. Dazu bedarf es der Reflektion von Emotionen und eigenen Denkweisen, um fachlich und professionell handlungsfähig zu bleiben.

Mindestwert in den Gruppentherapien bedeutet auch, dass jeder(!) Patient diese Minutenwerte erhalten muss. Es muss eingeplant sein, dass in der Praxis nicht jeder Patient motiviert, fähig und fit genug ist, um an allen Angeboten der Gruppen teilzunehmen. Daher sollte das Therapieangebot größer und vielfältiger sein, so dass auch ein schwacher Patient, der lückenhaft teilnimmt, ausreichend Minutenwerte erhält.

FALLBEISPIEL

Konrad, 12 Jahre – Diabetes non-compliant mit depressiver Stimmung, Hundespaziergang: Konrad lehnt mit resignierter Stimmung die therapeutischen Angebote ab. Aus Frust über die ungerechte Welt, die ihm eine schwierige Krankheit bescherte. Als Folge wurde seine Mutter zunehmend überbesorgt und anstrengend für ihn. Er lehnte sich dafür selbst ab, dazu auch seine Mutter und das Leben in der Art und Weise wie es aktuell für ihn erscheint, er will anderen Menschen nicht mehr begegnen, zieht sich auch auf der Station zurück und ist schwer erreichbar. Im Einzelgespräch wirkt er etwas leichter zugänglich. Besonders offen aber reagiert er auf den Therapiehund. Mit mehrfach täglichen begleiteten Hundespaziergängen im Rahmen der tiergestützten Therapie baut er eine Beziehung auf. Dies führt zu der Motivation, dem Hund in der Ergotherapie ein schickes Halstuch zu nähen und Hundeleckerlis zu backen. Damit erreicht er seine mindeste Minutenzahl pro Woche, ohne bis dahin an allen Angeboten teilgenommen zu haben.

Die in den OPS definierten Mindestanforderungen sind aber eine geeignete Grundlage, um den Mindestbedarf an therapeutischem Personal qualitativ und quantitativ abzuschätzen und damit auch den Mindestbedarf an finanzieller Ausstattung einer pädiatrischen Psychosomatik zu definieren.

Literaturverzeichnis

Abderhalden, C. (1986). Psychiatrische Krankenpflege und Soziotherapie. Überlegungen zum Berufsbild und zur Berufskonzeption der psychiatrischen Krankenpflege. Recom Verlag.

Antonovsky, A. (1997). Salutogenese – Zur Entmystifizierung der Gesundheit. dgvt.

Beetz, A. (2003). Bindungen als Basis sozialer und emotionaler Kompetenzen. In E. Olbrich & C. Otterstedt (Hrsg.), Menschen brauchen Tiere. Grundlagen und Praxis der tiergestützten Pädagogik und Therapie (S. 76–84). Kosmos Verlag.

Bergin, A. E., & Garfield, S. L. (1994). Overview, trend and future issuses. In A. E. Bergin & S. L. Garfield (Hrsg.), Handbuch der Psychotherapie und Verhaltensänderung (S. 825–826). John Wiley & Söhne.

Bergler, R. (2009). Heimtiere: Gesundheit und Lebensqualität. Schriftenreihe Psychologie der Mensch-Tier-Beziehung (Band 5). Roderer Verlag.

Bernatzky, G. & Kreutz, G. (2015). Musik und Medizin. Chance für Therapie, Prävention und Bildung. Springer.

Bleckwedel, J. (2006). Zur Diskussion: Jenseits von Richtungen und Schulen wartet die Vernunft. Ein Beitrag zur Debatte um die Zulassung von psychotherapeutischen Verfahren und Methoden. Psychotherapeutenjournal, 5, 377–379.

Boessmann, U. (2011). Wirksam behandeln. Nutzung von bewussten und unbewussten Aufträgen in der Psychotherapie, Medizin und Supervision. Deutscher Psychologenverlag.

Brisch, K. H. (2009). Bindungsstörungen: von der Bindungstheorie zur Therapie. Klett-Cotta.

Brockmann, K. et al. (2020). Soziale Faktoren und „neue Morbidität". In G. F. Hoffmann, M. J. Lentze, J. Spranger, F. Zepp & R. Berner (Hrsg.) Pädiatrie: Grundlagen und Praxis (S. 205–217). Springer.

Bronfenbrenner, U. (1992). Ecological systems theory. In R. Vasta (Hrsg.): Six theories of child development: Revised formulations and current issues (S. 187–249). Jessica Kingsley Publishers.

Bundesärztekammer (2018). (Muster-)Weiterbildungsordnung 2018 in der Fassung vom 25.06.2022. https://www.bundesaerztekammer.de/fileadmin/user_upload/BAEK/Themen/Aus-Fort-Weiterbildung/Weiterbildung/20220625_MWBO-2018.pdf (abgerufen am 27.3.2023)

Bundeszentrale für gesundheitliche Aufklärung (BzgA). Wie häufig sind Essstörungen? https://www.bzga-essstoerungen.de/was-sind-essstoerungen/wie-haeufig-sind-essstoerungen/?L=0 (abgerufen am 28.2.2021)

Bundeszentrum für Ernährung (BzfE, 2021). https://www.bzfe.de/ (abgerufen am 4.2.2021)

Claiborn, C. D. et al. (1981). Effects of congruence between counselor interpretations and client beliefs. Journal of Counseling Psychology, 28(2), S. 101–109. https://doi.org/10.1037/0022-0167.28.2.101

Csikszentmihalyi, M. (2017). Flow – Das Geheimnis des Glücks. Klett-Cotta

Deter, H.-C. & Schneider, P. (1988). Allgemeiner Rahmen und Behandlungsgrundsätze. In H. Schepank & W. Tress (Hrsg.), Die stationäre Psychotherapie und ihr Rahmen (S. 119–124). Springer-Verlag.

Deutscher Ethikrat (2023): Mensch und Maschine – Herausforderungen durch Künstliche Intelligenz. Pressekonferenz anlässlich der Veröffentlichung der Stellungnahme vom 20.03.2023 (S. 3)

Dorsch Lexikon der Psychologie (o.D.). https://dorsch.hogrefe.com/stichwort/individuum und https://dorsch.hogrefe.com/stichwort/person (abgerufen am 9.7.2022)

Doubrawa, E. (2021). Verbunden trotz Abstand. Books on demand.

Endenburg, N. (2003). Der Einfluß von Tieren auf die Frühentwicklung von Kindern als Voraussetzung für tiergestützte Psychotherapie. In E. Olbrich & C. Otterstedt (Hrsg.), Menschen brauchen Tiere. Grundlagen und Praxis der tiergestützten Pädagogik und Therapie (S. 121–130). Kosmos.

Engel, G. L. (1977). The need for a new medical model: a challenge for biomedicine. Science, 196(4286), S. 129–136.

Epstein, E. K. (2011). Sozialkonstruktionistische Gedanken zu einem inklusiven kinder- und jugendpsychiatrischen Versorgungssystem, System, Jg. 25(1) S. 23–34.

Feinberg, M. E. et al. (2022). Impact of the COVID-19 pandemic on parent, child, and family functioning, Family Process, 61(1), S. 361–374.

Felsing, T. (2006). Kommunikationsprobleme in Teams mit hoher aufgabenbezogener Diversität: Ursachen und Möglichkeiten zur Intervention. Gruppe. Interaktion. Organisation. Zeitschrift für Angewandte Organisationspsychologie, 37, S. 401–414.

Filipp, S. H. (1995). Kritische Lebensereignisse. Beltz, PsychologieVerlagsUnion.

Fröhlich-Gildhoff, K. (2007). Wirkfaktoren in der Kinder- und Jugendpsychotherapie – Methodik und Ergebnisse eines Praxisforschungsprojekts. In J. Hein & C.O. Hentze (Hrsg), Das Unbehagen in der Psychotherapiekultur (S. 219–230). Deutscher Psychologenverlag.

Frankl, V. (2012). Der Wille zum Sinn (6. Auflage). Verlag Hans Huber.

Frohne-Hagemann, I., & Pleß-Adamczyk, H. (2005). Indikation Musiktherapie bei psychischen Problemen im Kindes-und Jugendalter: Musiktherapeutische Diagnostik und Manual nach ICD-10. Vandenhoeck & Ruprecht.

Fröhlich-Rüfenacht, S. et al. (2013). Psychosoziale Aspekte chronischer Erkrankungen und deren Einfluss auf die Behandlung. Swiss Medical Forum, Vol. 13(10), S. 206–209.

Gauda, G. (2013). Theorie und Praxis des therapeutischen Puppenspiels. BoD – Books in Demand.

Gauda, G. (2016). Königskinder und Drachen: Handbuch des Therapeutischen Puppenspiels. BoD – Books on Demand.

Greiffenhagen, S. & Buck-Werner, O. (2012): Tiere als Therapie. Neue Wege in Erziehung und Heilung (3. Auflage). Kynos Verlag.

Grimm, S. (2006). Der kleine Klo-König. Ravensbuger Verlag.

Gontard, A. & Kuwert-Bröking, E. (2019). Diagnose und Behandlung der Enuresis und der funktionellen Harninkontinenz tagsüber. Deutsches Ärzteblatt, 116, S. 279–285. https://doi.org/10.3238/arztebl.2019.0279

Grawe, K. (1998). Psychologische Therapie. Hogrefe, Verlag für Psychologie.

Grawe, K. & Fliegel, S. (2005). Verhaltenstherapie und Psychosoziale Praxis, 37(3), S. 690–703.

Haken, H. & Schiepek, G. (2006). Synergetik in der Psychologie: Selbstorganisation verstehen und gestalten. Hogrefe.

Hahlweg, K. et al. (2021). COVID-19: Psychologische Folgen für Familie, Kinder und Partnerschaft. Zeitschrift für Klinische Psychologie und Psychotherapie, 49, 157–171. https://doi.org/10.1026/1616-3443/a000592

Haslinger, B. (2016). Raum und Psyche – Ein transdisziplinärer Dialog zu Freiräumen in der Psychiatrie. Psychosozial-Verlag.

Hay, P., et al. (2014). Royal Australian and New Zealand College of Psychiatrists clinical practice guidelines for the treatment of eating disorders. Australian & New Zealand Journal of Psychiatry, 48(11), S. 977–1008.

Heinz, A. (2016). Psychische Gesundheit: Begriff und Konzepte. Kohlhammer Verlag.

Hölling, H. et al. (2014). Psychische Auffälligkeiten und psychosoziale Beeinträchtigungen bei Kindern und Jugendlichen im Alter von 3 bis 17 Jahren in Deutschland – Prävalenz und zeitliche Trends zu 2 Erhebungszeitpunkten (2003–2006 und 2009–2012), Bundesgesundheitsblatt, S. 807–819. https://doi.org/10.1007/s00103-014-1979-3

Hollmann, H. et al. (2014). Qualität in der Sozialpädiatrie, Band 1. Altöttinger Papier. Mehrdimensionale Bereichsdiagnostik Sozialpädiatrie. Bundesarbeitsgemeinschaft Sozialpädiatrischer Zentren, RS Verlag.

Holzwarth, W. & Erlbruch, W. (1989). Vom kleinen Maulwurf, der wissen wollte, wer ihm auf den Kopf gemacht hat. Hammer Verlag.

Horvath, A. O., & Symonds, B. D. (1991). Relation between working alliance and outcome in psychotherapy: A meta-analysis. Journal of counseling psychology, 38(2), S. 139–149. https://doi.org/10.1037/0022-0167.38.2.139

Hüther, G. (2004). Die neurobiologische Verankerung von Erfahrungen und ihre Auswirkungen auf das spätere Verhalten. Gesprächspsychotherapie und Personzentrierte Beratung, 35(4), S. 246–252.

Jörissen, B. (2010). George Herbert Mead: Geist, Identität und Gesellschaft aus der Perspektive des Sozialbehaviorismus. In B. Jörissen & J. Zirfas (Hrsg.), Schlüsselwerke der Identitätsforschung, S. 87–108.

Jacobi, R.M.E. (2009). Ja, aber nicht so. Das Erzählen der Krankengeschichte bei Viktor von Weizsäcker. In B. von Jagow & F. Steger (Hrsg), Jahrbuch für Literatur und Medizin (Bd. 3, S. 141–162). Universitätsverlag Winter.

Job, A. K. et al. (2020). Resilienz: Längsschnittliche Betrachtung von Kindern mit Risikofaktoren. Praxis der Kinderpsychologie und Kinderpsychiatrie, 69(8), S. 749–767.

Julius, H. et al. (2014). Bindung zu Tieren: psychologische und neurobiologische Grundlagen tiergestützter Interventionen. Hogrefe Verlag.

Karl, K.-H. (2008). Menschen-Bilder/Images of Human Nature. H-Soz-Kult www.hsozkult.de/event/id/event-58978 (abgerufen am 3.3.2022).

Karpinski, H. (2015). Psychosomatik in der der Pädiatrie – Warum gerade in der Pädiatrie? Vortrag VLKKD, Plenartagung Berlin.

Kiese-Himmel, C. (2012). Musikbasierte Intervention bei Kindern. Praxis der Kinderpsychologie und Kinderpsychiatrie, 61(4), S. 235–254. https://doi.org/10.13109/prkk.2012.61.4.235

Kiesel, A. & Koch, I. (2012) Beobachtungslernen – Lernen am Modell. Lernen: Grundlagen der Lernpsychologie, S. 73–81. https://doi.org/https://doi.org/10.1007/978-3-531-93455-6_7

Krause, L. et al. (2021). Individuelle Verläufe von Asthma, Adipositas und ADHS beim Übergang von Kindheit und Jugend ins junge Erwachsenenalter. Journal of Health Monitoring, 6. DOI:https://doi.org/10.25646/7912

Kriz, J. (2005). Systemtheorie und Psychosomatik. In A. von Schlippe & S. Theiling (Hrsg.), Niemand ist allein krank: Osnabrücker Lesebuch zu chronischen Krankheiten im Kindes-und Jugendalter, S. 97–118. Pabst.

Lamprecht, F. & Sack, M. (1997). Kohärenzgefühl und Salutogenese. In F. Lamprecht (Hrsg.), Salutogenese: ein neues Konzept in der Psychosomatik?: Kongressband der 40. Jahrestagung des Deutschen Kollegiums für Psychosomatische Medizin. Verlag für Akademische Schriften.

Markard, M. (2007). Macht Erfahrung klug? Subjektwissenschaftliche Überlegungen zum Verhältnis von subjektiver Erfahrung und wissenschaftlicher Verallgemeinerung. Abrufbar unter: http://www.journal-fuer-psychologie.de/index.php/jfp/article/view/186/125

Meister, J. et al. (2013). Strukturqualität in der stationären pädiatrischen Psychosomatik–Positionspapier der Arbeitsgruppe Qualitätsmanagement der Arbeitsgemeinschaft Pädiatrische Psychosomatik (AGPPS). Monatsschrift Kinderheilkunde, 2, 80–81.

Mauz, E. et al. (2017). Kinder- und Jugendliche mit besonderem Versorgungsbedarf – Follow-up: Ergebnisse der KiKKS-Studie 2003–2012. Journal of Health Monitoring, 2(4). DOI https://doi.org/10.17886/RKI-GBE-2017-051

Nagel, C. (1995). Gestaltung eines gewaltarmen Milieus im psychiatrischen Pflegealltag. Wunschdenken oder Möglichkeit? Die Schwester/Der Pfleger, 34. Jahrgang, Medizinische Verlagsgesellschaft, S. 1010–1015.

Nestmann, F. (1994). Tiere helfen heilen. Wissenschaftliche Zeitschrift der Technischen Universität Dresden, 43(4), S. 64–74.

Noeker, M. (2011). Konversionsstörungen: Störungsbild, Diagnostik, Psychoedukation und Intervention. Kindheit und Entwicklung, Jahrgang 20, S. 139–153. https://doi.org/10.1026/0942-5403/a000050

Ohlbrecht, H. (2006). Jugend, Identität und chronische Krankheit. Soziologische Fallrekonstruktionen. Opladen, Verlag Barbara Budrich.

Operationen- und Prozedurenschlüssel (2019). Herausgegeben vom Deutschen Institut für medizinische Dokumentation und Information (DIMDI), im Auftrag des Bundesministeriums für Gesundheit (BMG).

Ostrovska, K. (2021). Vergleichsstudie zur traumalösenden Wirkung von drei Konzepten. Abrufbar unter: https://pedagogy.Inu.edu.ua/about/departments/metodychni-materialy-kpi (02.02.2023, Originalsprache Ukrainisch)

Orlinsky, D. E., & Howard, K. I. (1987). A generic model of psychotherapy. Journal of Integrative & Eclectic Psychotherapy, 6(1), S. 6–27.

Orlinsky, D. E. et al. (1994). Process and outcome in psychotherapy. A. E. Bergin & S. L. Garfield (Hrsg.), Handbook of psychotherapy and behavior change (S. 270–376). John Wiley & Sons.

Peplau, H. E. (1995). Interpersonale Beziehungen in der Pflege: Ein konzeptueller Bezugsrahmen für eine psychodynamische Pflege. Recom.

Peseschkian, N. (2009). Der Kaufmann und der Papagei. Orientalische Geschichten als Medien in der Psychotherapie. Mit Fallbeispielen zur Erziehung und Selbsthilfe (30. Auflage). S. Fischer.

Peseschkian, N. (2011). Der nackte Kaiser – wie man die Seele der Kinder und Jugendlichen versteht und heilt. Fischer Verlag.

Petermann, F. (2005). Zur Epidemiologie psychischer Störungen im Kindes-und Jugendalter: Eine Bestandsaufnahme. Kindheit und Entwicklung, 14(1), 48–57.

Popper, K. et al. (1982). Das ich und sein Gehirn. Piper Verlag.

Rand, D. G. et al. (2009). Positive interactions promote public cooperation. Science, 325(5945), S. 1272–1275.

Ravens-Sieberer, U. et al. (2007). Psychische Gesundheit von Kindern und Jugendlichen in Deutschland: Ergebnisse aus der BELLA-Studie im Kinder-und Jugendgesundheitssurvey (KiGGS). Bundesgesundheitsblatt, Gesundheitsforschung, Gesundheitsschutz, 5/6, S. 871–878.

Ravens-Sieberer, U. et al. (2020). Mental health and quality of life in children and adolescents during the COVID-19 pandemic - results of the COPSY study. Deutsches Ärzteblatt International, 117(48), S. 828–829.

Reddemann, L. (2009). Trauma und Würde. Erreichbar unter https://silo.tips/download/trauma-und-wrde-luise-reddemann (25.3.2023)

Remschmidt, H. et al. (2001). Multiaxiales Klassifikationsschema für psychische Störungen des Kindes- und Jugendalters nach ICD-10 der WHO. Hogrefe.

Riemann, F. (1961). Grundformen der Angst. Ernst Reichardt Verlag.

Robert Koch Institut (RKI, 2015). Gesundheit in Deutschland – Gesundheitsberichterstattung des Bundes gemeinsam getragen von RKI und DESTATIS. Abrufbar unter: https://www.destatis.de/DE/Themen/Gesellschaft-Umwelt/Gesundheit/Gesundheitszustand-Relevantes-Verhalten/Publikationen/Downloads-Gesundheitszustand/gesundheit-in-deutschland-publikation.html?nn=210456

Rogers, C. R. (1976). Entwicklung der Persönlichkeit. Klett.

Rosa, H. (2019) Resonanz. Suhrkamp.

Saunders, S. M. et al. (1989). Therapeutic Bond Scales: Psychometric characteristics and relationship to treatment effectiveness. Psychological Assessment: A Journal of Consulting and Clinical Psychology, 1(4), S. 323–330.

Schiffer, E. (2001). Wie Gesundheit entsteht. Beltz.

Schlüter, C. & Maxheim, P. (2003). Interpersonale Beziehungen in der Pflege nach Hildegaard Peplau. GRIN Verlag.

Schumann, H. E. (1980). Gezielt helfen. Rowohlt.

Schumann, H. E. (1985) Entwicklungstheorie. Unveröffentlichtes Manuskript.

Schumann, H. E. (1992). Pulsar Konzept Integrativer Methodik, Nr. 4. Selbstverlag Institut KIM.

Schumann, H. E. (1993). Ein integratives Menschenbild. Selbstverlag Institut KIM.

Schumann, H. E. (1995). Das Konzept Integrativer Methodik. Selbstverlag Institut KIM.

Schumann, H. & Schumann, W. (1993). Das Konzept Integrativer Methodik – Zusammenhang, Definition, Essenz (2. Auflage). Selbstverlag Institut KIM.

Schumann, W. (1973). Intrapersonale und interpersonale Spannungen bei dissozialen und sozial angepassten Jugendlichen – eine empirische Untersuchung, Zusammenfassung der Dissertation Werner Schumanns. Monatsschrift für Kriminologie und Strafrechtsreform, Heft 6, S. 261. https://doi.org/10.1515/mks-1973-560603

Schumann, W. (o.D.). Eine Skizze des Konzeptes Integrativer Methodik für psychosoziale Beratung und Therapie. https://www.yumpu.com/de/document/view/22376005/download-des-fachtextes-gwg

Schur, M. (1955). Schur, M. (1955). Comments on the metapsychology of somatization. *The psychoanalytic study of the child*, *10*(1), 119–164.

Senf, W. et al. (2013). Techniken der Psychotherapie. Thieme.

Short, D. & Weinspach, C. (2017). Hoffnung und Resilienz. Therapeutische Strategien von Milton H. Erickson. Carl-Auer-Verlag.

Stadler, C., Kern, S. (2010). Rollentheorie. Psychodrama: Eine Einführung.

Stang, K. & Sachsse, U. (2007). Trauma und Justiz. Juristische Grundlagen für Psychotherapeuten – psychotherapeutische Grundlagen für Juristen. Schattauer.

Stampfl, G. E. (2009). Interdisziplinäre Zusammenarbeit in Innovationsprojekten: Eine empirische Analyse von personenbezogenen Barrieren. diplom.de.

Thomae, H.(1943). Die existentielle Lage im Sinngefüge menschlichen Handelns, Zeitschrift für Angewandte Psychologie und Charakterlogie, 64, S. S. 121–160.

Tress, W. et al. (1988) Die Funktion der Pflegekräfte. In H. Schepank & W. Tress (Hrsg.), Die stationäre Psychotherapie und ihr Rahmen (S. 169–174). Springer.

Trusheim, J. (2008). Menschen-Bilder/Images of Human Nature. International Summer School der Phiipps-Universität Marburg.

Vernooij, M. A., & Schneider, S. (2018). Handbuch der tiergestützten Intervention: Grundlagen, Konzepte, Praxisfelder. Quelle & Meyer Verlag.

von Uexküll, Thure (1986). Psychosomatische Medizin (3. Auflage). Urban & Schwarzenberg.

Waldrich, S., & Schley, K. (2019). Experientielle Verhaltenstherapie mit Kindern und Jugendlichen. Praktische Erfahrungen und theoretische Erläuterungen. Psychotherapeutenjournal, 3, S. 244–252.

Warschburger, P. & Wiedebusch, S. (2009). Chronische Erkrankungen. Psychologische Förder-und Interventionsprogramme für das Kindes- und Jugendalter, S. 241–255.

(Muster-)Weiterbildungsordnung 2018 der Bundesärztekammer in der Fassung vom 25.6.2022.

Westrupp et al. (2021). Child, parent, and family mental health and functioning in Australia during COVID-19: Comparison to pre-pandemic data. European child & adolescent psychiatry, S. 1–14.

Yamada, K. & Benson, M. (2018). Was macht man mit einem Problem? Adrian Verlag.

Yamada, K. & Barouch, G. (2019). Vielleicht – Eine Geschichte über die unendlich vielen Begabungen in jedem von uns. Adrian Verlag.

Watzlawick, P. et al. (1969). Menschliche Kommunikation: Formen, Störungen, Paradoxien. Verlag Hans Huber.

Wydler, H. (2002). Salutogenese und Kohärenzgefühl. Grundlagen, Empirie und Praxis eines gesundheitswissenschaftlichen Konzepts. Juventa Verlag.

Zenk, R. (1999). Identität. In WOGE e.V. (Hrsg.), Handbuch der Sozialen Arbeit mit Kinderflüchtlingen (S. 359–368). Votum

Zenk, R. (in der Entstehung) Wer zum Brunnen gehen kann … Freie Imagination als Innere-Dynamische-Entwicklungs-Erfahrung (IDEE) nach dem Konzept Integrativer Methodik.

Register